Märchen und Heilkunst

Das Wesen von Heilpflanzen in Erzählungen

Anita Kraut · Gerhard Stöhr

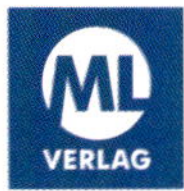

Wichtiger Hinweis:

Die in diesem Buch gemachten Aussagen zu Heilmitteln, deren Anwendung usw. wurden von den Autoren sorgfältig erarbeitet und geprüft. Dennoch erfolgen alle Angaben ohne Gewähr. Weder die Autoren noch der Verlag können für eventuelle Nachteile und Schäden eine Haftung übernehmen, die aus den im Buch gemachten Hinweisen resultieren.

Alle Benutzer sind angehalten, selbst festzustellen, ob die gewählten Arzneimittel für sich selbst oder für Patienten geeignet sind. Eine Einnahme erfolgt auf eigenes Risiko. Die in diesem Buch enthaltenen Ratschläge können und sollen keine fachliche Beratung durch einen Arzt oder Heilpraktiker ersetzen.

2. Auflage 2023

Druck: Generál Nyomda Kft., H-6727 Szeged

Titelbild: Paul Hey © Fr. Wachnitz-Hey
Pflanzenbilder: von den Autoren; Illustrationen: © naddya – stock.adobe.com, © SpicyTruffel – stock.adobe.com

www.ml-buchverlag.de

ISBN (Buch): 978-3-96474-184-4
ISBN (E-Book/PDF): 978-3-96474-185-1

Inhaltsverzeichnis

Einführung

Die Idee zu diesem Buch gaben die vielstimmigen Wünsche unserer Seminarteilnehmer, die uns überzeugt haben, dass es zu schade sei, dieses Wissen nur mündlich weiter zu geben. Ähnlich wie bei den Märchen hatten wir anfangs Bedenken, das Lebendige – wie es auch in einem Seminar vorherrscht – durch die gedruckte Form erstarren zu lassen. Aus diesem Grund waren wir bemüht, auch im geschriebenen Wort eine Lebendigkeit zu bewahren, dem Leser und Therapeuten keine starren Regeln vorzugeben, sondern ihm Werkzeuge in die Hand zu legen, mit denen er seine Art der Heilkunst erweitern kann. Auf eben seine ganz individuelle Art und Weise.

Nun ist es bei der Entwicklung eines derartigen Buches nicht damit getan, sich vor ein leeres Blatt Papier zu setzen und all die Dinge, die einem durch den Kopf schwirren, darauf festzuhalten. Um den Ansprüchen derer gerecht zu werden, die dieses Buch erwerben, sind umfangreiche Recherchen nötig, in deren Verlauf immer neue Türen aufgestoßen werden, sich neue Denkansätze ergeben und aus einem vermeintlich überschaubaren Gebiet ein grenzüberschreitend sich aufbauschendes Geflecht entwickelt. Bald werden aus Tagen und Wochen Monate und es wird immer schwieriger, sich auf die Grundstruktur und somit auf das Wesentliche zu beschränken.

Die Grundstruktur dieses Buches besteht – einfach ausgedrückt – darin, dass Alles in Allem enthalten ist und somit auch Allen zur Verfügung steht oder zumindest stehen soll. Das Wesentliche dieses Buches beruht auf dem Prinzip der Ganzheitlichkeit, der Ganzheitlichkeit von heilendem Prinzip und zu heilender Wesenheit, gleich ob in Mensch, Tier, Pflanze oder anderen Systemen, wie eben den Märchen. Die uralten Weisheiten der Märchen- und Sagenwelt bieten hierzu umfassende und tief wirkende Gelegenheiten.

„Es war einmal …" es sind diese drei Worte, die uns fast augenblicklich in eine andere Welt entführen. Die monotone Stimme der Großmutter, die das Märchen vorliest oder frei erzählt, zieht uns in den Bann der Geschichte. Seit Jahrtausenden erzählt und wiedererzählt, von Generation zu Generation weitergegeben. Fast magisch öffnet sich ein Vorhang wie beim Theater und wir hören das Märchen und erschaffen gleichzeitig auf unserer inneren Bühne die Figuren, hauchen den Darstellern Leben ein, lassen uns mitnehmen auf deren meist spannenden und lehrreichen Reise.

Da die Darsteller auf der Märchen-Bühne keine Namen haben, fällt es uns leicht, uns selbst in einer der Figuren zu erkennen. Und wir fiebern mit ihnen, wenn es darum geht, die (Lebens-)Aufgaben zu meistern, das Böse zu besiegen oder sich aus misslichen Lagen zu befreien. Die Helfer im Märchen sind oft Tiere oder auch Pflanzen, die meist sprechen können, und uns ihre Hilfe anbieten. Am Ende ist dann alles gut. „... und wenn sie nicht gestorben sind, dann leben sie noch heute".

Auch wenn wir in diesem Buch über die vielschichtige Symbolik der einzelnen Personen und deren Handlungen schreiben werden, so sind die daraus erwachsenden Therapiemuster nicht in erster Linie für die Psychotherapie gedacht. Wir gehen sogar so weit zu behaupten, dass die tiefenpsychologische Wirkung der Märchen an sich ausreicht, und dass ein zu sehr „verpsychologisiertes" Arbeiten mit den Märchen eher kontraproduktiv ist. Der Patient wird aus dem Märchen (in der Regel sein Lieblingsmärchen, oder ein Märchen, das ihn berührt) nur das herausholen, wofür er im Augenblick reif ist, was er im Moment für seine seelische Entwicklung braucht. Liest er das gleiche Märchen nach einiger Zeit noch einmal, fallen ihm vielleicht weitere Dinge auf, die er vorher gar nicht bewusst wahrgenommen hat. Das ist der wahre (Heil-)Zauber der Märchen.

Der große, moderne „Meister der Märchen", wie wir ihn bezeichnen möchten, ist Felix von Bonin. Seine Bücher waren für uns der goldene Schlüssel, der in das alte Schloss passte. Und nachdem er sich knarrend im Schloss gedreht hatte, sprang die alte Türe auf, und dahinter ... war der Zauber der Märchen. Felix von Bonin verstand es wie kein anderer, die Märchen wieder zu erwecken, ihre verschlüsselten Botschaften aufzuzeigen, ohne sie zu entzaubern. Viele seiner Gedanken sind in diesem Buch mit hineingewoben (siehe ausführliche Literaturliste am Ende des Buches).

Märchen sind Lebensberater, Verhaltenstrainer, Tröster, lösungsorientierte Berater, fördern Phantasie und den verständnisvollen, fairen Umgang der beiden Geschlechter miteinander. Sie sind die Basis aller Kulturen.

Märchen in alten Zeiten

Die ältesten Märchen sind fast drei Jahrtausende alt. Sie haben Kriege, Not, Hunger, verschiedene Kulturformen und Religionen „überlebt". Man hat sie erzählt, weitergegeben, immer wieder etwas anders gestaltet – das liegt an der Individualität des Erzählenden. Doch ihre grundlegende Botschaft blieb immer erhalten. Es wäre wohl auch niemand auf die Idee gekommen, die Märchen zu deuten, nach ihrer Symbolik zu werten. Symbolik war etwas Allgegenwärtiges. Auch ohne Internet war für die nordeuropäischen Völker ein Pferd das Symbol für Kraft, Dynamik und Vorankommen, ein Fuchs das Symbol für List und Schläue. Und so wirkten und wirken die Märchen: in jedem von uns ist dieses Wissen um die ursprüngliche Bedeutung zu finden.

In früheren Zeiten übernahmen die Märchen auch die Aufgabe, die Kinder und Heranwachsenden in Lebensgeheimnisse einzuweihen, die man nicht direkt ansprechen konnte oder wollte, wie etwa die Sexualität. Wobei sich die Märchen niemals an den (Sexual-) Moralvorstellungen der geltenden Religionsformen orientiert haben. Märchen stehen über den dogmatischen Vorstellungen der Religionen.

Das Wichtigste, was die Märchen in früherer Zeit vermittelt haben, ist Hoffnung. Egal wie aussichtlos eine Situation auch erschien – im Märchen wie in der Realität – es gab immer einen Ausweg, eine Lösung. Der für uns schönste Satz ist aus den Märchenbüchern der Brüder Grimm: „In den alten Zeiten, als das Wünschen noch geholfen hat …". Wer sich also ganz fest etwas wünscht, und sich ganz sicher ist, dass der Wunsch erfüllt wird: dem wird er erfüllt. Eine spirituelle Kraft ähnlich einem innigen Gebet. Das gab den Kindern und Erwachsenen Hoffnung in oft sehr schweren Zeiten.

Märchen heute

In unserer modernen Zeit, in der Smartphones, Tablets, Computer, Internet, Fernsehen etc. unzählige Geschichten auftischen, welche sicherlich – oberflächlich betrachtet – aufregender, spannender, lustiger und unterhaltsamer sind als die mit verschraubter Sprache geschriebenen Märchen, könnte man meinen, dass diese überflüssig sind. Aber genau das Gegenteil ist der Fall: nie vorher waren Märchen wichtiger als heute. Sie sind der heilsame Gegenpol zur oft zerstörerischen Wirkung eben all dieser modernen Darstellungen.

Gerade die kleinen Kinder verwischen die Welten: sie sprechen noch mit den Blumen im Garten, der Katze oder dem vermeintlichen Zwerg hinter dem Baumstumpf. Wenn wir ihnen Geschichten erzählen, so sind diese für sie reell, wie auch die Märchen. Sie leben in dem Märchen wie in einem Film, halten es für Realität, wodurch das Märchen prägend sein kann. Oft fragen die Kinder auch nach Details, welche für uns Erwachsene völlig unwichtig erscheinen, wie etwa der Farbe des Kleides von Dornröschen oder woher die Milch für den süßen Brei kam. Eben als wäre alles Wirklichkeit.

Mit dem Buchdruck wurden die Märchen eingefroren, und konnten sich nicht an die sich immer verändernde Gesellschaft anpassen. Durch die geschraubte Sprache wirken sie in der heutigen Zeit oft altmodisch, und man versucht, sie zu „modernisieren", den heutigen Kindern wieder zugänglich zu machen: zum Beispiel indem man sie verfilmt. Nun lässt sich darüber streiten, ob der Buchdruck für die Märchen schlimmer war, oder die Verfilmung. Ein Film zerstört die ganz persönliche Vorstellung, die inneren Bilder, die man mit dem Märchen verbunden hat. Die beste Art, die Märchen wieder zum Leben zu erwecken, ist immer noch: sie zu erzählen.

Das Böse im Märchen

Schon fast paradox im Vergleich zu den heutigen Filmen ist die Angst vor der Brutalität und Grausamkeit im Märchen. Doch grausam ist im Märchen nur die Strafe für das Böse. Und diese wird auch erwartet, denn es siegt ja das Gute und Lichte. Wie beruhigend ist es für ein Kind zu hören, dass die Hexe bei Hänsel und Gretel unwiederbringlich vernichtet wurde. Sie ist besiegt. Das Böse hat nie wieder eine Chance. Gleichzeitig sind auch die Verwünschungen im Märchen erlöst. Sie sind (wie Felix von Bonin so treffend formuliert) kindliche Prägungen, Erfahrungen, die unser Leben bis ins hohe Alter beeinflussen können. Das Märchen zeigt hierbei immer einen Weg, wie man sich aus dem Geflecht der Verwünschungen befreien kann. Das Märchen bietet dabei *zeitlose* Lösungen an. Wenn der Held im Märchen das geschafft hat, dann schaffe ich das auch ...

Doch selbst die „Hinrichtung" des Bösen im Märchen hat für das Böse selbst eine Chance: meist wird die symbolische Märchengestalt verbrannt (Hänsel und Gretel, die sieben Schwäne). Das Feuer verbrennt das Alte zu Asche, woraus etwas Neues, Geläutertes entstehen kann. Es ist Transformation und Klärung, somit auch eine Erlösung für das Böse selbst.

Der aufgezeigte Weg im Märchen, der uns von Verzauberung und Verwünschung befreit und das Böse bestraft, lehrt gleichzeitig den fairen Umgang miteinander, die Achtung des anderen, wie auch Ehrlichkeit und Aufrichtigkeit, und vor allem Kommunikation. Im Märchen tut der Held dem Bösen in der Regel nichts zuleide, sondern das Böse richtet sich letztendlich selbst. Durch das Hervorheben der Tugenden, durch Kommunikation und Vertrauen, wird das Böse entkräftet und besiegt. Märchen sind augenscheinlich das beste Anti-Aggressions-Training.

So ganz anders die Filme der heutigen Zeit, die ja ebenfalls prägend für die kindliche Seele sind. Und nicht nur für diese. Auch Heranwachsende und Erwachsene werden durch die meist sehr ähnlichen Inhalte und Verhaltensweisen in den modernen Darstellungen beeinflusst. Die Kommunikation ist nicht fair oder listenreich, sondern in erster Linie hart. Wenn einem am Gegenüber etwas nicht passt, so wird dieser einfach eliminiert: und egal ob bei Tom und Jerry die Fetzen fliegen, oder der „Widersacher" einfach erschossen wird: die Lösung eines Problems ist häufig – der Mord.

Auch der Umgang mit Sexualität, welcher in den Märchen auf einfühlsame Weise vermittelt wird, degradiert in der heutigen Zeit zu Pornographie auf allen Kanälen. Dornröschen noch wusste, dass sie auf den Richtigen warten musste. Die Märchenfiguren zeigen immer Achtung vor dem anderen Geschlecht. Nicht in erster Linie aus moralischen Gründen, sondern um sich selbst nicht zu schaden.

Märchen und Träume

Im Traum bringt die Seele Unbewusstes nach außen. Im Märchen ist es umgekehrt: es berührt von außen die Seele. Träume wie Märchen benutzen eine bildhafte Sprache, die von jedem verstanden wird. Und wie die Träume wirken die Märchen selbst dann helfend und heilend, wenn wir ihre symbolische Bedeutung nicht verstehen. Wir müssen nicht alles mit unserem Verstand erfasst haben, damit es wirken kann.

In meiner Praxis ist die Traumanalyse nach C. G. Jung seit vielen Jahren ein fester Bestandteil der Therapien, sofern der Patient dies wünscht. Beim Lesen der Märchen erinnere ich mich immer wieder an Träume meiner Patienten. Richtig interessant wird es dann, wenn Märchenfiguren Einzug in das Traumerleben halten. Das ist dann eine doppelte Botschaft an den Patienten, und eine Hilfestellung für den Therapeuten. Wichtige Träume bleiben einem wie die wichtigsten Märchen der Kindheit ein Leben lang in Erinnerung. Traumsymbole sind die gleichen Symbole wie in den Märchen. Und beide gehorchen nicht dem rationalen Verstand und seiner Weltvorstellung. Im Traum wie im Märchen sind Dinge möglich, die in der Realität nach den physikalischen oder chemischen Gesetzen nicht möglich sind. Diese irrealen Dinge, wie etwa das Fliegen auf einem Teppich, werden in einem Märchen als phantastische Elemente gewertet, und erscheinen sie im Traum, werden sie häufig belächelt.

Das Märchen wie der Traum aber sind mehr: sie sind heilend und lösungsorientiert – auch wenn wir mit ihrer Deutung nicht vertraut sind.

Märchen und Heilpflanzen

Gelegentlich finden sich in den Märchen Hinweise auf Heilpflanzen. Anders als in der klassischen Medizin ist ihre Wirkung jedoch nicht auf die Gesundheit beschränkt, sondern meist auf die Magie.

Die Namen der Pflanzen werden nur sehr selten direkt genannt, und dann nur die Volksnamen und nicht ihre lateinische Bezeichnung. Meist werden sie nur bildhaft beschrieben. Dies macht eine pharmazeutische oder botanische Zuordnung praktisch unmöglich. In den Sagen ist es nicht anders. Therapeuten finden daher auch keine direkten Hinweise auf Heilmittel in der Märchenerzählung selbst.

Wie bereits erwähnt, arbeiten wir in diesem Buch auf dem umgekehrten Weg: wir ordnen den Märchen-Personen Heilmittel zu: aus der Homöopathie, der Spagyrik, den Blütenessenzen und der Pflanzenheilkunde. Die ganzheitliche Medizin versteht den Menschen als Einheit von Körper, Geist und Seele. Auch ein Märchen wirkt streng genommen auf Körper, Geist und Seele, und gehört aus unserer Sicht zu den ganzheitlichen Heilmethoden.

Damit öffnen wir einen neuen therapeutischen Ansatz: der Patient erzählt uns von seinem derzeitigen Lieblingsmärchen, und welche Personen ihn darin am meisten ansprechen. Die passenden ganzheitlichen Heilmittel für diese Personen können hilfreiche therapeutische Hinweise sein.

Die folgenden Deutungen der Märchen sollen den Türspalt ein wenig öffnen, um Zugang zur tieferen Bedeutung zu erhalten.

Die Planetenkräfte und Tierkreiszeichen

Die Planetenkräfte und Tierkreiszeichen

Jedem Tierkreiszeichen ist ein Planet zugeordnet. Die Qualitäten der einzelnen Planeten und Tierkreiszeichen kommen in der Deutung der Märchen und in den Heilmitteln immer wieder zur Sprache. Für ein leichteres Verständnis sind im Folgenden die Eigenschaften der Planeten wie der einzelnen Tierkreiszeichen in wenigen Sätzen dargestellt. Wer sich mehr dafür interessiert, dem seien die Bücher aus der Literaturliste empfohlen. Um den Rahmen des eigentlichen Themas „Märchen und Heilkunst" nicht zu sprengen, sind wir gezwungen, uns kurz zu halten. Wir bitten hierfür um Verständnis.

Die Planetenkräfte

Die Sonne

Die Sonne ist der zentrale Planet unseres Sonnensystems, und steht somit für alles, was wesentlich ist, was zentrale Bedeutung hat. Sie ist das Zentrum unseres Lebens. Sie erfreut den Menschen, und sorgt im positiven Sinne für ein Licht-Werden der Seele. Ihre Wärme durchflutet die Natur und den Menschen (Körpertemperatur), verleiht uns Vitalität und schenkt uns Energie.

Der Sonne wird ein edles Wesen zugesprochen, sie sorgt für Selbstbewusstsein, hat eine natürliche Autorität und Führungskraft, ist ehrlich und aufrichtig. Freude und Liebe sind ihre Begleiter.

Auf der negativen Seite bringt ein Zuviel der Sonnenqualität Hochmut und Arroganz, Herrschsucht und Jähzorn.

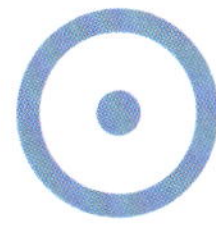

Das Metall der Sonne ist das Gold

Das Element der Sonne ist das Feuer

Der Mond

Genau genommen ist der Mond kein Planet, sondern unser Trabant, doch in der Deutung ist dies nicht von Belang. Der Mond spiegelt das Licht der Sonne (ist also passiv) und verändert sein sichtbares Äußeres in einem 28-tägigen Rhythmus – was sich im weiblichen Zyklus widerspiegelt. Auf der Erde sorgt er für die Gezeiten der Meere, und als Spiegel der Sonne ist er das Licht der Nacht und beeinflusst daher auch den Schlaf und die Träume.

Der Mond symbolisiert die Gefühle, wie das mütterlich-weibliche Wesen, ist mitfühlend, naturverbunden, hingebungsvoll. Die Zeit des Vollmonds sei die fruchtbarste Zeit für die Frau – sofern ihr Zyklus noch den natürlichen Rhythmen entspricht.

Das mütterliche Prinzip zeigt auch die nährende, fürsorgliche Seite und die Tierliebe. Zusammen mit seinem Element, dem Wasser, fördert der Mond die Phantasie, aber auch

Trägheit und Faulheit, denn Wasser ist absolut passiv. Daraus kann sich auf der negativen Seite chaotische Unordnung breit machen, und die Gefahr, beeinflusst zu werden.

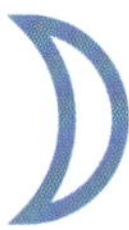

Das Metall des Mondes ist das Silber

Das Element des Mondes ist das Wasser

Der Merkur

Merkur ist der Sonne am nächsten. Nur kurz vor Sonnenaufgang und kurz nach Sonnenuntergang ist er von der Erde aus zu sehen, und daher den Übergängen, der Dämmerung, dem Sonnenaufgang und Sonnenuntergang, den Grenzen allgemein zugeordnet. Im Griechischen trägt er den Namen Hermes (Bote), der Vermittler, der Nachrichtenüberbringer. Er ist der Planet der Zwillinge wie auch der Jungfrau. In den Zwillingen verstärkt er die Neugier und Kommunikation, zeigt Verhandlungsgeschick und fördert die Sprache. Er ist auch ständig unterwegs, und immer in Eile, daher wird er auch mit Flügeln an Schuhen, Schultern und Schild dargestellt. Er ist listig, und nicht nur der Herr der Redner, sondern auch der Lügner.

In der Jungfrau unterstützt er deren Qualitäten: vernünftig, detailgetreu. Auch den Händlern hilft er nicht nur mit Strategie und Verhandlungsgeschick, sondern auch mit List und „legalem Betrug“. Die Diebe verlassen sich auch auf Merkur, nicht nur auf die geflügelten Schuhe zur schnellen Flucht, sondern auch auf seine diebische Raffinesse: schließlich ist es ihm gelungen, das Schwert des Mars und den Gürtel der Venus zu stehlen. Und er konnte dank seines Sprachtalents auch immer den Kopf aus der Schlinge ziehen.

Das Metall des Merkurs ist das Quecksilber

Das Element des Merkurs ist die Luft

Die Venus

Als Abend- oder Morgenstern strahlt die helle Venus am Nachthimmel. Sie symbolisiert den weiblichen Archetypus, und steht für Sinnlichkeit, Erotik, Verführung, Partnerschaft und Liebe.

Sie wird dem Planeten Stier zugeordnet, in dem sie ihre Sinnlichkeit ausleben kann. Im Griechischen ist ihr Name Aphrodite; daher rührt der Name Aphrodisiaka, womit die (sexuelle) Lust fördernden Mittel gemeint sind. Die Naturverbundenheit zeigt sich meist in einem schönen, blumenreichen Garten vor ihrem Haus. Das Tierkreiszeichen Waage unterliegt ebenso ihrem Einfluss. Dort zeigt sie ihre künstlerische Ader, ihre Liebe zur Malerei und Musik, wie ihre Liebe zu den schönen Dingen ganz allgemein. Sie lässt sich leicht inspirieren und ist kreativ. Venus ist einem gewissen Luxus nicht abgeneigt, und sicherlich kein Workaholic. Partnerschaft und Liebe sind ihr wichtig, und sie kann auch treu sein, wenngleich sie nie aufhört zu flirten.

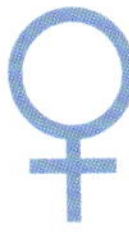

Das Metall der Venus ist das Kupfer

Die Elemente der Venus sind die Erde (Stier) und die Luft (Waage)

Der Mars

Der rote Planet (Eisen) des Krieges und Kampfes, der Abwehr und der Verteidigung symbolisiert den männlichen Archetypus.

Seine Vitalität, sein Mut und seine Aggression (in positiver wie negativer Hinsicht) verleihen ihm Durchsetzungskraft und körperliche Gesundheit. Ohne Mars gibt es keine Manifestation des Materiellen (Bauwerke, Maschinen, Autos). Er liebt es, zu handeln, gleich und sofort. Alles Neue beginnt er mit Elan und Begeisterung. Geduld ist daher nicht seine Stärke, und seine oft harte, streitsüchtige Art und sein hitziges Temperament machen den Umgang mit ihm nicht immer leicht.

Das Metall des Mars ist das Eisen

Das Element des Mars ist das Feuer

Der Jupiter

Der gerechte, weise Herrscher. Jupiter ist der König unter den Planeten, ist großzügig, fair, zeigt Verantwortung – und ist reich. Seinen Reichtum verteilt er großzügig und genießt ihn sehr intensiv: vor allem kulinarisch und alkoholisch. Somit ist er Exzessen jeder Art nicht abgeneigt, und übersieht in seiner Großzügigkeit oft die Kleinigkeiten. Seine Bewegungsfreude hält sich in Grenzen. Er ist Philosoph und Jurist – was in früheren Religionen immer eine Einheit war. Sein Charisma füllt den Raum, wenn er ihn betritt und sein theatralisches Talent macht ihn zu einem begnadeten Schauspieler.

Wenn Jupiter ein Raumschiff bauen will, so beauftragt er Saturn zur Materialbeschaffung, Mars als Arbeiter und er selbst erklärt allen die Faszination der Weite des Kosmos.

Das Metall des Jupiters ist Zinn

Das Element des Jupiters ist das Feuer

Der Saturn

Der Grenzplanet des „alten" Sonnensystems. Saturn als Hüter der Schwelle (Leben und Sterben) und der Grenzen allgemein liebt die Struktur, die Disziplin, die Klarheit.

Er herrscht über das Alter, verlangsamt (Chronizität) und verhärtet (Sklerose). Er ist der Hüter der Zeit und beschränkt sich immer auf das Nötigste. Materielle Sicherheit ist ihm wichtig, wie auch Stabilität, was jedoch zu Starre und Unbeweglichkeit führen kann, die keine Veränderung zulässt.

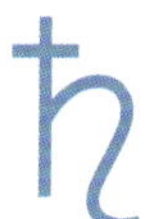

Das Metall des Saturn ist das Blei

Das Element des Saturns ist die Erde

Der Uranus

Uranus ist der „Super-Merkur", also eine Steigerung der oben beschriebenen Merkureigenschaften. Uranus liebt und braucht die Veränderung, hat einen sehr wachen Geist, ist kreativ und erforscht und entwickelt neue Dinge (Evolution), welche er jedoch nicht beherrscht (Gentechnik). Er denkt Dinge nicht zu Ende, beginnt schnell etwas Neues. Alles Plötzliche, Unfälle, Schlaganfälle und deren langwierige Folgen gehen auf sein Konto. Geistesblitze und Ideen vermittelt er ebenso wie Kommunikation (Internet).

Daraus entstehen eine gewisse Nervosität und Ungeduld, ein unstetes Wesen, was sich bei hyperaktiven Menschen widerspiegelt.

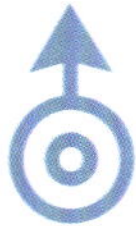

Das Metall des Uranus ist Zink

Das Element des Uranus ist die Luft

Der Neptun

Der nebulöse Neptun verschleiert und verwischt die Grenzen zwischen Realität und Fantasie. Er ist der Herrscher über alle Drogen, welche den Geist vernebeln (Psychopharmaka, Schlafmittel, psychoaktive Pflanzen). Andererseits lässt er wahre Mystik erfahren, und echte, tiefe Religiosität erleben.

Er inspiriert auf allen Ebenen (spirituell, künstlerisch), und ist übersinnlich begabt. Architekten wie Gaudí und sein Meisterwerk, die Sagrada Familia in Barcelona, zeigen einen starken Neptun-Einfluss.

Allerdings ist er auch oft realitätsfern, vage und nicht zu greifen. Die Gefahr von Drogen und Alkoholmissbrauch ist für Neptun immer präsent.

Das Metall des Neptuns ist das Aluminium

Das Element des Neptuns ist das Wasser

Der Pluto

Pluto wird oft als der „Super-Mars" bezeichnet und spiegelt die Schattenseiten des Menschen. Für Pluto ist Macht, Geld und Sex (Perversionen) ein beherrschendes Thema. Pluto bedient sich gerne der Magie, um Dinge zu erreichen, und scheut sich nicht davor, andere auszubeuten oder zu betrügen. Andererseits verleiht er Durchsetzungsvermögen und befreit von der Unterwerfung.

Sein griechischer Name ist Hades, der Herr der Unterwelt. Er herrscht also über die Toten, ist unberechenbar, faszinierend und gleichzeitig furchteinflößend. Bei all seinen Werken ist ihm die Tarnkappe hilfreich, und so zählen auch Waffen, deren zerstörerische Macht nicht sichtbar ist, wie z. B. Kernwaffen, zu seinem Gebiet.

Zu Unrecht sind die Qualitäten des Pluto nur negativ behaftet. Denn er herrscht auch über die Transformation vom Chaos zu neuer Ordnung. Die Spagyrik ist für die positive Seite des Pluto ein hervorragendes Beispiel. Ihre Herstellungsweise ist plutonisch wie bei keiner anderen Form der ganzheitlichen Medizin. Durch Gärung kommt es zur Trennung (Separatio) von Körper und Geist der Pflanze, also ein wahres Chaos, dann erfolgt die Purificatio, die Reinigung, danach die Veraschung (Calcificatio) des zurückbleibenden Pflanzenkörpers. In einem letzten Schritt wird die gereinigte Asche des Pflanzenkörpers mit der alkoholischen Gärflüssigkeit vereinigt (Conjugatio), woraus dann die fertige Urtinktur entsteht. Die Pflanze stirbt, Pflanzenkörper und Pflanzenseele werden getrennt, gereinigt und dann wieder zusammengefügt, und diese Verbindung ist untrennbar = ewig. Gereinigt von allem „Unedlen", gestorben, getrennt und wiedervereinigt, sind sie die heilkräftigsten Mittel der Naturheilkunde. Stirb und werde geht nie ohne Pluto.

Das Metall des Plutos ist das Platin

Das Element des Plutos ist das Wasser

Grundprinzipien der Tierkreiszeichen

Grundprinzip Widder

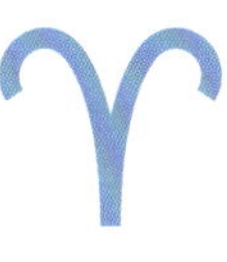

Das Sternzeichen Widder ist ein kardinales (etwas in Gang setzendes), männlich aktives Zeichen.

Es wird vom Planeten **Mars** regiert. Diesem sind das Metall **Eisen**, die **kämpferische Grundeinstellung**, die **Willensstärke** und die positive wie auch die negative **Aggressivität** zugeordnet.

Das 1. Haus im Geburtshoroskop steht für den Beginn des Lebens, das **Ich**-Bewusstsein und den Willen, sich in dieser Welt zu behaupten.

Das Sternzeichen Widder beginnt seinen Lauf am 21. März, also am Tag der Frühlings-Tag-und-Nachtgleiche. Es gibt den Startschuss für das beginnende Erwachen der Natur und spendet die dafür notwendige **Vitalität** und **Lebenskraft**.

Das **Element Feuer**, das dem Widderprinzip und seinem Herrscher, dem Planeten Mars, zugeordnet ist und in dem auch sein Metall, das Eisen, geschmiedet wird, unterstreicht noch die **Dynamik**, die das Sternzeichen prägt.

Wenn aber ein Übermaß der Widder / Mars-Energien vorhanden ist, können aus Tatendrang Ungeduld, aus gesunder Rivalität zerstörerische Wut und Zorn oder aus Durchsetzungsvermögen Unüberlegtheit oder Rücksichtslosigkeit entstehen.

Doch ebenso, wie **Yang** nicht ohne eine Prise **Yin** auskommt, gehören auch die eher negativen Eigenschaften zu einer vollständigen Betrachtungsweise der Sternzeichen.

Grundprinzip Stier

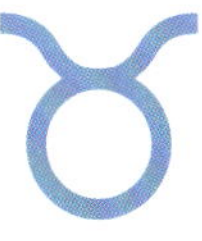

Das Sternzeichen **Stier** ist ein weiblich rezeptives Zeichen.

Der zugeordnete Planet ist die **Venus**, das zugeordnete Element ist die **Erde**.

Im Zeichen des Stieres werden Prozesse, die durch das vorhergegangene Zeichen Widder in Gang gebracht wurden, konsolidiert, konkretisiert, d. h. es handelt sich um ein festigendes Zeichen, das Dinge ins Werden bringt.

Der Stier ist ein Zeichen des **Besitzes** – er sagt „ich habe" oder „ich will haben".

Er regiert das 2. Haus im Tierkreis und steht für Bodenständigkeit, Ausdauer, Pragmatismus und Beständigkeit.

Die Stier-Venus steht aber auch für Sinnlichkeit, Erotik und Genussfreude – sie repräsentiert die physische Seite dieses Planeten.

Ein Übermaß an dieser Venus-Energie kann jedoch zu Fanatismus, Dogmatismus, Voreingenommenheit und zutiefst materialistischer Grundeinstellung führen.

Die Venus hält im Tierkreis zwei Häuser besetzt – eben den Stier und die Waage. Dies kann geschehen, weil die Venus als Planet, der für das **Schöne** insgesamt zuständig ist, sowohl das weltlich-irdische Schöne (Stier) als auch das ästhetisch-harmonisch Schöne (Waage) in sich trägt.

Grundprinzip Zwilling

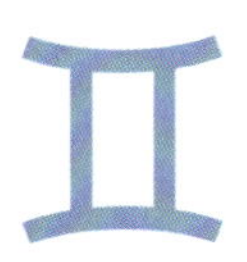

Das Sternzeichen Zwilling ist ein labiles und damit ein veränderliches Zeichen. Der Zwilling gilt als **Vermittler,** einer der Übergänge schafft und etwas weitergibt.

Er wird vom Planeten **Merkur** regiert. Der Merkur (oder **Hermes** in der griechischen Mythologie) ist der Gott der Redner und Sänger, d. h. er steht für die Kraft der Worte (im positiven wie im negativen Sinn). Sein Element ist die Luft.

Er ist aber auch der Übermittler göttlicher Botschaften an die Menschen und als überaus schlauer und gewitzter Gott auch zuständig für die Diebe und Händler!

Der Zwilling regiert im Horoskop das 3. Haus und somit die erste Öffnung nach außen und erste Erfahrungen mit der Umwelt.

Mit dem Grundprinzip „Ich denke" entwickeln sich Intellekt und Vielfalt.

Dementsprechend ist dem Zwilling das Element **Luft** zugeordnet, über das Worte und Lieder übertragen werden, das aber auch gleichzeitig größtmögliche Beweglichkeit und Flexibilität auszeichnet.

Häufig finden wir bei Menschen, die in diesem Sternzeichen zuhause sind, eine große Begabung, andere Menschen mit ihrer Redegewandtheit zu fesseln oder sprachgewaltige Bücher zu verfassen. Dazu befähigt sie in besonderer Weise auch ihre Kontaktfreudigkeit und ihr ausgeprägter Wissensdurst und ihre vielfältigen Interessen.

Eine überschießende Merkur-Thematik zeigt sich häufig in Oberflächlichkeit, Geschwätzigkeit oder auch Bindungsunfähigkeit oder gar in der ausgeprägten Fähigkeit zu List und Tücke, Trickserei und berechnendem Opportunismus.

Grundprinzip Krebs

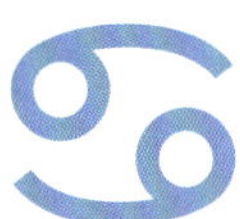

Im Sternzeichen **Krebs** sind viele Emotionen zu Hause. Er regiert das vierte Haus. Dies ist ein kardinales Haus, welches im Horoskop für die Öffnung gegenüber der Umwelt und den Menschen steht und in dem die erlebten (Sinnes-)Wahrnehmungen und Eindrücke, die im dritten Haus noch rational und analytisch betrachtet wurden, jetzt gefühlsmäßig aufgenommen und verarbeitet werden.

Zum Krebs gehört das Element **Wasser**, welches die emotionale Kraft und die Gefühlswelt des Menschen widerspiegelt.

Dementsprechend gehört zum Krebs auch die Schlüsselaussage *„Ich fühle"*[6)], in der sich Eigenschaften wie Intuition, Kreativität, Sensibilität und Diplomatie heimisch fühlen.

Wie sein planetarischer Herrscher, der **Mond**, steht der Krebs auch für Veränderung.

Um mit diesen (emotionalen) Veränderungen zurecht zu kommen, entwickelt der Krebs häufig ein großes Sicherheitsbedürfnis mit einem starken Verlangen nach dem Schutz und der Geborgenheit innerhalb der Familie, vor allem durch die Mutter.

Der Krebs steht zu Beginn des (kalendarischen) Sommers und markiert so den Anfang der Reifezeit, in der die im Frühling in Gang gebrachten Prozesse Früchte tragen werden.

Grundprinzip Löwe

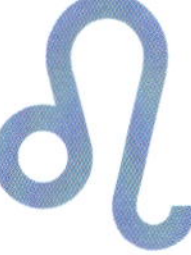

Gemäß seiner Hauptqualität als männlich aktives Yang-Zeichen will der Löwe aus den Dingen, die in den vorangegangenen Zeichen gesammelt und aufgenommen wurden, etwas manifestieren und in die Tat umsetzen.

Unterstützt wird er dabei durch das Element **Feuer**, das die hierfür notwendige Energie liefert und mit seinen klärenden und läuternden Eigenschaften die individuelle Reifung vorantreibt – den Prozess der Individuation. Sein Planet ist die Sonne.

Dabei helfen die dem Sternzeichen eigenen Eigenschaften wie Vitalität, Zuversicht, Willensstärke und Charisma.

Ein positiver Löwe-Mensch erfüllt einen Raum, sobald er ihn betritt und wenn ihm ausreichend Lob, Anerkennung und Zuwendung entgegengebracht werden, bekommen alle, die ihm wohlgesonnen sind, seine Großzügigkeit und Freigiebigkeit zu spüren.

Ebenso freigiebig wie auf der materiellen Seite kann ein ausgeglichener Löwe-Charakter auch in geistiger Sicht sein – er lässt alle an seinem Wissen teilhaben, ohne dabei lehrmeisterhaft und herablassend zu wirken oder für sich selbst einen Vorteil zu erwarten. Aber wehe, diese Eigenschaften geraten ins Übermaß! Dann kann daraus eine narzisstische, maßlose Persönlichkeit erwachsen, deren Herrschsucht und Selbstsucht nahezu grenzenlos sein können!

Grundprinzip Jungfrau

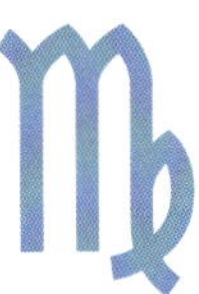

Das Sternzeichen **Jungfrau** wird – wie der Zwilling – vom Planeten **Merkur** regiert. Allerdings herrschen in diesem Zeichen andere Prinzipien als die eher leichten, pfiffigen und kommunikativen des Zwillingsmerkurs.

Zum Zeichen Jungfrau gehört das Element **Erde** und wie alle „irdischen" Sternzeichen ist deren Einfluss ein mehr konsolidierender und dementsprechend finden wir in der näheren Beschreibung auch Grundbegriffe wie **Beobachtung, Realismus und Analyse.**

Der Jungfrau werden gerne Eigenschaften zugeordnet, die Menschen beschreiben, die es vorziehen „auf dem Boden der Tatsachen" zu bleiben.

Sie gelten als *vernünftig, systematisch, analytisch* und verfügen häufig über eine ausgeprägte *praktische* Veranlagung.

Ihnen ist auch oft das Bedürfnis nach innerer und äußerer Ordnung und Sauberkeit zu eigen.

Ein Kernthema ist der Begriff *dienen*. Die Jungfrau genießt es, sich nützlich zu machen ohne dabei ihre persönliche Würde zu verlieren.

Die Jungfrau ist das 6. Zeichen im Jahreskreis. Das 6. Haus des Geburtshoroskops befasst sich mit der Auseinandersetzung mit der Umwelt und deren Anforderungen.

Deshalb ist für Jungfrau-Menschen das Thema der *Abgrenzung* wichtig; im Sinne der Abwägung und Einordnung eigener Bedürfnisse und Ansprüche an eine vom Umfeld geforderte Anpassung.

Grundprinzip Waage

Im Sternzeichen **Waage** begegnet der Mensch in seiner astrologischen Entwicklung der Umwelt und zeigt sich bereit, sich kontaktfreudig aber abwägend mit ihr auseinander zu setzen.

Der herrschende Planet in der Waage ist die **Venus**, die ja auch das Sternzeichen Stier regiert. Doch im Gegensatz zur sinnlich-genussfreudigen, erdigen Stier-Venus steht ihr in der Waage das Element **Luft** zur Seite.

Dadurch werden andere Qualitäten in den Vordergrund gerückt und verleihen diesem Sternzeichen deutlich mehr ausgleichende Eigenschaften.

So finden wir in diesem siebten Haus des Horoskops die Auseinandersetzung mit dem DU im Sinne eines Gerechtigkeit und Harmonie suchenden, auf Kompromisse bedachten Verhaltens.

Auch das Verlangen nach Ergänzung im Außen in Bereichen wie Schönheit, Kunst und Ästhetik wird von Waage-Geborenen hochgeschätzt. Sie suchen darin eine Vervollständigung ihrer eigenen Persönlichkeit und eine Inspiration für ihre eigene Vervollkommnung.

Allerdings tendieren Waage-Menschen gerne durch ihre unablässige Suche nach der idealen Ergänzung, nach Gerechtigkeit und Harmonie auch dazu, sich in dieser Suche zu verlieren und es kann ihnen sehr schwerfallen, Entscheidungen zu treffen, weshalb sie gerne als *wankelmütig* bezeichnet werden.

Grundprinzip Skorpion

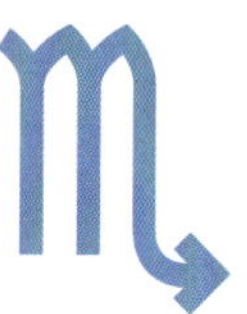

Der Skorpion herrscht im Horoskop über das achte Haus. In diesem geht es um Begegnungen der verschiedensten Art und die Reaktion des Individuums darauf.

Der zugeordnete Planet ist der **Pluto** mit dem Nebenherrscher **Mars**. Pluto (im Griechischen **Hades**) ist der Wächter über die Unterwelt und konfrontiert uns immer mit dem Grundthema „Stirb und Werde". Sein Element ist das Wasser.

Hier finden wir folgerichtig die Auseinandersetzung mit dem Tod, aber auch mit einer möglichen Wiedergeburt in geläuterter Form (das Prinzip des sagenhaften Vogels Phönix). Dieses Erleben einer möglichen Transformation, die Auseinandersetzung damit, lassen das Zeichen Skorpion zu dem tiefgründigsten im ganzen Horoskop werden.

Dabei geht es auch darum, dass das Individuum zurücktreten muss, gegebenenfalls sogar geopfert werden muss, damit das größere Ganze (z. B. die Familie) überleben kann.

Es ist das „lemminghafte" Prinzip, bei dem sich tausende dieser kleinen Nager von Felsen in die Tiefe stürzen, wenn die Übervölkerung droht und dadurch Nahrungsmangel entstehen würde, der die Gesamtpopulation gefährdet.

Auch das „Kamikaze" – Prinzip gehört zum Skorpion, als sich im Zweiten Weltkrieg hunderte japanischer Kampfpiloten mit ihren bis zum Rand mit Bomben gefüllten Flugzeugen erst auf Pearl Harbour und später auf amerikanische Kriegsschiffe stürzten, ihren unweigerlichen Tod in Kauf nehmend.

Skorpion betonte Menschen neigen daher auch häufig zur Beschäftigung mit spirituellen und okkulten Themen, sie möchten auch immer genau wissen, was sich hinter den Kulissen abspielt.

Dazu gehört auch die polarisierte Auseinandersetzung mit Macht und Ohnmacht, Genuss (sein Gegenpol ist der Stier!) und Askese, Individuum und großes Ganzes.

Grundprinzip Schütze

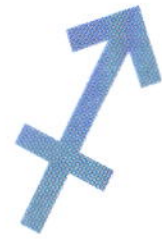

Im Sternzeichen Schütze, dem neunten des Tierkreises, verlässt der Geist das begrenzende, hemmende Themengebiet der Auseinandersetzung mit sich selbst und der Umwelt, wie sie in den Zeichen Waage und Skorpion thematisiert wurde. Der Planet des Schützen ist der Jupiter, sein Element das Feuer.

Hier findet der (geistige) Aufbruch in neue Dimensionen statt, in eine geistige, klare Welt – eine Welt, in der es dem Schützegeborenen möglich ist, die Grenzen des Seins zu sprengen und Erkenntnis, Einsicht und Hoffnung zu finden.

Dabei hilft ihm der dieses Sternzeichen beherrschende Planet **Jupiter**, der die *Großzügigkeit, Lebenslust und den ausgeprägten Freiheits- und Unabhängigkeitsdrang* unterstützt.

Das zugeordnete Element **Feuer** verleiht dem Schützen die dafür notwendige Energie und Vitalität und unterstützt ihn in seinem Bestreben, eine Optimierung in der Gestaltung der Dinge zu erreichen.

Es ist auch die Frage nach dem „Sinn des Lebens", die den Schützen vorantreibt und die er oft in der aus der Tradition gewachsenen Organisation des Lebens sucht.

Ist diese Schütze-Energie im Übermaß vorhanden, können Ängste entstehen *(Angst vor Einengung und Begrenzung, vor Eintönigkeit und dem irdischen Alltag)*, die diesen schnell zu einem widerspenstigen Rebellen oder zu einem oberflächlichen, unzuverlässigen und intoleranten Besserwisser werden lassen können.

Grundprinzip Steinbock

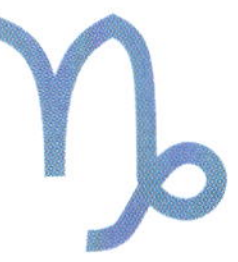

Im Sternzeichen des **Steinbocks**, dem zehnten Haus des Tierkreises, finden die Grenzen sprengenden Visionen des Schützen eine jähe Begrenzung.

Das beherrschende Grundthema des Steinbocks ist die Beschränkung und Disziplinisierung des idealistisch-optimistischen Weltbildes auf eine eingegrenzte, auf das Machbare beschränkte Realität. Der Planet des Steinbock ist der Saturn, sein Element die Erde.

Der Steinbock holt sozusagen den Himmelstürmer Schütze wieder auf den Boden der Realität zurück.

Dabei wird er unterstützt durch den herrschenden Planeten **Saturn**. Dieser ist der äußerste Planet des alten Universums, der Grenzplanet und der letzte, den man mit bloßem Auge von der Erde aus sehen kann.

Sein griechischer Name **Chronos** weist ihn als Beherrscher der Zeitqualität aus, der den Dingen Sachlichkeit und Systematik oktroiert und sie in vorgegebene Strukturen drängt.

Er verlangt Prinzipientreue und Disziplin, pflichtbewusste Aufgabenerfüllung und die Vermeidung von Überflüssigem – genau das Gegenteil des über die Grenzen hinaus strebenden Schützen.

Individuelle Entscheidungen werden zugunsten allgemeingültiger Regeln und Gesetze zurückgestellt – man könnte sagen, Steinbock und Saturn sind die Organisatoren der Bürokratie, in der das Wohl des Kollektivs über das der Einzelpersönlichkeit gestellt wird.

Bei all dieser Rigidität, die dieses Sternzeichen und sein Herrscherplanet vermitteln, soll aber nicht übersehen werden, dass ganz zu Beginn des Steinbocks die Wintersonnenwende steht und die Überwindung der „dunklen Zeit" bringt.

Grundprinzip Wassermann

Das elfte Haus des Tierkreises, das dem **Wassermann** zugeordnet ist, entführt uns in die Weiten des Strebens nach Wissen, nach neuen, ungewöhnlichen Erkenntnissen und Erfahrungen.

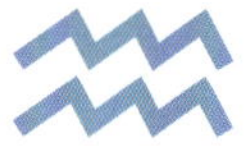

Das Bestreben des Wassermanns ist jedoch nicht der persönliche Nutzen, der daraus gezogen werden könnte (wie dies vielleicht beim Löwen der Fall sein kann), sondern vielmehr wie daraus eine Reformierung und Weiterentwicklung auf gesellschaftlicher Ebene vollzogen werden kann. Der Planet des Wassermann ist Uranos, sein Element die Luft.

Die Schlagworte der französischen Revolution „Liberté, Egalité, Fraternité" könnten die Grundprinzipien des Wassermanns sein.

Diese Bestrebungen nach einer besseren Welt werden unterstützt vom bestimmenden Planeten **Uranus**.

Dieser gilt als „höhere Oktave“ des Merkur und strebt als solche nach einem Zustand von Vollkommenheit, der die Niederungen des Irdischen überwunden hat.

Dabei geht es immer um das übergeordnete Gemeinwohl – sei es in einer Firma oder in einem Staat. Der Wassermann ist der freiheitsliebende Idealist unter den Sternzeichen, mit starken ethisch-moralischen Grundsätzen; immer auf der Suche nach Weisheit, Humanitas und Wahrheit.

Grundprinzip Fische

Das zwölfte und damit letzte Sternzeichen im Tierkreis ist das der **Fische**, das mit seinen Grundprinzipien die Auflösung aller bisher erfahrenen Strukturen bringt.

Der herrschende Planet **Neptun** steht sinnbildlich für das Nebulöse, und so, wie der Nebel für die Verwischung der Konturen sorgt und uns etwas vorgaukelt und wir Dinge zu sehen glauben, die überhaupt nicht vorhanden sind, werden in den Fischen alle bisher gemachten Erfahrungen, Ideale und Ziele in Frage gestellt. Sein Element ist das Wasser.

Als Thema dieses Sternzeichens können wir das Wort *religio = ich glaube* begreifen.

Es umfasst die Ahnung, dass es eine allumfassende Wahrheit gibt und wir ein winziges Teilchen einer Wirklichkeit sind, die größer ist als es mit der Ratio begreifbar ist.

Der Zen-Spruch „Alles ist in allem, und alles ist in mir“ versinnbildlicht diese Erkenntnis, dass letztendlich ein transzendentes Bewusstsein existiert, das nicht mit irdischen Maßstäben gemessen werden kann und dennoch **alles** beeinflusst!

Hierher gehört auch die Ahnung von einer Existenz nach dem Tod, die tief verwurzelt in uns allen lebt, jedoch meistens nur über die Religion gelebt wird.

Unter anderem zeigen gläubige Christen gerne ihre Zugehörigkeit zu dieser Religion durch das Fische-Symbol. Mit diesem Sternzeichen endet der Zyklus des Tierkreises und es gibt den irdisch-verwurzelten Geist frei für ein jenseitiges Bewusstsein.

Wir finden darin auch eine wunderbare Parabel für Tod und Wiedergeburt, denn im darauf folgenden Sternzeichen des Widder beginnt ein neuer Zyklus, der auch ein neues Werden einläutet.

Erläuterung zu den Heilmitteln

Erläuterung zu den Heilmitteln

Den einzelnen Personen in den Märchen ordnen wir im Folgenden entsprechende Heilmittel zu. Diese sind aus der Homöopathie, der Pflanzenheilkunde, der Spagyrik und den Blütenessenzen.

Die Märchenfiguren „benötigen" die Heilmittel, weil sie entweder einen Mangel an den Qualitäten haben, welche sich im Heilmittel finden, oder ein Zuviel davon. Der Unterschied ist leicht zu erkennen. Wir zeigen somit auf, mit welchen Heilmitteln die Märchenfiguren in ihrer positiven Eigenschaft gefördert werden können, oder mit welchen Mitteln wir ihre negativen Eigenschaften etwas eindämmen.

Wenn ein Patient sich von einer bestimmten Märchenfigur angezogen fühlt, so findet er seine Charakterstärken und -schwächen in dieser Figur, oder seine derzeitige Lebenssituation. Das Märchen selbst zeigt dem betroffenen Patienten ja bereits einen (ganzheitlichen) Ausweg, die entsprechenden Heilmittel können ihm dabei helfen.

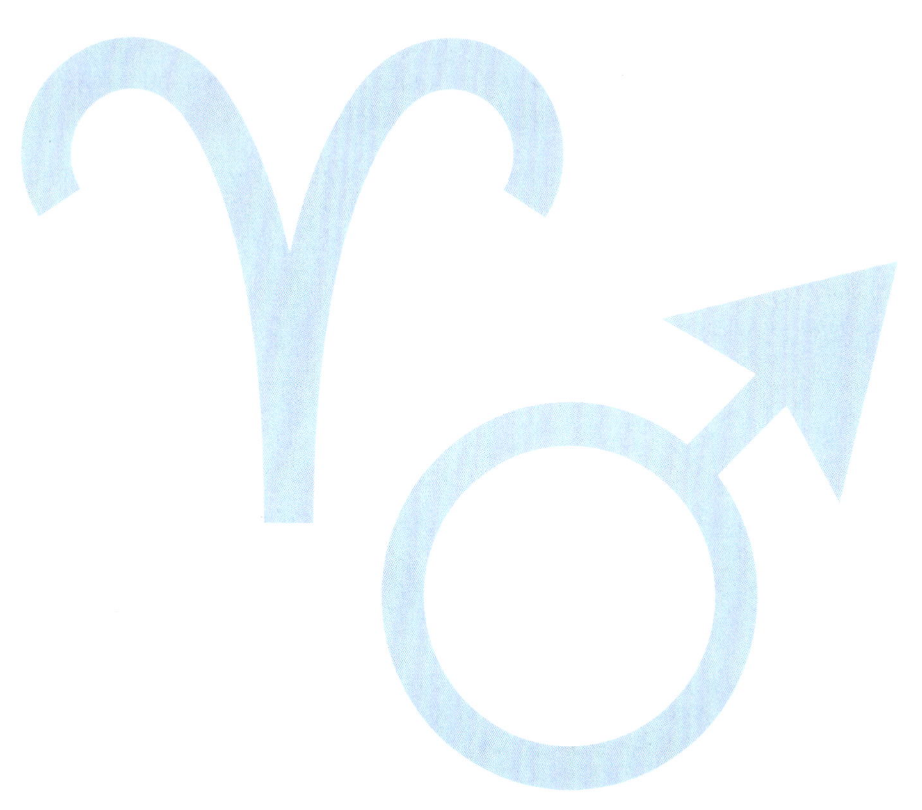

Widder – Mars

„Von einem der auszog, das Fürchten zu lernen“

Ein Vater hatte zwei Söhne, davon war der älteste klug und gescheit und wusste sich in alles wohl zu schicken, der jüngste aber war dumm, konnte nichts begreifen und lernen; und wenn ihn die Leute sahen, sprachen sie: „mit dem wird der Vater noch seine Last haben!“ Wenn nun etwas zu tun war, so musste es der Älteste allzeit ausrichten; hieß ihn aber der Vater noch spät oder gar in der Nacht etwas holen und der Weg ging dabei über den Kirchhof oder sonst einen schaurigen Ort, so antwortete er wohl: „Ach nein, Vater, ich gehe nicht dahin, es gruselt mir!“ denn er fürchtete sich. Oder, wenn abends beim Feuer Geschichten erzählt wurden, wobei einem die Haut schaudert, so sprachen die Zuhörer manchmal: „Ach, es gruselt mir!“ Der Jüngste saß in einer Ecke und hörte das mit an und konnte nicht begreifen, was es heißen sollte. „Immer sagen sie, es gruselt mir! Es gruselt mir! Mir gruselt es nicht: das wird wohl eine Kunst sein, von der ich nichts verstehe.“

Nun geschah es, dass der Vater einmal zu ihm sprach: „Hör du, in der Ecke dort, du wirst groß und stark, du musst auch etwas lernen, womit du dein Brot verdienen kannst. Siehst du, wie dein Bruder sich Mühe gibt, aber an dir ist Hopfen und Malz verloren.“ – „Ei, Vater“, antwortete er, „ich will gerade was lernen; ja, wenn es anginge, so möchte ich lernen, dass mir's gruselte; davon versteh ich noch gar nichts.“ Der Älteste lachte, als er das hörte, und dachte bei sich: Du lieber Gott, was ist mein Bruder ein Dummbart, aus dem wird sein Lebtag nichts: was ein Häkchen werden will, muss sich beizeiten krümmen. Der Vater seufzte und antwortete ihm: „Das Gruseln, das sollst du schon lernen, aber dein Brot wirst du damit nicht verdienen.“

Bald danach kam der Küster zu Besuch ins Haus; da klagte ihm der Vater seine Not und erzählte, wie sein jüngster Sohn in allen Dingen so schlecht beschlagen wäre, er wüsste nichts und lernte nichts. „Denkt euch, als ich ihn fragte, womit er sein Brot verdienen wollte, hat er gar verlangt, das Gruseln zu lernen“. – „Wenn's weiter nichts ist“, antwortete der Küster, „das kann er bei mir lernen; tut ihn nur zu mir, ich will ihn schon abhobeln.“ Der Vater war es zufrieden, weil er dachte: Der Junge wird doch ein wenig zugestutzt. Der Küster nahm ihn also ins Haus, und er musste die Glocke läuten. Nach ein paar Tagen weckte er ihn um Mitternacht, hieß ihn aufstehen, in den Kirchturm steigen und läuten. Du sollst schon lernen, was Gruseln ist, dachte er, ging heimlich voraus, und als der Junge oben war und sich umdrehte und das Glockenseil fassen wollte, so sah er auf der Treppe, dem Schalloch gegenüber, eine weiße Gestalt stehen. „Wer da?“ rief er, aber die Gestalt gab keine Antwort, regte und bewegte sich nicht. „Gib Antwort“, rief der Junge, „oder mache, dass du fortkommst, du hast hier in der

Nacht nichts zu schaffen." Der Küster aber blieb unbeweglich stehen, damit der Junge glauben sollte, es wäre ein Gespenst. Der Junge rief zum zweiten Mal: „Was willst Du hier? Sprich, wenn du ein ehrlicher Kerl bist, oder ich werfe Dich die Treppe hinab." Der Küster dachte: Das wird so schlimm nicht gemeint sein, gab keinen Laut von sich und stand, als wenn er von Stein wäre. Da rief ihm der Junge zum dritten Mal an, und als das auch vergeblich war, nahm er einen Anlauf und stieß das Gespenst die Treppe hinab, dass es zehn Stufen hinabfiel und in einer Ecke liegen blieb. Darauf läutete er die Glocke, ging heim, legte sich, ohne ein Wort zu sagen, ins Bett und schlief fort. Die Küsterfrau wartete lange Zeit auf ihren Mann, aber er wollte nicht wiederkommen. Da ward ihr endlich Angst, sie weckte den Jungen und fragte: „Weißt du nicht, wo mein Mann geblieben ist? Er ist vor dir auf den Turm gestiegen." – „Nein", antwortete der Junge, „aber da hat einer dem Schalloch gegenüber auf der Treppe gestanden, und weil er keine Antwort geben und auch nicht weggehen sollte, so habe ich ihn für einen Spitzbuben gehalten und hinuntergestoßen. Geht nur hin, so werdet ihr sehen, ob er's gewesen ist; es sollte mir leidtun." Die Frau sprang fort und fand ihren Mann, der in einer Ecke lag und jammerte und ein Bein gebrochen hatte.

Sie trug ihn herab und eilte dann mit lautem Geschrei zu dem Vater des Jungen. „Euer Junge", rief sie, „hat ein großes Unglück angerichtet, meinen Mann hat er die Treppe hinabgeworfen, dass er ein Bein gebrochen hat. Schafft den Taugenichts aus unserem Haus." Der Vater erschrak, kam herbeigelaufen und schalt den Jungen aus. „Was sind das für gottlose Streiche, die muss dir der Böse eingegeben haben" – „Vater", antwortete er, „hört nur an, ich bin ganz unschuldig; er stand da in der Nacht wie einer, der Böses im Sinn hat. Ich wusste nicht, wer's war und habe ihn drei Mal ermahnt, zu reden oder wegzugehen" – „Ach", sprach der Vater, „mit dir erleb ich nur Unglück, geh mir aus den Augen, ich will dich nicht mehr ansehen." – „Ja Vater, recht gern, wartet nur, bis Tag ist, da will ich ausgehen und das Gruseln lernen, so versteh ich doch eine Kunst, die mich ernähren kann". „Lerne, was du willst," sprach der Vater, „mir ist alles einerlei. Da hast du fünfzig Taler, damit geh in die weite Welt und sage keinem Menschen, wo du her bist, und wer dein Vater ist, denn ich muss mich deiner schämen." – „Ja, Vater, wie Ihr's haben wollt; wenn Ihr nicht mehr verlangt, das kann ich leicht in Acht behalten."

Als nun der Tag anbrach, steckte der Junge seine fünfzig Taler in die Tasche, ging hinaus auf die große Landstraße und sprach immer vor sich hin: „Wenn mir's nur gruselte! Wenn mir's nur gruselte!" Da kam ein Mann heran, der hörte das Gespräch, das der Junge mit sich selbst führte, und als sie ein Stück weiter waren, dass man den Galgen sehen konnte, sagte der Mann zu ihm: „Siehst du, dort ist der Baum, wo siebene mit des Seilers Tochter Hochzeit gehalten haben und jetzt das Fliegen lernen: setz dich darunter und warte, bis die Nacht kommt, so wirst du schon das Gruseln lernen." – „Wenn weiter nichts dazu gehört“, antwortete der Junge, „das ist leicht getan; lerne ich aber so geschwind das Gruseln, so sollst du meine fünfzig Taler haben: komm nur morgen früh wieder zu mir.“

Da ging der Junge zu dem Galgen, setzte sich darunter und wartete, bis der Abend kam. Und weil ihn fror, machte er sich ein Feuer an; aber um Mitternacht ging der Wind so kalt, dass er trotz des Feuers nicht warm werden wollte. Und als der Wind die Gehenkten gegen einander stieß, dass sie sich hin und her bewegten, so dachte er: Du frierst unten bei dem Feuer, was mögen die da oben erst frieren und zappeln. Und weil er mitleidig war, legte er die Leiter an, stieg hinauf, knüpfte einen nach dem anderen los und holte alle Siebene herab. Darauf schürte er das Feuer, blies es an und setzte sie ringsherum, dass sie sich wärmen sollten. Aber sie saßen da und regten sich nicht, und das Feuer ergriff ihre Kleider.

Da sprach er: „Nehmt euch in Acht, sonst häng ich euch wieder hinauf.“ Die Toten aber hörten nicht, schwiegen und ließen ihre Lumpen fortbrennen. Da ward er bös und sprach: „Wenn ihr nicht achtgeben wollt, so kann ich euch nicht helfen, ich will nicht mit euch verbrennen.“, und hing sie nach der Reihe wieder hinauf. Nun setzte er sich zu seinem Feuer und schlief ein, und am andern Morgen, da kam der Mann zu ihm, wollte die fünfzig Taler haben und sprach: „Nun weißt du, was Gruseln ist?“ – „Nein“, antwortete er, „woher sollte ich's wissen? Die da droben haben das Maul nicht aufgetan und waren so dumm, dass sie die paar alten Lappen, die sie am Leibe haben, brennen ließen“. Da sah der Mann dass er die fünfzig Taler heute nicht davontragen würde, ging fort und sprach: „So einer ist mir noch nicht vorgekommen.“ Der Junge ging auch seines Weges und fing wieder an, vor sich hin zu reden: „Ach, wenn mir's nur gruselte! Ach, wenn mir's nur gruselte!“ Das hörte ein Fuhrmann, der hinter ihm her schritt, und fragte: „Wer bist du?“ – „Ich weiß nicht“, antwortete der Junge. Der Fuhrmann fragte weiter: „Wo bist du her?“ – „Ich weiß nicht.“ – „Wer ist dein Vater?“ – „Das darf ich nicht sagen“ – „Was brummst du beständig in den Bart hinein?“ – „Ei“, antwortete der Junge, „ich wollte, dass mir's gruselte, aber niemand kann mir's lehren.“ – „Lass dein dummes Geschwätz“, sprach der Fuhrmann, „komm, geh mit mir, ich will sehen, dass ich dich unterbringe.“

Der Junge ging mit dem Fuhrmann, und abends gelangten sie zu einem Wirtshaus, wo sie übernachten wollten. Da sprach er beim Eintritt in die Stube wieder ganz laut: „Wenn mir's nur gruselte! Wenn mir's nur gruselte.“ Der Wirt, der das hörte, lachte und sprach: Wenn dich danach lüstet, dazu sollte hier wohl Gelegenheit sein.“ – „Ach, schweig stille“, sprach die Wirtsfrau, „so mancher Vorwitzige hat schon sein Leben eingebüßt, es wäre Jammer und Schade um die schönen Augen, wenn die das Tageslicht nicht wiedersehen sollten.“ Der Junge aber sagte: „Wenn's noch so schwer wäre, ich will's einmal lernen, deshalb bin ich ja ausgezogen." Er ließ dem Wirt auch keine Ruhe, bis dieser erzählte, nicht weit davon stände ein verwünschtes Schloss, wo einer wohl lernen könnte, was Gruseln wäre, wenn er nur drei Nächte darin wachen wollte. Der König hätte dem, der's wagen sollte, seine Tochter zur Frau versprochen, und die wäre die schönste Jungfrau, welche die Sonne beschien; in dem Schlosse steckten auch große Schätze, von bösen Geistern bewacht, die würden dann frei und könnten einen Armen reich genug machen. Schon viele wären wohl hinein-, aber noch keiner wieder herausgekommen.

Da ging der Junge am andern Morgen vor dem König und sprach: „Wenn's erlaubt wäre, so wollte ich wohl drei Nächte in dem verwünschten Schlosse wachen." Der König sah ihn an, und weil er ihm gefiel, sprach er: „Du darfst dir noch dreierlei ausbitten, aber es müssen leblose Dinge sein, und das darfst du mit ins Schloss nehmen." Da antwortete er: „So bitt ich um ein Feuer, eine Drehbank und eine Schnitzbank mit dem Messer." Der König ließ ihm das alles bei Tage in das Schloss tragen. Als es Nacht werden wollte, ging der Junge hinauf, machte sich in einer Kammer ein helles Feuer an, stellte die Schnitzbank mit dem Messer daneben und setzte sich auf die Drehbank. „Ach, wenn mir's nur gruselte!" sprach er, „aber hier werde ich's auch nicht lernen."

Gegen Mitternacht wollte er sich sein Feuer einmal aufschüren. Wie er so hineinblies, da schrie's plötzlich aus einer Ecke: „Au, miau! Was uns friert!" – „Ihr Narren", rief er, „was schreit ihr? Wenn euch friert, kommt, setzt euch ans Feuer und wärmt euch." Und wie er das gesagt hatte, kamen zwei große schwarze Katzen in einem gewaltigen Sprunge herbei, setzten sich ihm zu beiden Seiten und sahen ihn mit ihren feurigen Augen ganz wild an. Über ein Weilchen, als sie sich gewärmt hatten, sprachen sie: „Kamerad, wollen wir eins in der Karte spielen?" – „Warum nicht?" antwortete er, „aber zeigt einmal eure Pfoten her." Da streckten sie die Krallen aus. „Ei", sagte er, „was habt ihr lange Nägel! Wartet, die muss ich euch erst abschneiden." Damit packt er sie beim Kragen, hob sie auf die Schnitzbank und schraubte ihnen die Pfoten fest. „Euch habe ich auf die Finger gesehen", sprach er, „da vergeht mir die Lust zum Kartenspiel", schlug sie tot und warf sie hinaus ins Wasser. Als er aber die zwei zur Ruhe gebracht hatte und sich wieder zu seinem Feuer setzen wollte, da kamen aus allen Ecken und Enden schwarze Katzen und schwarze Hunde an glühenden Ketten, immer mehr und mehr, dass er sich nicht mehr bergen konnte: die schrien greulich, traten ihm auf sein Feuer, zerrten es auseinander und wollten es ausmachen. Da sah er ein Weilchen ruhig mit an; als es ihm aber zu arg ward, fasste er sein Schnitzmesser und rief: „Fort mit dir, du Gesindel", und haute auf sie los. Ein Teil sprang weg, die anderen schlug er tot und warf sie hinaus in den Teich. Als er wiedergekommen war, blies er aus den Funken sein Feuer frisch an und wärmte sich. Und als er so saß, wollten ihm die Augen nicht länger offenbleiben, und er bekam Lust, zu schlafen. Da blickte er um sich und sah in der Ecke ein großes Bett. „Das ist mir eben recht“, sprach er und legte sich hinein. Als er aber die Augen zutun wollte, so fing das Bett von selbst an zu fahren und fuhr im ganzen Schloss herum. „Recht so“, sprach er, „nur besser zu.“ Da rollte das Bett fort, als wären sechs Pferde vorgespannt, über Schwellen und Treppen auf und ab. Auf einmal hopp, hopp! Warf es um, das Unterste zuoberst, dass es wie ein Berg auf ihm lag. Aber er schleuderte Decken und Kissen in die Höhe, stieg heraus und sagte: „Nun mag fahren, wer Lust hat“, legte sich an sein Feuer und schlief, bis es Tag war. Am Morgen kam der König und als er ihn da auf der Erde liegen sah, meinte er, die Gespenster hätten ihn umgebracht und er wäre tot. Da sprach er: „Es ist doch schade um den schönen Menschen“. Das hörte der Junge, richtete sich auf und sprach: „So weit ist's noch nicht!“ Da verwunderte sich der König, freute sich aber und fragte, wie es ihm gegangen wäre. „Recht gut“, antwortete er, „eine Nacht wäre herum, die zwei andern werden auch herumgehen.“ Als er zum Wirt kam, da machte der große Augen. „Ich dachte nicht“, sprach er, „dass ich dich wieder lebendig sehen würde; hast du nun gelernt, was Gruseln ist?“ – „Nein“, sagte er, „es ist alles vergeblich; wenn mir's nur einer sagen könnte!“

Die zweite Nacht ging er abermals hinauf ins alte Schloss, setze sich zum Feuer und fing sein altes Lied wieder an: „Wenn mir's nur gruselte!“ Wie Mitternacht herankam, ließ sich ein Lärm und ein Gepolter hören, erst sachte, dann immer stärker, dann war's ein bisschen still, endlich kam mit lautem Geschrei ein halber Mensch den Schornstein herab und fiel vor ihn hin. „Heda!“ rief er, „noch ein halber gehört dazu, das ist zu wenig.“ Da ging der Lärm von frischem an, es tobte und heulte und fiel die andere Hälfte auch herab. „Wart“, sprach er, „ich will dir erst das Feuer ein wenig anblasen.“ Wie er das getan hatte und sich wieder umsah, da waren die beiden Stücke zusammengefahren und saß da ein greulicher Mann auf seinem Platz. „So haben wir nicht gewettet“, sprach der Junge, „die Bank ist mein.“ Der Mann wollte ihn wegdrängen, aber der Junge ließ sich's nicht gefallen, schob ihn mit Gewalt weg und setzte sich wieder auf seinen Platz. Da fielen noch mehr Männer herab, einer nach dem andern, die holten neun Totenbeine und zwei Totenköpfe, setzten auf und spielten Kegel. Der Junge bekam auch Lust und fragte: „Hört ihr, kann ich auch mit sein?“ – „Ja, wenn du Geld hast.“ – „Geld genug“, antwortete er; „aber eure Kugeln sind nicht recht rund.“ Da nahm er die Totenköpfe, setzte sich in die Drehbank und drehte sie rund. „So, jetzt werden sie besser schüppeln“, sprach er, „heida! Nun geht's lustig!“. Er spielte mit und verlor etwas von seinem Geld; als es aber zwölf Uhr schlug, war alles vor seinen Augen verschwunden. Er legte sich nieder und schlief ruhig ein. Am andern Morgen kam der König und wollte sich erkundigen: „Wie ist dir's diesmal gegangen?“ fragte er. – „Ich habe gekegelt“, antwortete er, „und ein paar Heller verloren.“ – „Hat dir denn nicht gegruselt?“ – „Ei, was“, sprach er, „lustig hab ich mich gemacht. Wenn ich nur wüsste, was Gruseln wäre!“

In der dritten Nacht setzte er sich wieder auf seine Bank und sprach ganz verdrießlich: „Wenn es mir nur gruselte!" Als es spät war, kamen sechs große Männer und brachten eine Totenlade hereingetragen. Da sprach er: „Ha, ha, das ist gewiss mein Vetterchen, das erst vor ein paar Tagen gestorben ist", winkte mit dem Finger und rief: „Komm, Vetterchen, komm!" Sie stellten den Sarg auf die Erde, er aber ging hinzu und nahm den Deckel ab: da lag ein toter Mann darin. Er fühlte ihm ans Gesicht, aber es war kalt wie Eis. „Wart", sprach er, ich will dich ein bisschen wärmen", ging ans Feuer, wärmte seine Hand und legte sie ihm aufs Gesicht, aber der Tote blieb kalt. Nun nahm er ihn heraus, setzte sich ans Feuer und legte ihn auf seinen Schoß und rieb ihm die Arme, damit das Blut wieder in Bewegung kommen sollte. Als auch das nichts helfen wollte, fiel ihm ein, wenn zwei zusammen im Bett liegen, so wärmen sie sich, brachte ihn ins Bett, deckte ihn zu und legte sich neben ihn. Über ein Welchen ward auch der Tote warm, und fing an, sich zu regen. Da sprach der Junge: „Siehst du, Vetterchen, hätt ich dich nicht gewärmt!" Der Tote aber hub an und rief: „Jetzt will ich dich erwürgen." – „Was", sagte er, „ist das dein Dank? Gleich sollst du wieder in deinen Sarg", hub ihn auf, warf ihn hinein und machte den Deckel zu; da kamen die sechs Männer und trugen ihn wieder fort. „Es will mir nicht gruseln", sagte er „hier lerne ich's meiner Lebtag nicht."

Da trat ein Mann herein, der war größer als alle anderen und sah fürchterlich aus; er war aber alt und hatte einen langen weißen Bart. „O du Wicht", rief er, „nun sollst du bald lernen, was Gruseln ist, denn du sollst sterben" – „Nicht so schnell", antwortete der Junge, „soll ich sterben, so muss ich auch dabei sein." – „Dich will ich schon packen", sprach der Unhold. – „Sachte, sachte, mach dich nicht so breit; so stark wie du bin ich auch und wohl noch stärker." – „Das wollen wir sehen", sprach der Alte, „bist du stärker als ich, so will ich dich gehen lassen; komm, wir wollen's versuchen." Da führte er ihn durch dunkle Gänge zu einem Schmiedefeuer, nahm eine Axt und schlug den Amboss mit einem Schlag in die Erde. „Das kann ich noch besser", sprach der Junge und ging zu dem anderen Amboss: der Alte stellte sich neben hin und wollte zusehen, und sein weißer Bart hing herab. Da fasste der Junge die Axt, spaltete den Amboss auf einen Hieb und klemmte den Bart des Alten mit hinein. „Nun hab' ich dich", sprach der Junge, „jetzt ist das Sterben an dir." Dann fasste er eine Eisenstange und schlug auf den Alten los, bis er wimmerte und bar, er möchte aufhören, er wolle ihm große Reichtümer geben. Der Junge zog die Axt rauß und ließ ihn los. Der Alte führte ihn wieder ins Schloss zurück und zeigte ihm in einem Keller drei Kasten voll Gold. „Davon", sprach er, „ist ein Teil den Armen, der andere dem König, der dritte dein." Indem schlug es zwölfe und der Geist verschwand, also dass der Junge im Finstern stand. „Ich werde mir doch heraushelfen können", sprach er, tappte herum, fand den Weg in die Kammer und schlief dort bei seinem Feuer ein.

Als der Bursche am nächsten Morgen erwachte, verwahrte er die drei Kisten mit Gold wohl, damit sie keiner fände und machte sich auf den Weg ins Wirtshaus. Der Wirt schickte ihn an einen Tisch mit drei Gesellen, die es prächtig verstanden, Geschichten zu erzählen, die einem das Fürchten lehren. Er verstand sich prächtig mit den Burschen und zog am nächsten Tag mit ihnen in die Berge, wo sich gar Gruseliges ereignen sollte. Seine neuen Gefährten kämpften jeden Tag gegen Krieger, und obschon sie siegreich waren und die Krieger mit abgeschlagenen Köpfen am Boden lagen, waren diese doch am nächsten Tag wieder lebendig und der Kampf begann aufs Neue. Der mutige Bursche wachte die Nacht, um das Geheimnis zu lüften. Da schwebte eine dunkle Hexe von den Bergen herab, bestrich die Rümpfe der Krieger mit einer Zaubersalbe und setzte ihnen die abgeschlagenen Köpfe wieder auf. Der Bursche entriss diesem die Zaubersalbe und verjagte ihn mit feurigen Fackeln. Am nächsten Morgen waren die Gefährten erstaunt und in ihrem Übermut schlugen sie sich die Köpfe ab und setzten sie wieder auf. Doch es geschah, dass der Kopf des Burschen verkehrt herum aufgesetzt wurde, und dieser auf sein Hinterteil blickte und nur noch zurückschaute. Da wurde er von unsagbarem Grauen erfasst, und er fürchtete sich!

Gedanken zu „Von einem der auszog, das Fürchten zu lernen“

Wenn einer das Fürchten lernen will, so ist klar: dieses Märchen ist kein Zuckerschlecken. Und so manche sensible Persönlichkeit ist geschockt über die Art der Darstellung, wie sie sonst nur in Filmen vorkommt: Mord und Totschlag allerorts, noch dazu Tote, Gehängte, aus den Särgen geholte, kalte Leichen. Keine leichte Kost. In einem Kinofilm würden wir das vielleicht noch tolerieren, aber in einem Märchen?

Doch es geht nicht anders. Wir verstehen es leichter, wenn wir die Zeit nur ein klein wenig zurückdrehen: Der Tod, das Sterben an sich, ist genauso wie die Geburt aus unserem Alltag entfernt worden. Wir sterben im Hospiz und kommen im Kreißsaal des Krankenhauses zur Welt. Die Tiere, welche in unseren Schmortöpfen landen, wurden nicht von uns selbst getötet und zerlegt, sondern von irgendjemandem im Schlachthof. Noch in unserer Kindheit war das Schlachten am Hof die Regel, wurden die Toten im Haus aufgebahrt, und dann auch im Leichenhaus. Wir beiden Autoren sind im Elternbett geboren, und bei vielen Kälbergeburten waren wir dabei. Und so war es über Jahrtausende in unserer Kultur.

Daher ist das Märchen „von einem der auszog, das Fürchten zu lernen“ nicht ein Gruselroman, sondern unter anderem eine Hilfe im richtigen Umgang mit dem Tod und der Angst davor.

Wie in so vielen Märchen gibt es zwei Geschwisterkinder, welche unterschiedlicher nicht sein können: in diesem Fall der kluge, fleißige Erstgeborene, welcher vom Vater bevorzugt wird, und der dumme Zweitgeborene, der – aus väterlicher Sicht – zu nichts taugt. Interessanterweise ist von der Mutter keine Rede. Diese hätte sicherlich ein gutes Wort für den Zweitgeborenen eingelegt, und das durfte in diesem rein männlich-marsischen Märchen nicht sein, daher ist sie einfach nicht vorhanden.

Wie so oft in der Realität, will auch der zweite Sohn etwas „Gescheites" lernen, und der Welt beweisen, dass auch er etwas kann. In unserem Märchen ist es das Gruseln. Für diese ungewöhnliche „Berufswahl" wird er natürlich von allen Seiten ausgelacht. Wer braucht schon so was. Der zweite Sohn ist zwar dumm, hat dafür allerdings andere Qualitäten: er ist absolut furchtlos. Das, was andere zu Fall bringt, ist für ihn ein Spiel. Wenn der Erstgeborene meint: was ein Häkchen werden will, muss sich beizeiten krümmen, so wäre das für den Zweitgeborenen nicht denkbar. Er krümmt sich nicht, er macht sich für niemanden krumm. Im ganzen Märchen nimmt er die von ihm erwarteten Prüfungen mit Freude an, da er darin eine Chance für sich sieht.

Der Zweitgeborene ist nicht nur dumm und furchtlos, sondern auch fair: er fragt das Gespenst (den Küster) dreimal, und dieser gibt keine Antwort. Also: ein unsanfter Treppensturz. Nicht aus Grobheit, sondern als konsequente Handlung, da jemand, der sich nicht zu erkennen gibt, ein Feind sein könnte. Für den „gefallenen" Küster käme der Spruch zum Tragen: wer anderen eine Grube gräbt, fällt selbst hinein.

Er zeigt also: mutig, furchtlos und fair sollte ein Sieger sein. Und vor allem vor Gespenstern nicht in die Knie gehen. War es in den vergangenen Jahrhunderten eine schon fast überzogene Angst vor Geistern und Gespenstern, so ist es heute die Furcht vor Gewalt und Verbrechen. Letztendlich passt die Lehre vom Märchen auf beide Situationen. Keine Angst haben, mutig sein, und sich bei Bedarf auch wehren.

Im nächsten Abschnitt holt der Zweitgeborene die Gehängten vom Galgen, um sie am Feuer zu wärmen. Ab hier spielt das Feuer eine tragende Rolle im Märchen: das Feuer ist das Element des Mars, es verbrennt, läutert, wärmt und **schützt,** alles Üble flieht vor ihm. Es transformiert: man entsteigt der Asche wie Phönix. Jeder würde einen weiten Bogen um Gehängte machen, doch unser Titelheld holt sie sogar zu sich ans Feuer, um sie zu wärmen. Doch selbst als deren Kleider zu brennen anfangen, bleiben sie Tote, und er erkennt rechtzeitig seine Grenze: er hat Bedenken (nicht Angst) auch mit zu verbrennen, und so hängt er sie wieder auf. Es gibt keinen Weg zurück ins Leben für all jene, die bereits im Totenreich sind. Der Zweitgeborene fürchtet die Toten nicht, aber er muss die Endgültigkeit akzeptieren lernen, da er ansonsten mit hineingerissen wird: wohl mehr seelisch denn körperlich.

Das verwunschene Schloss beherbergt reiche Schätze und die Aussicht auf eine Königstochter. Eine „berufliche Chance", welche dem Erstgeborenen niemals geboten wird. Dazu braucht es die Fähigkeiten des Zweitgeborenen. Was für eine Möglichkeit! Auch für den kleinen Jungen, der dieses Märchen liest oder erzählt bekommt, und dem keiner etwas zutraut, der ausgelacht und gemobbt wird. Ja, auch er weiß um seine besonderen Fähigkeiten, die ihn weiterbringen können als alle anderen! Die ihm Schätze bescheren, und die ihn glücklich machen. Was für ein Motivationsschub!

Unser Märchenheld erkennt das Böse, vernichtet es, und zeigt – wie erwartet – keine Angst vor Geistern und dem Tod (in Form der Knochen und Schädel, wie auch der Gehängten und dem toten Vetter). Diese Ängste finden sich in allen Kulturen und allen Zeiten – neben den Sorgen um das tägliche Brot. Der Tod war allgegenwärtig, und die Geister ebenfalls. Viele Dinge, welche die Naturwissenschaft heute erklären kann, waren damals das Werk der Geister (gute wie böse). Man bedenke, dass zum Beispiel erst Ende des achtzehnten Jahrhunderts die Mikroben entdeckt wurden, welche zu Krankheiten führen. Bis dato waren es böse Geister, welche die Krankheit ausgelöst haben. Sehr zur Verwunderung der klassischen Schulmedizin sind es die gleichen Pflanzen, welche die (angeblichen) Geister vertrieben haben, die auch nachgewiesen antibiotische Wirkungen zeigen, wie etwa Wacholder und Thymian.

Bei all den Handlungen unseres Märchenhelden spielt das Feuer eine tragende Rolle: es war ihm nicht nur Wärme, sondern auch Schutz vor den dunklen Mächten.

Nur einmal überschreitet er seine Grenze: mit Hilfe des Feuers und seiner (Lebens-)wärme erweckt er seinen toten, kalten Vetter wieder zum Leben, worauf dieser ihn beinahe umbringt. Wieder erklärt das Märchen: was tot ist, lass in Ruhe. Und das Erwecken von Toten ist keine Aufgabe des Menschen, sondern eine göttliche. So wird er in seine Schranken verwiesen.

Der alte, böse Mann mit dem langen Bart, wird erstmals durch eine List besiegt: an einem Amboss am Schmiedefeuer (der klassische marsische Beruf), zwickt der Märchenheld mit einem Trick seinen Bart in den Amboss. Er tötet ihn nicht, und dafür bekommt er den Schatz gezeigt: Ein Teil für die Armen, ein Teil für den König, und einen Teil für ihn selbst. Plus Königstochter, die sich augenscheinlich nicht an seiner Dummheit stört.

Ohne Angst und Furcht zu sein ist nicht erstrebenswert. Eine natürliche Angst bewahrt uns vor lebensgefährlichen Übertreibungen oder lebensgefährlichen Entscheidungen. Das ist der Grund, weshalb unser Märchenheld auch an einigen Punkten in die Schranken verwiesen wird. Sein bewundernswerter Mut, und seine Furchtlosigkeit könnten in gewissen Situationen durchaus sein Leben kosten. Das Märchen begrenzt seinen Mut auf Geister und Tod – anders als beim Tapferen Schneiderlein. Weder Tote noch Geister können ihm (und auch anderen) wirklich etwas anhaben. Man kann ihnen mit Mut entgegentreten und wird sie so entmachten. Das Ende des Märchens wird in immer wieder unterschiedlicher Weise erzählt. Diese Variante zeigt, dass ein zurückgewandtes Sehen im doppelten Sinne einem das Gruseln lernen kann.

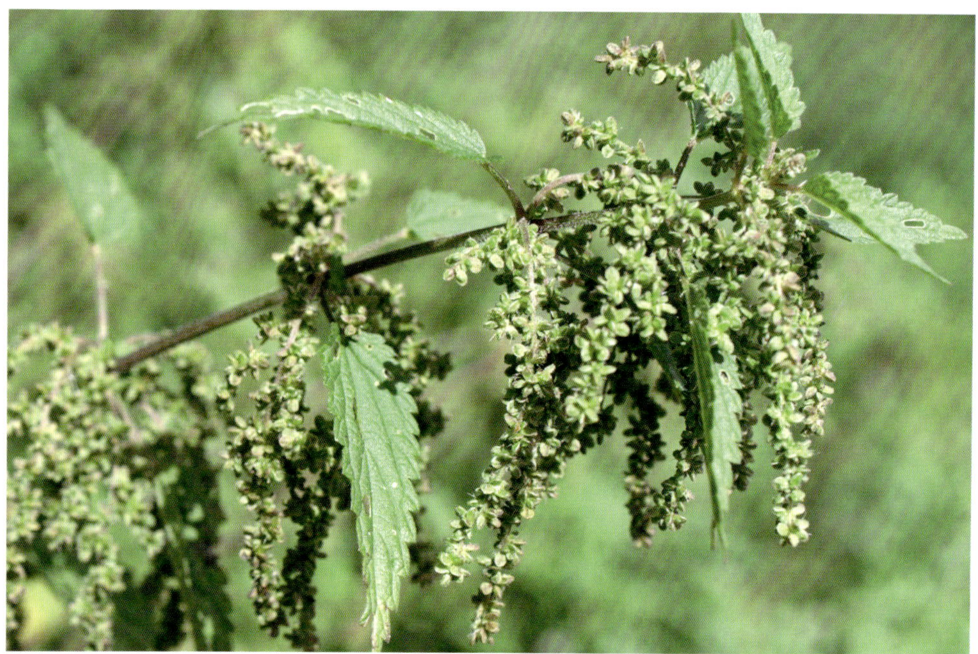

Die Leitpflanze des Märchens: die Brennnessel

Sie gilt seit alters her als die klassische marsische Pflanze, entspricht also dem männlichen Urprinzip: kämpferisch, leidenschaftlich, bestimmend, materiell orientiert. Die Brennnessel zeigt schon durch ihre lanzenförmigen, gezackten Blätter die Nähe zu Mars, obendrein sind diese auch noch mit Brennhaaren bestückt, deren Wirkung jedem bekannt sein dürfte. Die Pflanze bevorzugt nährstoffreichen, humosen Boden, kann sich aber auch in weniger günstigen Lagen am Leben halten. Wenn es der Brennnessel gefällt, bildet sie ein dichtes Wurzelwerk, aus dem immer wieder neue Brennnesseln sprießen. Wer sie im Garten hat, kann ihr Wesen gut beobachten: sie verteidigt ihr Reich, ist verwurzelt und nahezu unausrottbar. Eine aus ihr hergestellte Jauche vertreibt so manche Krankheit (der Pflanzen) aus dem Garten (vertreibt also die „bösen Geister“ wie z. B. Pilzinfektionen). Dem Territorialanspruch der Brennnessel sollte man nachgeben und ihr ein Stückchen des Gartens überlassen. Wie durch ein Wunder erkennt sie dann ihre „Grenzen“ an.

Die Brennnessel erdet den Menschen, der sich etwas zu weit in die geistige Welt vorgewagt hat. Ein Griff in die Brennnesseln genügt, um zur Realität zurückzufinden.

Ihr aufrechter Wuchs, ihre Brennhaare und das starke Wurzelwerk machen sie nahezu unbesiegbar: selbst wilde Gewitterstürme können ihr nichts anhaben, und Fressfeinde hat sie so gut wie keine. So gut wie keine: denn auf den unnahbaren Brennnesselbüschen finden wir im Sommer Raupen, welche sich wenig um die Brennhaare kümmern und die Pflanzen oft fast kahlfressen. Es sind die Raupen des Tagpfauenauges und vom Kleinen Fuchs. Die Schmetterlinge gehören zum Element Luft und damit zu Merkur, und dass die Raupen sich gerade an der wehrhaften Marspflanze gütlich tun, ist ein Beweis, dass Mars durchaus auf einfache Weise besiegt und durch Worte (Merkur / Luft) beeinflusst werden kann.

Die Blütenessenzen für das Märchen: Angelica, Bleeding Heart und Mimulus

Das, was die Menschen seit alters her am meisten fürchten, ist der Tod und der Sterbeprozess an sich. Dies gilt auch für die heutige Zeit, auch wenn der Tod wie die Geburt aus dem Zuhause ausgelagert wurden in die Krankenhäuser und Altenheime.

Unser Märchenheld kennt diese Ängste nicht, er geht ungezwungen und fast respektlos mit dem Tod und den Toten um.

Jeder wird in seinem Leben mit dem Tod konfrontiert, und für viele wird es aufgrund unseres veränderten gesellschaftlichen und familiären Lebens schwer, damit umzugehen. Denn dem reellen Tod zum Beispiel eines Freundes oder von Familienangehörigen gegenüberzustehen, ist nicht zu vergleichen mit den unzähligen Toten und Ermordeten in den Medien.

Angelica

Die Engelwurz hat ihren Namen nicht grundlos: sie zählt zu den großen Schutzpflanzen in der Naturheilkunde, und ist (engelhafte) Hilfe beim „Überschreiten der Schwelle“, also dem Sterben. Doch nicht nur für den, der stirbt, auch für die Angehörigen kann diese Blütenessenz Schutz und Hilfe sein.

Bleeding Heart

Die Pflanze des Loslassens in zwischenmenschlichen Beziehungen. Das „blutende Herz“ bei Verlust durch Scheidung, Trennung oder Tod. Unser Märchenheld hätte ein paar Tropfen davon gebraucht, um nicht die unglücklichen Versuche zum Erwecken seines toten Vetters zu starten, sondern die Endgültigkeit des Todes und somit der Trennung zu akzeptieren.

Mimulus
Außer dem Helden selbst hätten nahezu alle anderen Märchenfiguren diese Blüte gebraucht. Mimulus hilft bei konkreten Ängsten, eben zum Beispiel vor dem Tod, um besser damit umgehen zu können und wieder Mut und Vertrauen zu schöpfen. Der deutsche Name „Gauklerblume" zeigt die positiven Qualitäten dieser Pflanze: sie lässt uns gut gelaunt, mit wenig sorgenvollen Gedanken und ohne Ängste durchs Leben gehen.

Das homöopathische Mittel für das Märchen: Mercurius solubilis

Es gibt eine ganze Reihe von homöopathischen Mitteln, die zu diesem Märchen passen würden. In erster Linie denken wir bei der vorliegenden Konstellation **Widder – Mars – Eisen** natürlich an **Ferrum Metallicum**. Doch bei näherer Betrachtung zeigt sich, dass Ferrum nur in einigen wenigen Punkten zu der Thematik und Aufarbeitung des gewählten Märchens passt.

Ferrum metallicum repräsentiert in seinen Grundthematiken das Eisen und seine Erscheinungsformen in der absolut kriegerischen Ausprägung. Ferrum-Themen sind *Krieg, Kampfeslust, Heer, Speer, Schwert, Panzer bis hin zum U-Boot.*[2] Bei Bomhardt (Symbolische Materia Medica) finden wir die Charakter- und Allgemeinsymboliken wie *„aggressive Phantasien, kriegerisch, kämpferisch, Charakterpanzer" bis hin zum „Blutrausch"*.[2]

Ferrum-Patienten sind häufig fasziniert von Dokumentationen über Kriege. Wir finden sie gerne unter denen, die historische Schlachten nachstellen, sich bei entsprechenden Gelegenheiten als Ritter kostümieren oder historische Waffen nachbauen. Dementsprechend finden wir unter ihnen oft Berufe wie *(Waffen-)Schmied, Metallgießer, Berufssoldat*[2] aber auch andere, die in irgendeiner Form mit Eisen in seinen diversen Ausformungen zu tun haben. Dazu gehören *Kfz-Bauer und -mechaniker, Werftarbeiter, Bergleute oder Schlosser.*[2]

Allerdings fehlt Ferrum-Patienten die in dem Märchen so wesentliche und für den Verlauf der Geschichte entscheidende **Furchtlosigkeit**. Überdies hat der Bursche, der auszieht, dieses ominöse „Fürchten" oder „Gruseln" zu erlernen, überhaupt keine kriegerischen Ambitionen, wenngleich er durchaus zur Gewaltanwendung greift – dort wo es ihm nötig erscheint. Erst das Ende des Märchens greift dieses Thema auf – allerdings wird es ihm aufgrund seiner Loyalität zu den neuen Freunden förmlich aufgezwungen und kommt keineswegs aus seiner Grundmotivation.

Die Grundmotivation von Ferrum heißt *„Es zählt nicht, wer oder wie ich bin. Nur was ich leiste, ist wichtig!"*[3]

Ferrum stellt also sein individuelles Bedürfnis ohne Wenn und Aber hinter die Anforderungen einer Gemeinschaft zurück. Die daraus entstehenden Belastungen werden mit größter Disziplin und Leistungsbereitschaft getragen. Dahingegen agiert der Bursche aus dem Märchen durchaus egoistisch, um sein persönliches Ziel zu erreichen.

Wir finden bei **Ferrum Metallicum** daher geringe Übereinstimmungen mit den erzählten Charakteristika – also muss die Suche weitergehen!

Ein mögliches weiteres, durchaus passendes Homöopathikum wäre auch **Tuberkulinum**. Von seiner Grundthematik entspräche es absolut dem Charakter des dargestellten Helden: Er verlässt das sichere Haus und zieht hinaus, um Abenteuer zu erleben und die Furcht zu lernen.

Hier ist eine Hauptthematik von Tuberkulinum angesprochen, nämlich das Verlangen zu reisen, Neues zu erleben und dabei auch die auftretenden möglichen Gefahren und Risiken bewusst in Kauf zu nehmen. Dies kann durchaus selbstzerstörerische Züge annehmen – ein Mensch mit tuberkulinischer Grundveranlagung kann zu Süchten neigen, auch zu Drogensucht. Da der Tuberkuliniker immer auf der Suche ist (v. a. auch zu sich selbst!) kann es sein, dass auch der Drogenmissbrauch bis hin zu schwersten Verläufen eintreten kann *(DD Cannabis indica)*.

Eine äußerst treffende Mittelcharakterisierung stellt deshalb der Satz dar „Der Tuberkuliniker ist wie eine Kerze, die an beiden Enden brennt". Hierin zeigt sich ein grundlegender Unterschied zu dem Burschen – es ist eine gewisse Ziellosigkeit in dieser Nosode *(„großes Verlangen zu wandern"; „Verlangen nach ständigem Wechsel")*[1], während der furchtlose Held des Märchens ein ganz klar definiertes Ziel vor Augen hat:

Er macht diese Abenteuerreise, um das Fürchten zu lernen!

Tuberkulinum ist aber auch ein Heilmittel für alle, die heimliche Romantiker sind und sich für Dichter und Musiker aus dieser Zeit begeistern können (J.W. von Goethe *„Die italienische Reise"*, Friedrich von Schiller *„Wallenstein"*, Wolfgang Amadeus Mozart u. a.). Das Werk, das wie kein anderes für Tuberkulinum steht, ist *„Der Zauberberg"* von Thomas Mann.

Wir sehen jedoch, dass dieses Mittel nur teilweise auf die Grundthematik des Märchens passt und wenden uns deshalb dem Homöopathikum zu, das fast wesensgenau zutreffend ist: **Mercurius solubilis**

Mercurius ist das wahrscheinlich *furchtloseste* Mittel der Materia Medica.

Folgende wahre Geschichte wurde von einem befreundeten Therapeuten erzählt:
Eine seiner Patientinnen, Studentin, zwar sportlich aber sehr zierlich, musste auf dem Heimweg von der Universität durch eine kleinere Seitenstraße. Tagsüber war das kein

Problem. Am Abend, wenn spät noch Vorlesung war, wurde jedoch eine Art Spießrutenlauf daraus. In dieser Straße gab es nämlich eine Kneipe, vor der sich immer einige Typen aufhielten, die ihr nicht geheuer waren – ja die sie ängstigten, so dass sie regelmäßig die Straßenseite wechselte, um an ihnen vorbei zu kommen. Trotzdem wurde sie angemacht, wenn auch nur verbal, was ihr großes Unbehagen bereitete. Der Homöopath empfahl ihr daraufhin, sich Mercurius solubilis in einer höheren Potenz (C 1000) in die Hosentasche zu stecken. Nach drei Tagen meldete sich die Patientin telefonisch und berichtete freudig, dass sie am vergangenen Abend auf dem Nachhauseweg **nicht** die Straßenseite gewechselt hätte, die Typen vor der Kneipe ihr Platz gemacht hätten, sie **nicht** angepöbelt worden wäre und **keinerlei Furcht** gehabt hätte!

Mercurius ist also nicht nur furchtlos – es kann auch furchtlos machen.

Man kann das Mittel also durchaus auch (in höheren Potenzen) Patienten empfehlen, wenn sie sich in Situationen befinden oder begeben müssen, die sie als bedrohlich empfinden. Darüber hinaus finden wir in der Materia Medica auch die Symptomatik *„hat keine Furcht vor Konfrontation" (DD Lac Lupi)*[2].

Im Märchen finden wir dieses vielfach bestätigt, gleich ob in den Szenen auf dem Kirchturm oder im Spukschloss – der Bursche geht unerschrocken auf die Gespenster, Teufel und ähnliche unheimliche Gesellen zu, ja er spricht sie sogar aktiv an.

Eine weitere Eigenschaft, die zu Mercurius gehört, ist die *„Direktheit"* im Handeln. Wenn der Mercurius-Patient erkennt, dass etwas getan werden muss, wird er es umgehend erledigen und nicht auf die „lange Bank schieben". Viele der Menschen, auf die dieses Heilmittel passt, verwenden gerne Redewendungen wie *„Einer muss es ja tun"* oder *„Man muss die Dinge auf den Punkt bringen"*.

Diese Direktheit findet sich allerdings auch in seinem verbalen Verhalten, d.h. Dinge, auch unangenehme, werden offen angesprochen. Da dies nicht immer als ausgesprochen diplomatisch verstanden wird, kann der Mercurius-Patient damit durchaus anecken oder andere vor den Kopf stoßen. Ihn selbst wird dies wenig stören, denn er hat *„ja keine Furcht vor Konfrontation."*[2]

Zu dieser Direktheit und der Konfrontationsbereitschaft gehört auch das sehr ausgeprägte *„Gefühl für Gerechtigkeit"*.[1][2] Hier finden wir also häufig Personen, die sich für andere einsetzen um diesen eine gerechte Behandlung zukommen zu lassen – nicht immer nur verbal!

Im Märchen lässt sich der Umgang des Burschen mit den Gehenkten beispielhaft anführen. Er schürt sich ein Feuer, um nicht zu frieren und will das auch den Galgenvögeln zu

Gute kommen lassen. Als diese aber nur schweigend dasitzen, ja sogar ihre Kleidung Feuer fängt und er droht, zu verbrennen, wird er zornig und hängt sie wieder an die Galgen.

Ein Ausdruck dieses Gerechtigkeitsgefühls kann man heute auch in der zunehmenden Demonstrationsbereitschaft finden. Hier zeigt sich auch die Konfrontationsbereitschaft von Mercurius, vor allem, wenn dies in Gewalt eskaliert.

Das Jahr 2019 ist astrologisch dem Planeten **Merkur** zuzuordnen. Global gesehen gab es lange Zeit kein Jahr mehr, in denen weltweit so viele Demonstrationen stattgefunden haben! Dabei war auffällig, dass viele dieser Protestaktionen zuerst friedlich begannen, im Laufe der Zeit jedoch zu fortschreitenden Gewaltaktionen entarteten, die häufig mit dem ursprünglichen Ziel nicht mehr viel gemein hatten („Gelbwesten-Demonstrationen“ in Frankreich oder die „Regenschirmproteste“ in Hongkong und andere mehr).

Dem Großteil dieser Aktionen lagen auslösende Faktoren zugrunde, die auch Mercurius solubilis in sich trägt: die Menschen *„lassen sich nichts (mehr) vormachen“* und *„sie wollen den Dingen auf den Grund gehen“*[2]. Gepaart mit den merkuriellen Eigenschaften der Unverträglichkeit von *„Falschheit, Unaufrichtigkeit und Scheinheiligkeit“*[2] kann dies ein durchaus explosives Gemisch ergeben! Dahinter steckt die Suche und das Verlangen nach Gerechtigkeit.

Gleichzeitig mit diesem Gerechtigkeitssinn geht seine *„Suche nach Wahrheit“* und die *„Suche nach Erkenntnis“*[2] einher. Hier finden wir das Grundthema des Märchens – für den Burschen ist die Erkenntnis das Kennenlernen der Furcht!

Da ist es durchaus hilfreich, dass ihn dabei seine *Neugierde, die scharfe Beobachtungsgabe, sein Mut und seine Listigkeit*[2] unterstützen. So lange er dieses Ziel nicht erreicht hat, zeigt der mercurial geprägte Patient häufig eine Wesensart, die es ihm oft nicht leicht macht – er ist *„unzufrieden mit allem – auch mit sich selbst“*[2]. Und da er durchaus ein Mensch sein kann, der zu Aggressionen neigt, kann hier auch ein gewisses Potential zur Autoaggression, also der Gewalt gegen sich selbst, in Erscheinung treten.

Auf der Ebene der körperlichen Erkrankungen, bei denen Mercurius hilfreich angewendet werden kann, finden sich dementsprechend Krankheiten wie *AIDS, Colitiden, Morbus Crohn, Eiterungen, Knochenkaries, Syphilis, Morbus Parkinson, Endometriose, Ulcera und verschiedene Formen von Septitiden.*[1][2]

Wir finden im Wirkspektrum nahezu alle Erkrankungen, bei denen der Körper gegen Eindringlinge (z. B. Bakterien) oder sich selbst kämpft.

Zum Thema „Kampf“ passt auch der enge Bezug von Mercurius zu den Zähnen, denn sie dienen dazu, sich „durchzubeißen“.

Wir finden eine umfassende Rubrik zum Thema Mercurius / Zähne in allen Materiae, von der *„schmerzhaften Zahnung"*[1)] der Kinder über das *„Wackeln der Zähne"*[1)], *„Ausfallen der Zähne"*[1)] hin zu *„Zahnvereiterung, Zahnwurzelabszess, Zahngeschwüre und Zahnfleischabszessen"*[1)]. Mercurius zählt mit Abstand zu den Homöopathika, die der Therapeut bei Patienten mit den unterschiedlichsten Zahnproblemen in Betracht ziehen muss.

Auch dieses Märchen endet in seiner ursprünglichen Fassung in einem Kampf. Dieser trägt anfangs Don-Quichotte'sche Züge in sich, als die tagsüber getöteten Krieger über Nacht wieder lebendig werden. Durch seine *„Listigkeit"*[1)], vereint mit seinem *„grenzenlosen Mut"*[2)], kann er die Hexe beobachten, sie töten und die Zaubersalbe an sich nehmen, so dass am nächsten Tag alle Feinde endgültig und dauerhaft getötet werden können.

Doch dann nimmt die Hybris ihren Lauf!

Die Sieger beginnen, sich gegenseitig die Köpfe abzuschlagen, da sie ja über die Zaubersalbe verfügen und sie sich wieder aufsetzen können. Dann passiert ein „Missgeschick" – als dem Burschen der Kopf abgeschlagen wird, setzen seine Kumpane ihm diesen „versehentlich" verkehrt herum auf. Beim Anblick seines Rückens befällt ihn *„das große Grauen"*[4)] und er wird von panischer Furcht ergriffen! Damit ist sein Ziel erreicht.

Dieses Ende ist ausgesprochen mercurial.

Rück-Sicht passt nicht zu einem Charakter, der in seinem Denken und Tun vorwärtsgerichtet ist, in vielem, was er tut „rücksichtslos" handelt und sich wenig darum kümmert, welches Trümmerfeld er hinterlässt. Andrerseits passt dies ausgezeichnet zum Sternzeichen Widder.

Widder markiert den Beginn des Tierkreises – eines neuen astrologischen Jahres.

Mit Widder beginnt auch das astronomische Jahr – die gesamte Natur drängt vorwärts. Es ist die Zeit des Aufbruchs, die dazu bestimmt ist, Vergangenes vergessen zu machen. Die Dunkelheit des Winters hat mit der Tag- und Nachtgleiche ihr Ende – ab da sind die Tage wieder länger als die Nächte – das Licht besiegt die Dunkelheit!

Widder / Mars symbolisiert die Geburt eines neuen Lebenszyklus. Auch die Geburt eines Menschen oder eines Tieres ist ein marsischer Vorgang – blutig, kraftvoll und schmerzreich. Das Durchtrennen der Nabelschnur stellt den Augenblick dar, ab dem das neue Leben seine Eigenständigkeit aufnimmt. Beispielhaft steht hierfür das selbständige Atmen und der Beginn des unabhängigen Blutkreislaufs – sogar hier finden wir die engen Zusammenhänge mit Mars: die rote Farbe des Blutes sowie seine eisenabhängige Fähigkeit, Sauerstoff in alle Zellen des Körpers zu transportieren und dadurch Leben und Aktivität erst zu ermöglichen.

Wen wundert es da, dass eine Rück-Schau zur Verunsicherung führen kann? Dennoch ist ohne dieses Zurückschauen, Zurückbesinnen, das Fragen „wo kommen wir her?" und „wo gehen wir hin?" eine ganzheitliche Entwicklung nicht möglich, denn es bezeichnet den Weg des Lebens:

Geboren aus der Nacht und Geborgenheit der großen Mutter Erde kehren wir am Ende des irdischen Lebens wieder zurück in ihren Schoß. Für viele der Widder – Mars – Mecurius geprägten Menschen kann es daher therapeutisch äußerst hilfreich sein, wenn er/sie lernt, in einer Form der „Schattenarbeit" seine dunkle Seite zu erkennen und diese anzunehmen.

Erst durch das Akzeptieren beider Seiten des Lebens gelangt der Bursche, der auszog, das Fürchten zu lernen, zu seiner persönlichen Ganzheit und seine Entwicklung und das Märchen ist vollendet!

Stier – erotische Venus

„Die Nixe im Teich“

Es war einmal ein Müller, der führte mit seiner Frau ein vergnügtes Leben. Sie hatten Geld und Gut, und ihr Wohlstand nahm von Jahr zu Jahr noch zu. Aber Unglück kommt über Nacht! Wie ihr Reichtum gewachsen war, so schwand er von Jahr zu Jahr wieder hin, und zuletzt konnte der Müller kaum noch die Mühle, in der er saß, sein Eigentum nennen. Er war voll Kummer, und wenn er sich nach der Arbeit des Tages niederlegte, so fand er keine Ruhe, sondern wälzte sich voll Sorgen in seinem Bett.

Eines Morgens stand er schon vor Tagesanbruch auf, ging hinaus ins Freie und dachte, es sollte ihm leichter ums Herz werden. Als er über dem Mühldamm dahinschritt, brach eben der erste Sonnenstrahl hervor, und er hörte in dem Weiher etwas rauschen. Er wendete sich um und erblickte ein schönes Weib, das sich langsam aus dem Wasser erhob. Ihre langen Haare, die sie über den Schultern mit ihren zarten Händen gefasst hatte, flossen an beiden Seiten herab und bedeckten ihren weißen Leib. Er sah wohl, dass es die Nixe des Teichs war, und wusste vor Furcht nicht, ob er davongehen oder stehenbleiben sollte. Aber die Nixe ließ ihre sanfte Stimme hören, nannte ihn bei Namen und fragte, warum er so traurig wäre. Der Müller war anfangs verstummt; als er sie aber so freundlich sprechen hörte, fasste er sich ein Herz und erzählte ihr, dass er sonst in Glück und Reichtum gelebt hätte, aber jetzt so arm wäre, dass er sich nicht zu raten wüsste. „Sei ruhig“, antwortete die Nixe, „ich will dich reicher und glücklicher machen, als du je gewesen bist, nur musst du mir versprechen, dass du mir geben willst, was eben in deinem Hause jung geworden ist.“ – „Was kann das anders sein“, dachte der Müller, „als ein junger Hund oder ein junges Kätzchen?“ und sagte ihr zu, was sie verlangte. Die Nixe stieg wieder in das Wasser hinab, und er eilte getröstet und guten Mutes nach seiner Mühle. Noch hatte er sie nicht erreicht, da trat die Magd aus der Haustüre und rief ihm zu, er sollte sich freuen, seine Frau hätte ihm einen kleinen Knaben geboren. Der Müller stand wie vom Blitz gerührt; er sah wohl, dass die tückische Nixe das gewusst und ihn betrogen hatte. Mit gesenktem Haupt trat er zu dem Bett seiner Frau, und als sie ihn fragte: „Warum freust du dich nicht über den schönen Knaben?“ so erzählte er ihr, was ihm begegnet war und was für ein Versprechen er der Nixe gegeben hatte. „Was hilft mir Glück und Reichtum“, fügte er hinzu, „wenn ich mein Kind verlieren soll? Aber was kann ich tun?“ auch die Verwandten, die gekommen waren, Glück zu wünschen, wussten keinen Rat.

Indessen kehrte das Glück in das Haus des Müllers ein. Was er unternahm, gelang; es war, als ob Kisten und Kasten von selbst sich füllten und das Geld im Schrank über Nacht sich mehrte. Es dauerte nicht lange, so war sein Reichtum größer als je zuvor. Aber er konnte sich nicht ungestört darüber freuen; die Zusage, die er der Nixe getan hatte, quälte sein Herz. Sooft er an dem Teich vorbeikam, fürchtete er, sie möchte auftauchen und ihn an seine Schuld mahnen. Den Knaben selbst ließ er nicht in die Nähe des Wassers: „Hüte dich", sagte er zu ihm, „wenn du das Wasser berührst, so kommt eine Hand heraus, hascht dich und zieht dich hinab."

Doch als Jahr auf Jahr verging und die Nixe sich nicht wieder zeigte, so fing der Müller an, sich zu beruhigen.

Der Knabe wuchs zum Jüngling heran und kam bei einem Jäger in die Lehre. Als er ausgelernt hatte und ein tüchtiger Jäger geworden war, nahm ihn der Herr des Dorfes in seine Dienste. In dem Dorf war ein schönes und treues Mädchen, das gefiel dem Jäger, und als sein Herr das bemerkte, schenkte er ihm ein kleines Haus; die beiden hielten Hochzeit, lebten ruhig und glücklich und liebten sich von Herzen.

Einstmals verfolgte der Jäger ein Reh. Als das Tier aus dem Wald in das freie Feld ausbog, setzte er ihm nach und streckte es endlich mit einem Schuss nieder. Er bemerkte nicht, dass er sich in der Nähe des gefährlichen Weihers befand, und ging, nachdem er das Tier ausgeweidet hatte, zu dem Wasser, um seine mit Blut befleckten Hände zu waschen. Kaum aber hatte er sie hineingetaucht, als die Nixe emporstieg, lachend mit ihren nassen Armen ihn umschlag und so schnell hinab zog, dass die Wellen über ihm zusammenschlugen.

Als es Abend war und der Jäger nicht nach Haus kam, so geriet seine Frau in Angst. Sie ging aus, ihn zu suchen, und da er ihr oft erzählt hatte, dass er sich vor den Nachstellungen der Nixe in Acht nehmen müsste und nicht in die Nähe des Weihers sich wagen dürfte, so ahnte sie schon, was geschehen war. Sie eilte zu dem Wasser, und als sie am Ufer seine Jägertasche liegen fand, da konnte sie nicht länger an dem Unglück zweifeln. Wehklagend und händeringend rief sie ihren Liebsten mit Namen, aber vergeblich; sie eilte hinüber auf die andere Seite des Weihers und rief ihn aufs Neue; sie schalt die Nixe mit harten Worten, aber keine Antwort erfolgte. Der Spiegel des Wassers blieb ruhig, nur das gelbe Gesicht des Mondes blickte unbeweglich zu ihr herauf. Die arme Frau verließ den Teich nicht. Mit schnellen Schritten, ohne Rast und Ruhe, umkreiste sie ihn immer von neuem, manchmal still, manchmal einen heftigen Schrei ausstoßend, manchmal in leisem Wimmern. Endlich waren ihre Kräfte zu Ende; sie sank zur Erde nieder und verfiel in einen tiefen Schlaf. Bald überkam sie ein Traum.

Sie stieg zwischen großen Felsblöcken angstvoll aufwärts; Dornen und Ranken hakten sich an ihre Füße, der Regen schlug ihr ins Gesicht, und der Wind zauste ihr langes Haar. Als sie die Anhöhe erreicht hatte, bot sich ihr ein ganz anderer Anblick dar. Der Himmel war blau, die Luft mild, der Boden senkte sich sanft hinab, und auf einer grünen, bunt beblümten Wiese stand eine reinliche Hütte. Sie ging darauf zu und öffnete die Türe; da saß eine Alte mit weißen Haaren, die ihr freundlich winkte. In dem Augenblick er-

wachte die arme Frau. Der Tag war schon angebrochen, und sie entschloss sich, gleich dem Traum Folge zu leisten. Sie stieg mühsam den Berg hinauf, und es war alles so, wie sie es in der Nacht gesehen hatte. Die Alte empfing sie freundlich und zeigte ihr einen Stuhl, auf den sie sich setzen sollte. „Du musst ein Unglück erlebt haben", sagte sie, „weil du meine einsame Hütte aufsuchst." Die Frau erzählte ihr unter Tränen, was ihr begegnet war. „Tröste dich", sagte die Alte, „ich will dir helfen; da hast du einen goldenen Kamm. Harre, bis der Vollmond aufgestiegen ist, dann geh zu dem Weiher, setze dich am Rand nieder und strähle dein langes schwarzes Haar mit diesem Kamm. Wenn du aber fertig bist, so lege ihn am Ufer nieder, und du wirst sehen, was geschieht."

Die Frau kehrte zurück, aber die Zeit bis zum Vollmond verstrich ihr langsam. Endlich erschien die leuchtende Scheibe am Himmel; da ging sie hinaus an den Weiher, setzte sich nieder und kämmte ihre langen schwarzen Haare mit dem goldenen Kamm, und als sie fertig war, legte sie ihn an den Rand des Wassers nieder. Nicht lange, so brauste es aus der Tiefe, eine Welle erhob sich, rollte an das Ufer und führte den Kamm mit sich fort. Es dauerte nicht länger, als der Kamm nötig hatte, auf den Grund zu sinken, so teilte sich der Wasserspiegel, und der Kopf des Jägers stieg in die Höhe. Er sprach nicht, schaute aber seine Frau mit traurigen Blicken an. In demselben Augenblick kam eine zweite Welle herangerauscht und bedeckte das Haupt des Mannes. Alles war verschwunden, der Weiher lag so ruhig wie zuvor, und nur das Gesicht des Vollmondes glänzte darauf.

Trostlos kehrte die Frau zurück, doch der Traum zeigte ihr die Hütte der Alten. Abermals machte sie sich am nächsten Morgen auf den Weg und klagte der weisen Frau ihr Leid. Die Alte gab ihr eine goldene Flöte und sprach: „Harre, bis der Vollmond wiederkommt, dann nimm diese Flöte, setze dich an das Ufer, blas ein schönes Lied darauf, und wenn du damit fertig bist, so lege sie auf den Sand; du wirst sehen, was geschieht."

Die Frau tat, wie die Alte gesagt hatte. Kaum lag die Flöte auf dem Sand, so brauste es aus der Tiefe! Eine Welle erhob sich, zog heran und führte die Flöte mit sich fort. Bald darauf teilte sich das Wasser, und nicht bloß der Kopf, auch der Mann bis zur Hälfte des Leibes stieg hervor. Er breitete voll Verlangen seine Arme nach ihr aus; aber eine zweite Welle rauschte heran, bedeckte ihn und zog ihn wieder hinab.

„Ach, was hilft es mir", sagte die Unglückliche, „dass ich meinen Liebsten nur erblicke, um ihn wieder zu verlieren." Der Gram erfüllte aufs Neue ihr Herz; aber der Traum führte sie zum dritten Mal in das Haus der Alten. Sie machte sich auf den Weg und die weise Frau gab ihr ein goldenes Spinnrad, tröstete sie und sprach: „Es ist noch nicht alles vollbracht, harre, bis der Vollmond kommt, dann nimm das Spinnrad, setze dich an das Ufer und spinn die Spule voll, und wenn du fertig bist, so stelle das Spinnrad nahe an das Wasser, und du wirst sehen, was geschieht."

Die Frau befolgte alles genau. Sobald der Vollmond sich zeigte, trug sie das goldene Spinnrad an das Ufer und spann emsig, bis der Flachs zu Ende und die Spule mit dem Faden ganz angefüllt war. Kaum aber stand das Rad am Ufer, so brauste es noch heftiger als sonst in der Tiefe des Wassers, eine mächtige Welle eilte herbei und trug das Rad mit sich fort. Alsbald stieg mit einem Wasserstrahl der Kopf und der ganze Leib des Mannes in die Höhe. Schnell sprang er ans Ufer, fasste seine Frau an der Hand und entfloh. Aber kaum hatten sie sich eine kleine Strecke entfernt, so erhob sich mit entsetzlichem Brausen der ganze Weiher und strömte mit reißender Gewalt in das Feld hinein. Schon sahen die Fliehenden ihren Tod vor Augen; da rief die Frau in ihrer Angst die Hilfe der Alten an, und in dem Augenblick waren sie verwandelt, sie in eine Kröte, er in einen Frosch. Die Flut, die sie erreicht hatte, konnte sie nicht töten, aber sie riss sie beide voneinander und führte sie weit weg.

Als das Wasser sich verlaufen hatte und beide wieder den trockenen Boden berührten, so kam ihre menschliche Gestalt zurück. Aber keiner wusste, wo das andere geblieben war; sie befanden sich unter fremden Menschen, die ihre Heimat nicht kannten. Hohe Berge und tiefe Täler lagen zwischen ihnen. Um sich das Leben zu erhalten, mussten beide die Schafe hüten. Sie trieben lange Jahre ihre Herden durch Feld und Wald und waren voller Trauer und Sehnsucht. Als wieder einmal der Frühling aus der Erde hervorgebrochen war, zogen beide an einem Tag mit ihren Herden aus, und der Zufall wollte, dass sie einander entgegenzogen. Er erblickte an einem fernen Bergesabhang eine Herde und trieb seine Schafe nach der Gegend hin. Sie kamen in einem Tal zusammen, aber sie erkannten sich nicht, doch freuten sie sich, dass sie nicht mehr so einsam waren. Von nun an trieben sie jeden Tag ihre Herden nebeneinander; sie sprachen nicht viel, aber sie fühlten sich getröstet. Eines Abends, als der Vollmond am Himmel schien und die Schafe schon ruhten, holte der Schäfer die Flöte aus seiner Tasche und blies ein schönes, aber trauriges Lied. Als er fertig war, bemerkte er, dass die Schäferin bitterlich weinte. „Warum weinst du?" fragte er. „Ach", antwortete sie, „so schien auch der Vollmond, als ich zum letzten Mal dieses Lied auf der Flöte blies und das Haupt meines Liebsten aus dem Wasser hervorkam." Er sah sie an, und es war ihm, als fiele eine Decke von den Augen; er erkannte seine liebste Frau; und als sie ihn anschaute und der Mond auf sein Gesicht schien, erkannte sie ihn auch. Sie umarmten und küssten sich, und ob sie glückselig waren, braucht keiner zu fragen.

Gedanken zu „Die Nixe im Teich"

Wer das Märchen der Nixe im Teich liest, denkt wohl in erster Linie an sexuelle Untreue. Denn eine Nixe oder auch Nymphe hat wenige Gaben, außer der, zu verführen und zu betören und natürlich die erotische Leidenschaft. Das Märchen jedoch beherbergt viel mehr, als nur die sexuelle Untreue (was wir noch lesen werden). Untreue ist nicht nur sexueller

Betrug, sondern kann auf vielfältige Weise ausgedrückt werden. Für dieses Märchen und die dazu passenden Heilmittel haben wir uns auf die erotischen Aspekte des Märchens eingelassen, ohne im Folgenden die wirkliche Tiefe dieser Erzählung zu übersehen.

Auffallend ist schon zu Beginn die Tatsache, dass der Müller und seine Frau erst reich sind, dann arm – ohne dass ein wirklich triftiger Grund genannt wird. In seiner Verzweiflung geht der Müller nach schlaflosen Nächten am frühen Morgen am Mühldamm entlang zum Teich, aus dem wohl auch das Wasser für seine Mühle fließt.

Ein Rauschen lässt ihn innehalten, und er sieht die Nixe, nur spärlich bedeckt durch ihr langes Haar. Er will nicht hinschauen, kann sich aber der Magie dieses Wesens nicht entziehen. Sie spricht auch mit ihm, und fordert ihn auf, seine Sorgen zu erzählen. Das ist etwas, was der Müller wohl schon länger nicht mehr erlebt hat: ein echtes Interesse an seinen Sorgen. Und so erzählt er freizügig von seinem früheren Reichtum und seiner jetzigen Armut, und dass er sich darüber sorgt. Es wurde zwar im Märchen nicht ausdrücklich erwähnt, doch bleibt der Gedanke an ein kurzes erotisches Abenteuer bestehen. Man kann sich nicht so recht vorstellen, dass die Nixe nur (materiellen) Reichtum für den Müller hat, und ihm keine venusischen Freuden anbietet. Direkte Hinweise auf sexuelle Handlungen sind in den Märchen allgemein so gut wie nicht zu finden. Einer der Gründe könnte sein, dass die christliche Religion dies seit 2.000 Jahren tabuisiert, und solche Passagen grundsätzlich entfernt wurden. Viel mehr jedoch würde die Schilderung sexueller Handlungen die eigentliche Aufgabe des Märchens zerstören, und Kinder verstören.

Aus den unsichtbaren Tiefen des Teiches, der Seele des Müllers, ist sie emporgestiegen, ähnlich einem Schatten aus den unbewussten Schichten seiner Persönlichkeit. Vielleicht tiefe, verborgene Wünsche, Erlebnisse, Taten oder Begebenheiten, die sich wieder Gehör verschaffen.

Doch der Müller hat scheinbar nur seinen Reichtum und sein Geld im Sinn, und ist dankbar für das Angebot der Nixe, ihm wieder zu Reichtum zu verhelfen. Noch dazu fordert sie in verschnörkelter Sprache nur das, was im Hause gerade jung geworden ist. Der Müller denkt lediglich an eine junge Katze oder einen jungen Hund, aber nicht an ein Kind. Hat er gar nicht bemerkt, dass seine Frau schwanger ist, und vor der Niederkunft steht? War die Ehe wohl doch nicht so optimal, wie anfangs gedacht? Und war die erotische Leidenschaft schon längst erloschen? Augenscheinlich waren die geschäftlichen Dinge und seine Finanzen wichtiger als die Schwangerschaft seiner Gemahlin, noch dazu mit dem ersten Kind. Ohne es zu bedenken verkauft der Vater also sein Kind, um sich selbst frei zu kaufen. Und damit überträgt er das Problem auf die nächste Generation (sehr gut beschrieben im Band „Die Nixe im Teich“ von Felix von Bonin). Natürlich hat der Müller Angst vor der Nixe, vor seinem verdrängten Schatten. Diese Angst begleitet ihn über Jahre, und er gibt sie an seinen Sohn weiter, indem er ihm verbietet, in die Nähe des Teiches zu gehen, weil sonst eine Hand ihn in die Tiefe zieht.

Aber wie so oft im Märchen, so ist es auch dieses Mal so, dass gerade die Situation, die man unbedingt vermeiden möchte, irgendwann eintritt – egal, was man tut, um es zu verhindern. Oder vielleicht gerade deshalb.

Der Sohn wird Jäger – ein herrlich männlich-marsischer Beruf. Er lernt eine junge Frau kennen, mit der er in ein Haus zieht, und sie heiratet. Sie lieben sich von Herzen, wie uns das Märchen wissen lässt.

Doch schon nimmt das Schicksal seinen Lauf, denn die Schuld, die Unehrlichkeit des Vaters – versteckt im unsichtbaren Reich unter Wasser – sie alle fordern eine Erlösung. Und so geschieht es, dass der Jäger einem Reh folgt (das Reh führt in mehreren Märchen zu wichtigen Orten, oder fungiert als Opfer, wie z. B. bei den Sieben Schwänen). Der Jüngling erlegt das Reh, weidet es aus und will seine blutbeflecken Hände waschen. Seit Pontius Pilatus kennen wir das Ritual des Reinwaschens von Sünde im Symbol des Händewaschens. Erst recht, wenn diese blutbefleckt sind. Und da in der Nähe der Teich war, machte der Jüngling aus Sicht des Lesers den entscheidenden Fehler: er wusch seine Hände im Teich. Kaum hatte er sie eingetaucht, schon kam die Nixe und zog ihn in die Tiefe. Auch wenn es primär die Untreue und Schuld des Vaters war, so saß jetzt aber der Jüngling in den Tiefen des Teiches bei einer Nixe oder Nymphe. Nun kann man seiner Phantasie freien Lauf lassen bei der Frage, ob die beiden da unten nur Karten gespielt haben, oder sich der lustvollen Liebe hingaben. Eine Nixe oder Nymphe wird hierbei alle Register gezogen haben, findet man ja schon in der Medizin den Ausdruck Nymphomanie für alle Damen, deren Sexualtrieb etwas ausgeprägter ist. Übrigens: für den ausgeprägten Sexualtrieb der Herren gibt es keinen medizinischen Ausdruck.

Die wahre, große Heldin des Märchens ist die Frau des Jünglings, die vorausahnend zum Teich geht, und dort seine Tasche findet. Nun weiß sie, dass ihr geliebter Mann dort unten bei der Nixe ist. Doch sie macht sich keine Gedanken, was die beiden treiben, sondern nur, wie sie ihren Mann aus den Fängen der Nixe befreien kann. Schlauerweise taucht sie weder Hände noch Füße in den Teich, um nicht selbst hineingezogen zu werden. Sie geht um den Teich, beschimpft die Nixe zwar, doch in erster Linie überlegt sie einen Ausweg. Im Traum und anschließend in der Realität geht sie zu einer alten, weisen Frau – was ihre innere alte, weise Frau ist, also sie selbst. Diese alte Frau gibt ihr erst einen goldenen Kamm, mit dem sie an Vollmond, also beim hellsten Licht in der Nacht, ihre Haare am Teich kämmen soll, und danach den Kamm am Ufer ablegen. Das war der erste venusische Treffer. Die Haare der Frau sind ein Symbol für Schönheit, Erotik und Verführung. Dichte, schöne Haare sind jeder Frau wichtig, und ein großer Industriezweig und unzählige Friseursalons kümmern sich um die rund 110.000 Hornfäden auf unserem Haupt. Auch jede Verführungsszene im Film legt Wert auf schönes Haar, das meist von der Haarspange gelöst wird, und sanft über die Schultern fällt. Welcher Mann kann da widerstehen?

Die Nixe hatte auch schönes Haar, das noch dazu ihren nackten Leib wohl nur spärlich bedeckte. Also auch der Nixe waren die Haare wichtig. Und da kam nun die liebende Ehefrau an das Ufer des Teichs und kämmte sich die langen, schwarzen Haare – eine tief erotische Geste. Danach legte sie den Kamm ab, und die Nixe konnte nicht anders, als ihn zu ergreifen. Mit dieser Geste war sie in einem Punkt also gleichwertig mit der Nixe – eine echte Konkurrenz. Und so war auch der gefangene Jüngling nicht mehr ganz eingesperrt, denn erstmals konnte seine Frau den Kopf sehen, bevor eine Welle ihn wieder in die Tiefe riss.

Als nächstes bekam sie von der alten, weisen Frau eine kleine Flöte, auf der sie ein schönes Lied spielen sollte. Singen und betören, das konnte die Flöte, wie auch die Nixe. Der zweite venusische Treffer also.

Die liebende Ehefrau spielte schöne Lieder und legte die Flöte danach wie den Kamm am Ufer ab. Natürlich konnte die Nixe auch dieses Mal nicht anders, als zuzugreifen. Damit waren die beiden sich aber schon in zwei Punkten ebenbürtig. Und mehr Punkte hatte die Nixe ohnehin nicht.

Dieses Mal zeigte sich der Jüngling bereits bis zur Hüfte, ehe er wieder mit einer Welle in die Tiefe gerissen wurde.

Die Frau des Jünglings bekam schließlich von der alten Frau ein goldenes Spinnrad, auf dem sie Flachs spinnen sollte, und wenn sie fertig ist, das Spinnrad an das Ufer stellen. Das Spinnrad symbolisiert das fleißige Mädchen, die alltägliche Arbeit, das reelle Leben. Darüber hinaus entstand aus dem Flachs ein Faden: der Lebensfaden der jungen Frau, in dem die Nixe sicherlich keine Rolle mehr spielen sollte. Das Spinnrad hat also keinen venusisch-erotischen Bezug, und daher konnte auch die Nixe nicht wirklich etwas damit anfangen, als sie es in die Tiefe zog. Für den Jüngling jedoch war dies die Chance zur Flucht, denn kurz war er mit seinem ganzen Körper aus dem Wasser, nahm die Hand seiner Frau und floh mit ihr. Die wütende Nixe schickte eine vernichtende Flutwelle, die beide fortriss, doch die alte, weise Frau verwandelte sie in Amphibien – Lebewesen, die im Wasser wie auch an Land leben können: in beiden Welten. Nachdem sie wieder Menschen wurden, fanden sie sich erst Jahre später wieder und leben seither glücklich, und vermutlich verliebt wie am ersten Tag, miteinander.

Die Frau des Jünglings als wahre Heldin des Märchens bekommt kein Heilmittel zugeschrieben, denn sie ist vollkommen: ihre wahre, tiefe und aufrichtige Liebe zu ihrem Mann hat alle und alles erlöst.

Anders die Nixe. Wirklich erlöst ist sie nicht, und durch die Flutwelle lag sie wohl auf dem Trockenen. In der Spagyrik hätten wir ein wirklich passendes Heilmittel für die glitschige Dame: Nuphar luteum – die Teichrose.

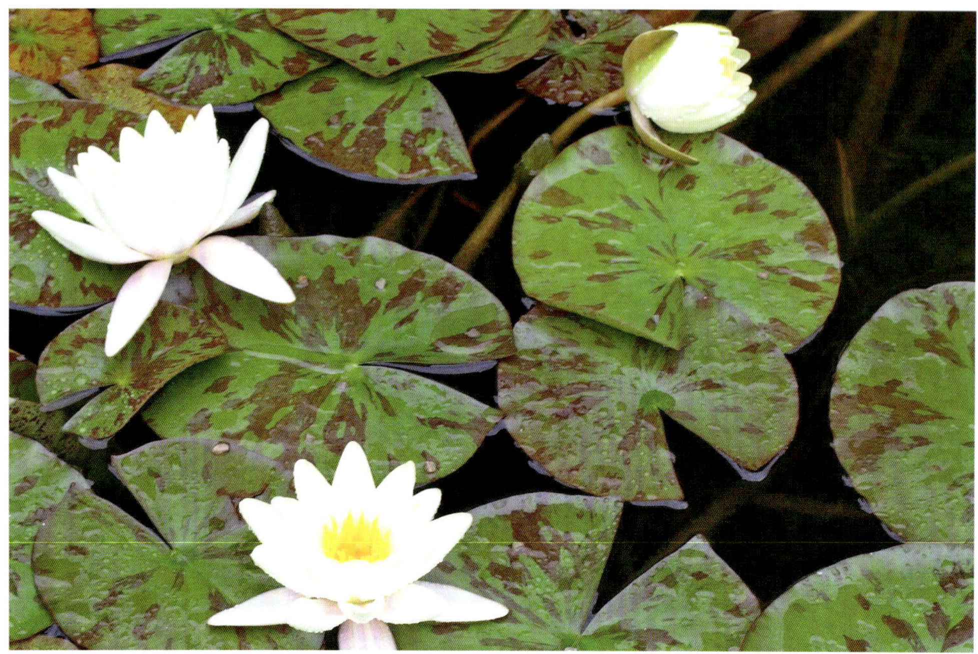

Das spagyrische Mittel für das Märchen: Nuphar luteum

Die Teichrose – Nuphar luteum

Als wir noch Kinder waren wurde uns beigebracht, nicht zu weit in den See zu schwimmen wegen den Schlingpflanzen. Gemeint waren die langen Blütenstiele der Teichrosen, die sich dem Schwimmer um die Beine wickeln und ihn in echte Bedrängnis bringen können. Ähnlich der Nixe konnten sie einen – bedingt durch die panischen Bewegungen, welche alles nur noch verschlimmern – in die Tiefe ziehen.

Wie die Nixe im Teich, so kann auch die Teichrose diesen nie verlassen, denn sie ist mit starken Wurzeln tief im Schlamm verankert. Aus energetischer Sicht entspricht die Teichrose im Periodensystem der Elemente dem Neptunium, was ja den Namen von Neptun in sich trägt, dem Gott der Meere und des Wassers ganz allgemein. Ihre leuchtenden Blüten richtet sie auf der Wasseroberfläche nach der Sonne, wohl froh, dem dunklen Schlamm und dem trüben Wasser entkommen zu sein. Die Teichrose hat in der Spagyrik wie in der Homöopathie einen Bezug zur Sexualität im allgemeinen, und zur sexuellen Lust im Besonderen. Wir finden in der Literatur die Frigidität beider Geschlechter, die Impotenz und „sexuelle Schwäche" beim Mann. Doch auch das Gegenteil, die Nymphomanie, kann in das Arzneimittelbild hineinspielen, wird doch die „Nixe im Teich" auch oft als „Nymphe im Teich" bezeichnet. Die Teichrose gleicht aus zwischen Nymphomanie und Frigidität, sie ist die Pflanze für den Casanova wie für den Mönch, für die Prostituierte wie für die Nonne, und passt daher wunderbar für beide Märchenfiguren: der Nixe selbst und dem von ihr entführten Jüngling. Unabhängig der weiteren wunderbaren Heilkräfte dieser Pflanze.

Die Blütenessenz für das Märchen: Sticky Monkeyflower

Passend zum erotischen, kraftvollen Sternbild „Stier“ reduzieren wir hier das Märchen auf die sexuelle Ebene, obwohl der tieferliegende Sinn nicht auf Sinnlichkeit begrenzt ist (siehe oben). Sticky Monkeyflower ist die Blütenessenz der Wahl für Intimität und Sexualität. Passend für Menschen, welche einsam sind (Nixe), und sich nach körperlicher und emotionaler Liebe sehen. Sticky Monkeyflower kann Liebe und Sexualität verbinden, als Basis für eine natürliche, sinnliche Beziehung.

Das homöopathische Mittel für das Märchen: Naja tripudans

Naja Tripudans

Wenn wir uns einem homöopathischen Mittel nähern, das mit diesem Märchen in Einklang gebracht werden kann, tun wir uns erst einmal ziemlich schwer. Denn eigentlich besteht diese Geschichte aus zwei Teilen. Der erste Part befasst sich mit der Begegnung zwischen Nixe und Müller. Der zweite Teil der Geschichte berichtet über die fatalen Folgen dieser Begegnung. Dennoch lassen sich Bezüge und Hinweise finden, die es als durchaus legitim erscheinen lassen, dieses Märchen mit dem Schlangenmittel *Naja tripudans* in Verbindung zu bringen.Das Sternzeichen **Stier** wird vom Planeten *Venus* regiert. Dieser Planet erscheint noch ein zweites Mal im Tierkreis – im Zeichen der **Waage**. Ähnliches gibt es nur noch für den **Merkur** (Zwillinge und Jungfrau).

In beiden Fällen treten unterschiedliche Aspekte dieser Planeten in den Vordergrund – die *Stier-Venus* repräsentiert die erotisch-sexuelle Seite des venusischen Gesamtthemas; die *Waage-Venus* die musisch-schöngeistige Komponente. Der *Zwillinge-Merkur* betont die kommunikativ-leichte Seite des Planeten; der *Jungfrau-Merkur* die rational-ordnende Ebene. Das Märchen *„Die Nixe im Teich“* bedient die Darstellung der erotisch-sexuellen Komponente in vielerlei Hinsicht, wie die Deutung dieser Geschichte (s. o.) es in einer ganzen Reihe von Beispielen zeigt.

Wenn wir uns in der Homöopathie den Themen Eros und Sexualität nähern, sind *Schlangenmittel* in den Betrachtungen immer mit vorne dabei und zählen zu den wichtigsten Arzneien für diese Bereiche! Unter den Schlangen fanden sich für die, dieses Märchen bestimmenden, Verflechtungen, Irrungen und Wirrungen, sehr viele Hinweise auf die *Kobra* = *Naja tripudans*.

Es beginnt mit der Begegnung zwischen der Nixe und dem Müller, der voller Sorgen am Teich spazieren geht. Da taucht plötzlich eine Nixe aus ihrem *„Schattendasein"*[1)2)] auf und spricht ihn an. Der Müller ist fasziniert von deren *„praller Weiblichkeit"*[1)] Hier taucht unweigerlich das berühmte Gemälde von Botticelli vor dem geistigen Auge auf, das die „Geburt der Aphrodite" abbildet in dem diese als „Schaumgeborene" auf einer Muschel aus dem Meer auftaucht.

Darüber hinaus interessiert sich dieses fast nackte, erotisch verführerische weibliche Wesen für seine Probleme. Er erzählt von seiner plötzlichen Armut und da klingelt es beim Homöopathen, denn die *„Folgen eines sozialen/finanziellen Absturzes"*[2)] können ein wichtiger Auslöser für einen *Naja-Zustand* sein.

Wie bereits in der Deutung des Märchens angesprochen, schwingt bei dieser Begegnung unterschwellig auch die *„verführerische"*[1)2)] Weiblichkeit der Nixe mit, der sich der Müller jedoch letztendlich *„verweigert"*[2)], was vielleicht auch mit ein Grund dafür sein könnte, dass sich die Erzählung so entwickelt, wie sie es im Folgenden tut.

Er hat die Entscheidung *„Lust vs. Pflicht"*[2)] zugunsten der Pflicht getroffen und sich *„der Moral unterworfen"*[2)] und so möglicher Weise die Wut und *„Rachsucht"*[2)] der Wasserfrau in Gang gesetzt. Darüber hinaus verweigert der Müller der Nixe die, für ihre Hilfe ausschlaggebende, Gabe dessen, was er als erstes Neugeborenes zu Hause auffinden würde. Es ist sein eigener Sohn und diesen kann er natürlich nicht weggeben – aber er ahnt nicht, dass *alle Schlangenmittel* rachsüchtig sind und dieses Verlangen nach *„Rache nie vergessen"*[1)]!

Zunächst entwickelt sich alles zum Guten – der Müller wird wieder wohlhabend, das Leben verläuft bestens und der Sohn wächst zu einem prächtigen jungen Mann heran. Im Lauf der Jahre tritt die Erinnerung an die Nixe im Teich in den Hintergrund – nur dem heranwachsenden Sohn wird von klein auf eingetrichtert, auf keinen Fall in die Nähe des Teiches zu kommen.

Interessanterweise ist ein wichtiges Indiz für das Vorliegen eines Schlangenthemas der Hinweis auf eine *„Hydrophobie"*[1)]! Solch eine Abneigung gegen Wasser und / oder Nässe zeigen alle Schlangen – besonders ausgeprägt finden wir sie gerade bei *Naja tripudans*.

Als der Müllersohn herangewachsen war und zum Jäger ausgebildet wurde, verliebte er sich und heiratete. Die beiden führten eine harmonische Beziehung bis zu dem Tag, an dem es der Nixe gelang, ihre *„Rache"*[1)2)] zu nehmen und einem weiteren wichtigen Verlangen von *Naja* nachzukommen: das Bestreben, *„Beziehungen anderer zu zerstören"*[1]. Sie schafft es, den jungen Mann in ihr Reich zu ziehen.

Wir möchten an dieser Stelle zwei Punkte anführen, die ganz generell zum Thema *Schlange* gehören:

Da ist einmal die *„Dualität zwischen Zerstörung und Erneuerung"*[1]. Schlangen leben in diesem Spannungsverhältnis: um zu wachsen, müssen sie immer wieder ihre Haut zerstören. Aus dieser Zerstörung gehen sie „erneuert" wieder hervor und dieser Prozess wiederholt sich ein ganzes Schlangenleben lang.

Das zweite Thema hat etwas zu tun mit den Erlebnissen der jungen Ehefrau. Diese will natürlich *„ihr Schicksal nicht akzeptieren"*[2] und fällt in tiefe *„Verzweiflung"*[1]. Viele Stunden umrundet sie den Teich, nach ihrem Ehemann rufend bis sie vor Erschöpfung zu Boden sinkt und in einen tiefen Schlaf fällt. Im Traum wird ihr ein Weg gezeigt, den sie am nächsten Tag auch beschreitet. Er führt sie zu einer Hütte, in der sie von einer alten, weißhaarigen Frau begrüßt wird. Diese hilft der jungen Frau mit *weisem Rat.*

Schlangen werden vor allem in der Mythologie, aber auch generell in der Überlieferung (zusammen mit den Kröten) als Hüter *alter Weisheit* betrachtet. Wir erinnern uns an die *Aesculap-Natter*, die den Heilerstab umschlingt, wir wissen vom *Ourobouros,* der sich in den Schwanz beißenden Schlange aus der *hermetischen Lehre* oder an die Schlange *Midgard*, die in der *germanischen Mythologie* zwischen den Wurzeln des Weltenbaumes lebt!

Mit Hilfe der Ratschläge der weisen Frau schafft sie es, die Nixe *„eifersüchtig"*[2] zu machen und den Ehemann aus den dunklen Fluten zu retten. Aber es wäre kein Schlangenthema, würde das Märchen so geradlinig zu Ende gehen: Die beiden werden auseinandergerissen und erkennen sich nicht mehr und so windet sich die Geschichte buchstäblich in *Schlangenlinien* bis zum tatsächlichen Happy End.

Zwilling – Merkur

„Das tapfere Schneiderlein“

An einem Sommermorgen saß ein Schneiderlein auf seinem Tisch am Fenster, war guter Dinge und nähte aus Leibeskräften. Da kam eine Bauersfrau die Straße herab und rief: „Gut Mus feil! Gut Mus feil!“. Das klang dem Schneider lieblich in den Ohren, er steckte sein zartes Haupt zum Fenster hinaus und rief: „Hier herauf, liebe Frau, hier wird sie ihre Ware los.“ Die Frau stieg die drei Treppen mit ihrem schweren Korbe zu dem Schneider herauf und musste die Töpfe sämtlich vor ihm auspacken. Er besah sie alle, hob sie in die Höhe, hielt die Nase daran und sagte endlich: „Das Mus scheint mir gut, wieg' sie mir doch vier Lot ab, liebe Frau; wenn's auch ein Viertelpfund ist, kommt es mir nicht darauf an.“ Die Frau, welche gehofft hatte, einen guten Absatz zu finden, gab ihm, was er verlangte, ging aber ganz ärgerlich und brummig fort. „Nun, das Mus soll mir Gott segnen“, rief das Schneiderlein, „und soll mir Kraft und Stärke geben“, holte das Brot aus dem Schrank, schnitt sich ein Stück über den ganzen Laib, und strich das Mus darüber. „Das wird nicht bitter schmecken“, sprach er, „aber erst will ich das Wams fertigmachen, eh ich anbeiße.“ Er legte das Brot neben sich, nähte weiter und machte vor Freude immer größere Stiche. Indes stieg der Geruch von dem süßen Mus hinauf an die Wand, wo die Fliegen in großer Menge saßen, so dass sie herangelockt wurden und sich scharenweise darauf niederließen.

„Ei, wer hat euch eingeladen?“ sprach das Schneiderlein und jagte die ungebetenen Gäste fort. Die Fliegen aber, die kein Deutsch verstanden, ließen sich nicht abweisen, sondern kamen in immer größerer Gesellschaft wieder. Da lief dem Schneider endlich, wie man sagt, die Laus über die Leber, es langte nach einem Tuchlappen, und „wart, ich will es euch geben!“ schlug es unbarmherzig drauf. Als es abzog und zählte, so lagen nicht weniger als sieben vor ihm tot und streckten die Beine. „Bist du so ein Kerl?“ sprach es und mußte selbst seine Tapferkeit bewundern, „das soll die ganze Stadt erfahren.“ Und in der Hast schnitt sich das Schneiderlein einen Gürtel, nähte ihn und stickte mit großen Buchstaben darauf: Sieben auf einen Streich! – „Ei was, Stadt!“ sprach er weiter, „die ganze Welt soll's erfahren!“ und sein Herz wackelte ihm vor Freude wie ein Lämmerschwänzchen.

Der Schneider band sich den Gürtel um den Leib und wollte in die Welt hinaus, weil er meinte, die Werkstätte sei zu klein für seine Tapferkeit. Eh er abzog, suchte er im Haus herum, ob nichts da wäre, was er mitnehmen könnte; er fand aber nichts als einen alten Käse, den steckte er ein. Vor dem Tore bemerkte er einen Vogel, der sich im Gesträuch gefangen hatte; der musste zu dem Käse in die Ta-

sche. Nun nahm er den Weg tapfer zwischen die Beine, und weil er leicht und behänd' war, fühlte er keine Müdigkeit. Der Weg führte ihn auf einen Berg, und als er den höchsten Gipfel erreicht hatte, so saß da ein gewaltiger Riese und schaute sich ganz gemächlich um. Das Schneiderlein ging beherzt auf ihn zu, redete ihn an und sprach: „Guten Tag, Kamerad, gelt, du sitzest da und besiehst dir die weitläufige Welt? Ich bin eben auf dem Wege dahin und will mich versuchen. Hast du Lust, mitzugehen?" Der Riese sah den Schneider verächtlich an und sprach: „Du Lump! Du miserabler Kerl!" – „Das wäre!" antwortete das Schneiderlein, knöpfte den Rock auf und zeigte dem Riesen den Gürtel, „da kannst du lesen, was für ein Mann ich bin." Der Riese las: „Sieben auf einen Streich", meinte, das wären Menschen gewesen, die der Schneider erschlagen hätte, und kriegte ein wenig Respekt vor dem kleinen Kerl. Doch wollte er ihn erst prüfen, nahm einen Stein in die Hand und drückte ihn zusammen, dass das Wasser heraustropfte. „Das mach' mir nach", sprach der Riese, „wenn du Stärke hast." – „Ist's weiter nichts?" sagte das Schneiderlein, „das ist bei unsereinem Spielwerk", griff in die Tasche, holte den weichen Käse und drückte ihn, dass der Saft herauslief. „Gelt", sprach er, „das war ein wenig besser?"

Der Riese wusste nicht, was er sagen sollte, und konnte es von dem Männlein nicht glauben. Da hob der Riese einen Stein auf und warf ihn so hoch, dass man ihn mit den Augen kaum noch sehen konnte: „Nun, du Erpelmännchen, das tu mir nach." – „Gut geworfen", sagte der Schneider, „aber der Stein hat doch wieder zur Erde herabfallen müssen; ich will dir einen werfen, der soll gar nicht wiederkommen", griff in die Tasche, nahm den Vogel und warf ihn in die Luft. Der Vogel, froh über seine Freiheit, stieg auf, flog fort und kam nicht wieder. „Wie gefällt dir das Stückchen, Kamerad?" fragte der Schneider. „Werfen kannst du wohl", sagte der Riese, „aber nun wollen wir sehen, ob du imstande bist, etwas Ordentliches zu tragen." Er führte das Schneiderlein zu einem mächtigen Eichbaum, der da gefällt auf dem Boden lag, und sagte: „Wenn du stark genug bist, so hilf mir den Baum aus dem Walde heraustragen." – „Gerne", antwortete der kleine Mann, „nimm du nur den Stamm auf deine Schulter, ich will die Äste mit dem Gezweig aufheben und tragen, das ist doch das Schwerste."

Der Riese nahm den Stamm auf die Schulter, der Schneider aber setzte sich auf einen Ast, und der Riese, der sich nicht umdrehen konnte, musste den ganzen Baum und das Schneiderlein noch obendrein forttragen. Er war da hinten ganz lustig und guter Dinge, pfiff das Liedchen „Es ritten drei Schneider zum Tore hinaus", als wäre das Baumtragen ein Kinderspiel. Der Riese, nachdem er ein Stück Wegs die schwere Last fortgeschleppt hatte, konnte nicht weiter und rief: „Hör, ich muss den Baum fallen lassen." Der Schneider sprang behände herab, fasste den Baum mit beiden Armen, als wenn er ihn getragen hätte, und sprach zum Riesen: „Du bist so ein großer Kerl und kannst den Baum nicht einmal tragen."

Sie gingen zusammen weiter, und als sie an einem Kirschbaum vorbeikamen, fasste der Riese die Krone des Baumes, wo die zeitigsten Früchte hingen, bog sie herab, gab sie dem Schneider in die Hand und hieß ihn essen. Das Schneiderlein aber war viel zu schwach, um den Baum zu halten, und als der Riese losließ, fuhr der Baum in die Höhe, und der Schneider ward mit in die Luft geschnellt. Als er wieder ohne Schaden herabgefallen war, sprach der Riese: „Was ist das, hast du nicht Kraft, die schwache Gerte zu halten?" – „An der Kraft fehlt es nicht", antwortete das Schneiderlein, „meinst du, das wäre etwas für einen, der sieben mit einem Streich getroffen hat? Ich bin über den Baum gesprungen, weil die Jäger da unten in das Gebüsch schießen. Spring nach, wenn du's vermagst." Der Riese machte den Versuch, konnte aber nicht über den Baum kommen, sondern blieb in den Ästen hängen, also dass das Schneiderlein auch hier die Oberhand behielt.

Der Riese sprach: „Wenn du ein so tapferer Kerl bist, so komm mit in unsere Höhle und übernachte bei uns." Das Schneiderlein war bereit und folgte ihm. Als sie in der Höhle anlangten, saßen da noch andere Riesen beim Feuer, und jeder hatte ein gebratenes Schaf in der Hand und aß davon. Das Schneiderlein sah sich um und dachte: Es ist doch hier viel weitläufiger als in meiner Werkstatt. Der Riese wies ihm ein Bett an und sagte, er solle ich hinlegen und ausschlafen. Dem Schneiderlein war aber das Bett zu groß, es legte sich nicht hinein, sondern kroch in eine Ecke. Als es Mitternacht war und der Riese meinte, das Schneiderlein läge in tiefem Schlafe, so stand er auf, nahm eine große Eisenstange und schlug das Bett mit einem Schlag durch und meinte, er hätte dem Grashüpfer den Garaus gemacht. Mit dem frühsten Morgen gingen die Riesen in den Wald und hatten das Schneiderlein vergessen; da kam es auf einmal ganz lustig und verwegen daher geschritten. Die Riesen erschraken, fürchteten, es schlüge sie alle tot, und liefen in einer Hast fort.

Das Schneiderlein zog weiter, immer seiner spitzen Nase nach. Nachdem es lange gewandert war, kam es in den Hof eines königlichen Palastes, und da es Müdigkeit empfand, so legte es sich ins Gras und schlief ein. Während es dalag, kamen die Leute, betrachteten es von allen Seiten und lasen auf dem Gürtel „Sieben auf einen Streich". „Ach", sprachen sie, „was will der große Kriegsheld hier mitten im Frieden? Das muss ein mächtiger Herr sein." Sie gingen und meldeten es dem König und meinten, wenn Krieg ausbrechen sollte, wäre das ein wichtiger und nützlicher Mann, den man um keinen Preis fortlassen dürfte. Dem König gefiel der Rat, und er schickte einen von seinen Hofleuten an das Schneiderlein ab, der sollte ihm, wenn es aufgewacht wäre, Kriegsdienste anbieten. Der Abgesandte blieb bei dem Schläfer stehen, wartete, bis er seine Glieder streckte und die Augen aufschlug, und brachte dann seinen Antrag vor. „Eben deshalb bin ich hierhergekommen", antwortete er, „ich bin bereit, in des Königs Dienste zu treten." Also ward er ehrenvoll empfangen und ihm eine besondere Wohnung angewiesen.

Die Kriegsleute aber waren dem Schneiderlein aufgesessen und wünschten, es wäre tausend Meilen weg. „Was soll daraus werden?" sprachen sie untereinander, „wenn wir Zank mit ihm kriegen und er haut zu, so fallen auf jeden Streich sieben. Da kann unsereiner nicht bestehen." Also fassten sie einen Entschluss, begaben sich allesamt zum König und baten um ihren Abschied. „Wir sind nicht gemacht", sprachen sie, „neben einem Mann auszuhalten, der sieben auf einen Streich schlägt." Der König war traurig, dass er um des einen willen alle seine treuen Diener verlieren sollte, wünschte, dass seine Augen ihn nie gesehen hätten, und wäre ihn gerne wieder los gewesen. Aber er getraute sich nicht, ihm den Abschied zu geben, weil er fürchtete, er möchte ihn samt seinem Volke totschlagen und sich auf den königlichen Thron setzen. Er sann lange hin und her, endlich fand er einen Rat. Er schickte zu dem Schneiderlein und ließ ihm sagen, weil er ein so großer Kriegsheld wäre, so wollte er ihm ein Anerbieten machen. In einem Walde seines Landes hausten zwei Riesen, die mit Rauben, Morden, Sengen und Brennen großen Schaden stifteten; niemand dürfte sich ihnen nahen, ohne sich in Lebensgefahr zu setzen. Wenn er diese beiden Riesen überwände und tötete, so wollte er ihm seine einzige Tochter zur Gemahlin geben und das halbe Königreich zur Ehesteuer; auch sollten hundert Reiter mitziehen und ihm Beistand leisten. Das wäre so etwas für einen Mann, wie du bist, dachte das Schneiderlein, eine schöne Königstochter und ein halbes Königreich wird einem nicht alle Tage angeboten. „O ja", gab er zur Antwort, „die Riesen will ich schon bändigen und habe die hundert Reiter dabei nicht nötig. Wer sieben auf einen Streich trifft, braucht sich vor zweien nicht zu fürchten."

Das Schneiderlein zog aus, und die hundert Reiter folgten ihm. Als er zu dem Rand des Waldes kam, sprach er zu seinen Begleitern: „Bleibt hier nur halten, ich will schon allein mit den Riesen fertig werden." Dann sprang er in den Wald hinein und sah sich links und rechts um. Über ein Weilchen erblickte er beide Riesen; sie lagen unter einem Baum und schnarchten dabei, dass sich die Äste auf und nieder bogen. Das Schneiderlein, nicht faul, las beide Taschen voll Steine und stieg damit auf den Baum. Als es in der Mitte war, rutschte es auf einen Ast, bis es gerade über die Schläfer zu sitzen kam, und ließ dem einen Riesen einen Stein nach dem andern auf die Brust fallen. Der Riese spürte lange nichts, doch endlich wachte er auf, stieß seinen Gesellen an und sprach: „Was schlägst du mich?" – „Du träumst", sagte der andere, „ich schlage dich nicht." Sie legten sich wieder zum Schlaf, da warf der Schneider auf den zweiten einen Stein herab. „Was soll das?" rief der andere, warum wirfst du mich?" – „Ich bewerfe dich nicht", antwortete der erste und brummte. Sie zankten sich eine Weile herum, doch weil sie müde waren, ließen sie's gut sein, und die Augen fielen ihnen wieder zu. Das Schneiderlein fiel sein Spiel von neuem an, suchte den dicksten Stein und warf ihn dem ersten Riesen mit aller Gewalt auf die Brust. „Das ist zu arg!" schrie er, sprang wie ein Unsinniger auf und stieß seinen Gesellen wider den Baum, dass dieser zitterte. Der andere zahlte mit gleicher Münze, und sie gerieten in solche Wut, dass sie die Bäume ausrissen, aufeinander losschlugen, so lang, bis sie endlich beide zugleich tot auf die Erde fielen. Nun sprang das Schneiderlein herab. „Ein Glück nur", sprach es, „dass sie den Baum, auf dem ich saß, nicht ausgerissen haben, sonst hätte ich wie ein Eichhörnchen auf einen anderen springen müssen; doch unsereiner ist flüchtig!" Er zog sein Schwert und versetzte jedem ein paar tüchtige Hiebe in die Brust, dann ging es hinaus zu den Reitern und sprach: „Die Arbeit ist getan, ich habe beiden den Garaus gemacht; aber hart ist es hergegangen, sie haben in der Not Bäume ausgerissen und sich gewehrt, doch das hilft alles nichts, wenn einer kommt wie ich, der sieben auf einen Streich schlägt." – „Seid ihr denn nicht verwundet?" fragten die Reiter. „Das hat gute Wege", antwortete der Schneider, „kein Haar haben sie mir gekrümmt". Die Reiter wollten ihm keinen Glauben beimessen und ritten in den Wald hinein: da fanden sie die Riesen in ihrem Blut schwimmend, und ringsherum lagen die ausgerissenen Bäume.

Das Schneiderlein verlangte von dem König die versprochene Belohnung, den aber reute sein Versprechen, und er sann aufs Neue, wie er sich den Helden vom Hals schaffen könnte. „Eh du meine Tochter und das halbe Reich erhältst", sprach er zu ihm, „musst du noch eine Heldentat vollbringen. In dem Walde läuft ein Einhorn, das großen Schaden anrichtet, das musst du erst einfangen." – „Vor einem Einhorne fürchte ich mich noch weniger als vor zwei Riesen; sieben auf einen Streich, das ist meine Sache." Er nahm sich einen Strick und eine Axt mit, ging hinaus in den Wald und hieß abermals die, welche ihm zugeordnet waren, außen warten. Er brauchte nicht lange zu suchen, das Einhorn kam bald daher und sprang geradezu auf den Schneider los, als wollte es ihn ohne Umstände aufspießen. „Sachte, sachte", sprach er, „so geschwind geht das nicht", blieb stehen und wartete, bis das Tier ganz nahe war, dann sprang er behände hinter den Baum. Das Einhorn rannte mit aller Kraft gegen den Baum und spießte sein Horn so fest in den Stamm, dass es nicht Kraft genug hatte, es wieder herauszuziehen, und so war es gefangen. „Jetzt hab ich das Vöglein", sagte der Schneider, kam hinter dem Baum hervor, legte dem Einhorn den Strick erst um den Hals, dann hieb er mit der Axt das Horn aus dem Baum, und als alles in Ordnung war, führte er das Tier ab und brachte es dem König.

Der König wollte ihm den verheißenen Lohn noch nicht gewähren und machte eine dritte Forderung. Der Schneider sollte ihm vor der Hochzeit erst ein Wildschwein fangen, das in dem Wald großen Schaden tat; die Jäger sollten ihm Beistand leisten. „Gerne", sprach der Schneider, „das ist ein Kinderspiel." Die Jäger nahm er nicht mit in den Wald, und sie waren's wohl zufrieden, denn das Wildschwein hatte sie schon mehrmals so empfangen, dass sie keine Lust hatten, ihm nachzustellen. Als das Schwein den Schneider erblickte, lief es mit schäumendem Munde und wetzenden Zähnen auf ihn zu und wollte ihn zur Erde werden. Der flüchtige Held aber sprang in eine Kapelle, die in der Nähe war, und gleich oben zum Fenster in einem Satze wieder hinaus. Das Schwein war hinter ihm hergelaufen, er aber hüpfte außen herum und schlug die Türe hinter ihm zu; da war das wütende Tier gefangen, das viel zu schwer und unbehilflich war, um aus dem Fenster hinauszuspringen. Das Schneiderlein rief die Jäger herbei, die mussten den Gefangenen mit eigenen Augen sehen. Der Held aber begab sich zum König, der nun, er mochte wollen oder nicht, sein Versprechen halten musste und ihm seine Tochter und das halbe Königreich übergab. Hätte er gewusst, dass nicht ein Kriegsheld, sondern ein Schneiderlein vor ihm stand, es wäre ihm noch mehr zu Herzen gegangen. Die Hochzeit ward also mit großer Pracht und kleiner Freude gehalten, und aus dem Schneider wurde ein König gemacht.

Nach einiger Zeit hörte die junge Königin in der Nacht, wie ihr Gemahl im Traume sprach: „Junge, mach mir das Wams und flick mir die Hosen, oder ich will dir die Elle über die Ohren schlagen." Da merkte sie, in welcher Gasse der junge Herr geboren war, klagte am anderen Morgen ihrem Vater ihr Leid und bat, er möchte ihr von dem Manne helfen, der nichts anderes als ein Schneider wäre. Der König sprach ihr Trost zu und sagte: „Lass in der nächsten Nacht deine Schlafkammer offen; meine Diener sollten außen stehen und, wenn er eingeschlafen ist, hineingehen, ihn binden und auf ein Schiff tragen, das ihn in die weite Welt führt." Die Frau war damit zufrieden, des Königs Waffenträger aber, der alles mit angehört hatte, war dem jungen Herrn gewogen und hinterbrachte ihm den ganzen Anschlag. „Dem Ding will ich einen Riegel vorschieben", sagte das Schneiderlein. Abends legte es sich zu gewöhnlicher Zeit mit seiner Frau zu Bett; als sie glaubte, er sei eingeschlafen, stand sie auf, öffnete die Türe und legte sich wieder. Das Schneiderlein, das sich nur stellte, als wenn es schlief, fing an mit heller Stimme zu rufen: „Junge, mach mir das Wams und flick mir die Hosen, oder ich will dir die Elle über die Ohren schlagen! Ich habe sieben mit einem Streich getroffen, zwei Riesen getötet, ein Einhorn fortgeführt und ein Wildschwein gefangen und sollte mich vor denen fürchten, die draußen vor der Kammer stehen!" Als diese den Schneider so sprechen hörten, überkam sie eine große Furcht; sie liefen, als wenn das wilde Heer hinter ihnen wäre, und keiner wollte sich mehr an ihn wagen. Also war und blieb das Schneiderlein sein Lebtag ein König.

Gedanken zu „Das tapfere Schneiderlein"

Das Märchen vom tapferen Schneiderlein hat ein ganzes Paket von symbolischen Handlungen und symbolischen Figuren. Nur wenige andere Märchen geben so viel her, was die Heilmittel betrifft, wie dieses.

Der astrologische Bezug ist der Merkur, das Element die Luft. Der Held des Märchens muss demnach sehr redegewandt sein – und das stellt er unter Beweis.

Auffallend ist, dass immer vom tapferen Schneiderlein, und nicht vom tapferen Schneider gesprochen wird. Auch findet sich in der Erzählung immer die ES-Form für eben **das** Schneiderlein, was den kindlichen Bezug erahnen lässt. Es wurde der Beruf des Schneiders gewählt, und nicht etwa Schmied oder Maurer. Passend zum kleinen, körperlich schwachen Mann / Kind passt eben der Beruf des Schneiders am besten: außer die Nadel zu stechen und die Stoffballen zu heben ist nicht viel körperliche Kraft gefordert. Die Stärke des tapferen Schneiderleins lag ja auch woanders: in der Sprache.

Das tapfere Schneiderlein neigt von Anfang an zu verbalen Übertreibungen: rief er doch zur Musverkäuferin: „... hier wird sie ihre Ware los!". Letztendlich war es nur ein 200 g-Glas. Das scheint ihn aber nicht zu kümmern.

Eine auf den ersten Blick nebensächliche Handlung des Schneiderleins ist jedoch die Basis seines Erfolgs: er segnet das Mus und sagt, dass es ihm Kraft und Stärke geben soll. Diese Handlung ist für das Schneiderlein selbstverständlich, und von der Wirkung ist er wohl von vorneherein überzeugt. Und nicht umsonst: das Mus gibt ihm wirklich Kraft und Stärke, was er für die folgende Zeit brauchen kann. Nicht unbedingt auf der körperlichen Ebene, wohl mehr ist seine mentale Kraft und Stärke gemeint, und sein unerschütterliches Selbstbewusstsein und sein unverrückbarer Glaube an seinen Erfolg. Nicht ein einziges Mal im Märchen hat er Zweifel.

Und dann kommen die frechen Fliegen und erlauben sich, von eben diesem Mus zu naschen. Da läuft ihm eine Laus über die Leber, bei so viel Dreistigkeit (was auch auf das Lebermittel Lycopodium hinweist, siehe unten), und er erschlägt 7 auf einen Streich. Da ist er selbst erst einmal überrascht, und schließlich stolz auf sich und seine Leistung. Er, das kleine Schneiderlein, erledigt 7 mit einem Streich. Seine stolze Leistung wird sogleich auf einen Gürtel gestickt, den er trägt, damit die ganze Stadt, ja die ganze Welt von seiner Kühnheit, Kraft und Stärke erfahren soll. Er ist der Held, und davon ist er absolut überzeugt. Er weiß natürlich, dass es sich nur um 7 Fliegen handelt, doch die halbe Wahrheit ist ja noch nicht ganz gelogen. Und wenn alle, die er treffen wird, so dumm sind und nicht nach dem „welche 7?" fragen, so ist das deren Schuld. Nein, keiner hat gefragt, jeder interpretierte in die „7" seine eigene Vorstellung.

Mit seinem bewundernswerten Selbstbewusstsein zieht er also in die Welt und lernt erst einmal einen Riesen kennen. Riesen sind die Ureinwohner der Erde, sie sind berechenbar und tumb, und sehr instinkthaft in ihren Handlungen. Ein leichtes also für das Schneiderlein, so einen Riesen zu übertölpeln. Der Stein der tropft und dann sein Käse, der Stein, der wieder zurückkommt und dann sein Vogel. Beim Schleppen der Eiche bedient er sich auch seiner List, wie auch beim Kirschbaum. Und mit jeder erfolgreichen Handlung wird er noch mehr bestärkt, noch mutiger, noch selbstbewusster. Dass er die Nacht in der Höhle der Riesen überlebt ist dann schon mal der erste hilfreiche Zufall, denn er schläft an einer anderen Stelle. Immerhin treibt sein Erscheinen am nächsten Tag die tumbe Truppe in die weite Ferne. Wieder ein Erfolg: er, das kleine, schmächtige Schneiderlein muss nur erscheinen, und die wilden Riesen fliehen.

Es gibt nun wirklich nichts mehr, was ihn hält, und so kommt er bis zum König, der – wie das Volk – glaubt, er hätte 7 Riesen erschlagen, oder auch 7 Feinde mit einem Schlag im Krieg.

Der König bereut zwar schon nach kurzer Zeit, ihn in seine Dienste genommen zu haben, doch er will auch nicht zurück. Er ist ein König, der immer mehr möchte. Um das tapfere Schneiderlein los zu werden, verspricht er ihm seine Tochter und das halbe Königreich, wenn er vorher die zwei Riesen eliminiert, die großen Schaden anrichten in den Wäldern. Er ist sich sicher, dass das Schneiderlein an dieser Aufgabe scheitern wird. Wäre er auch, hätte er die Aufgabe auf klassisch-männliche Art angegangen: ein körperlicher Kampf mit den Riesen wäre sein Ende gewesen. Doch das Schneiderlein war der König der List, der Redner und der Lügner, und kannte andere, schmerzfreie Wege, um die beiden Riesen zu erledigen. Er befahl der mitgesandten Reitertruppe, am Waldrand zu warten. Aus gutem Grund: er brauchte keine Zeugen.

Wieder mit einer List war er erfolgreich. Doch statt des versprochenen Lohns gab es die nächste Aufgabe: ein Einhorn trieb sein Unwesen, und er solle es fangen. Ein Kinderspiel für unseren Helden. Und auch dieses Mal braucht er keine Zeugen.

Das Einhorn in seiner Symbolik vereint das männliche wie weibliche Urprinzip. Ein Pferd, noch dazu mit einem wie ein Phallus wirkenden Horn in der Mitte des Schädels, ist dem männlichen Prinzip zugeordnet. Doch die zartgliedrige Pferdegestalt, die wunderschöne Mähne und das normalerweise friedfertige Verhalten zeigen das weibliche Prinzip. Eindeutig ist bei einem derart aggressiven Verhalten des Einhorns wie im Märchen das männliche Urprinzip in der Übermacht, und es rammt sein Horn in den Baum.

Wer das Märchen aufmerksam liest erfährt, dass das Schneiderlein mit einer Axt das Horn befreit, und es nicht etwa absägt, was ja einer Kastration gleichkäme. Offensichtlich friedlich trabt das Einhorn dann neben dem Schneiderlein her zum Königshof – seine ungestüme Kraft ist gezähmt, aber nicht zerstört. Das weibliche und männliche Urprinzip ist ausgeglichen.

Aber auch dieses Mal bleibt der Lohn aus und eine dritte Aufgabe wartet auf ihn: ein Wildschwein wütet im Wald. Die Jäger sollten draußen warten – wieder keine Zeugen – er würde sie rufen. Das Wildschwein ist ein archaisches Symbol der männlichen Urkraft, der Wildnis: Es lebt im Wald und wühlt in der Erde. Ein Eber mit seinen Eckzähnen stellt einen unberechenbaren Gegner dar, dem man am besten aus dem Weg geht.

Ein Wildschwein symbolisiert auch das triebhafte Sexualverhalten, und wir bezeichnen einen triebhaften Menschen oft als Schwein. Im übertragenen Sinne also muss nicht nur das Wildschwein besiegt werden, sondern auch die Triebhaftigkeit – des Märchenhelden.

Wieder mit einer List lockt er das wütende Wildschwein in eine kleine Kapelle und flieht selbst aus dem Fenster. Nun saß das Wildschwein ausgerechnet in einer Kapelle fest, dem Symbol des Christentums, welches die Keuschheit ehrte. Es steht im Märchen nicht geschrieben, dass die herbeigerufenen Jäger das Wildschwein getötet haben. Es gibt auch hier wieder einen gesunden Ausgleich zwischen sehr gegensätzlichen Polen.

Nun kann der König nicht anders, und gibt ihm die Tochter und das halbe Königreich. Das tapfere Schneiderlein ist mehr als zufrieden, die Königstochter weniger. Erst recht, als sie mitbekommt, dass es nur ein Schneiderlein ist, und kein Held. Aber da war es schon zu spät, und ein Putschversuch scheiterte – wieder durch das gesprochene Wort – am Verrat an das tapfere Schneiderlein.

Die Blütenessenz für das Märchen: Heather

Was das tapfere Schneiderlein mit Sicherheit nicht benötigt, ist eine Blütenessenz für das Selbstbewusstsein. Dieses hat er zu Hauf. Und er genießt es, im Rampenlicht zu stehen, und führt die Zuschauer gerne hinter das (Rampen-)licht. Für alles hat er eine Ausrede, eine List parat, für alles existiert ein Plan B. Diese Eigenschaft würde sich so manches Mauerblümchen wünschen.

Das tapfere Schneiderlein ist die Blütenessenz Heather

Heather
ist von sich selbst überzeugt, und überzeugt auch mit Leichtigkeit die anderen Menschen. Verbal ist man Heather kaum gewachsen, denn er redet einen förmlich schwindelig. Er überrennt die anderen mit seinem Schwung und Elan und seinem Wortschwall. Im Mittelpunkt zu stehen ist eines seiner Grundbedürfnisse, und er sonnt sich in der Aufmerksamkeit seines „Publikums". Dank seines Redegeschicks ist er in der Lage, aufkeimende Zweifel oder Fragen sogleich wegzuwischen. Auch im Märchen fragt keiner nach, welche „7" denn nun gemeint sind, oder warum die Reiter vor dem Wald warten sollen und nicht mit hineindürfen.

Das tapfere Schneiderlein wäre ohne seine Heather-Qualität verloren gewesen. Heather muss nicht nur negativ gesehen werden. Doch ist das Zusammenleben oder Zusammenarbeiten mit einem Heather-Menschen nicht immer ein Vergnügen, da sich alles nur im ihn dreht. Die Blütenessenz verhilft zu einem ausgeglichenen Wesen, macht einen guten Redner und einen guten Zuhörer.

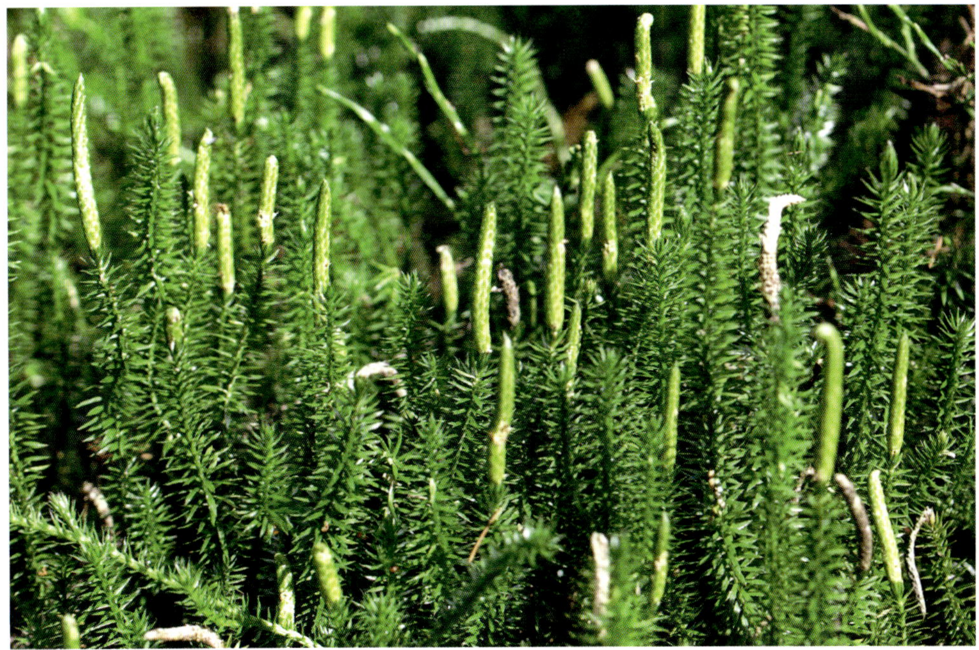

Das homöopathische Mittel für das Märchen: Lycopodium

Lycopodium – Bärlapp

Es lohnt sich, das Heilmittel Lycopodium auch von seiner symbolischen Bedeutung zu betrachten, da auch diese vortrefflich zum Märchen passt. Lycopodium ist ein sehr altes Gewächs, was zur Dinosaurierzeit bis zu 30 m hoch werden konnte. Heute ist Lycopodium noch maximal 15–20 cm hoch und wächst am Waldboden. Als moosähnliches Kraut bildet es Teppiche, die den Waldboden zudecken und so das Austrocknen verhindern. Aus seinen Samen, den Bärlappsporen, gewinnt man ein Zauberpulver: wirft man eine Handvoll davon ins Lagerfeuer, entsteht eine funkensprühende Feuersäule. Damit kann man auch Enkelkinder tief beeindrucken, vielleicht noch kombiniert mit einem Zauberspruch. Dieses Pulver wird auch zum Teil heute noch in der Pyrotechnik verwendet, und da es nur schwer Feuchtigkeit annimmt, benutzten es in früherer Zeit auch die Feuerspucker. Das Sporenpulver wurde bis vor kurzem auch bei der Polizei verwendet, um Fingerabdrücke sichtbar zu machen.

Unser tapferes Schneiderlein war so ein kleines Moos im Verhältnis zu seinen (männlichen) Baumriesen, zu deren Füssen er sich heute kauern muss. Es wollte aber auch **groß** sein, und war daher gezwungen, seine Größe auf andere Art zu zeigen. Lyco**podium** hätte ihm wieder auf das **Podium** geholfen, doch er wusste selbst, wie es gelingt, andere zu beeindrucken (Feuersäule), etwas unter den Teppich zu kehren und zu verheimlichen (Moosgewächs). Das einzige, was ihm vielleicht Stress bereitete, war die Angst davor, entdeckt zu werden (Fingerabdrücke).

Lycopodium clavatum

Wenn ich an *Lycopodium* denke, fallen mir spontan zwei Begriffe ein: als Erstes *„Kleiner Mann ganz groß"* in Abwandlung des Titels der Novelle von *Hans Fallada „Kleiner Mann, was nun?"* (erschienen 1930), der die Nöte einer Familie nach der Weltwirtschaftskrise im aufkommenden Nazideutschland schildert.

Die zweite Assoziation ist die Birnenform, der Körperbau, den der *Lycopodium-Typus* im Laufe seines Lebens gerne annimmt. Zu beiden Begriffen gibt es auch optische Zuordnungen, die vor meinem geistigen Auge erscheinen.

Zum „kleinen Mann" gehört unausweichlich das Bild eines französischen Feldherrn und Kaisers in seiner ganzen Größe von 158 Zentimetern in herrischer Pose in seinem Arbeitszimmer. Zur „Birnenform" manifestiert sich sofort das Bild eines verstorbenen deutschen Ex-Bundeskanzlers.

Beide Personen haben natürlich auch Beziehungen zum homöopathischen Arzneimittelbild von *Lycopodium* – der Leser wird sie sofort erkennen, wenn sie in der folgenden Darstellung auftauchen. Ein sehr wesentlicher Charakterzug von *Lycopodium* ist ein oft übersteigertes *„Geltungsbedürfnis"*[1)2)].

Dies geht häufig einher mit einem *„überhöhten Selbstwertgefühl"*[1)].

Daraus resultiert dann die typisch lycopodische *„Rechthaberei und Besserwisserei"*[1)]. Bei Menschen, die dazu tendieren, erlebt man ganz oft, dass sie ihre Behauptungen *„lehrmeisterhaft"*[2)] vorbringen, was gerne mit dem erhobenen Zeigefinger unterstrichen wird. Der Lycopodianer *„kann alles am besten"*[3)] und agiert nach dem Motto: nur *„ich habe recht und alle anderen unrecht"*[3)].

Andreas Krüger (Samuel-Hahnemann-Schule, Berlin) prägte hierzu den wunderbaren Begriff des *„Universaldilettanten"*[2)]. Allerdings erweist sich Lycopodium meist als *„schlechter Verlierer"*[3)], der gerne *„nach oben buckelt, aber nach unten tritt"*[1)]. Er *„meidet Stärkere, die er nicht dominieren kann"*[1)]. Gerät er – bei Auseinandersetzungen, aber auch beispielsweise in Disputen – in *„Gefahr zu verlieren, steht er auf und geht"*[3)]. Wie seltsam, dass mir auch hierzu eine weltweit bekannte Person aus der neuesten, US-amerikanischen Geschichte einfällt.

Das Schneiderlein in unserem Märchen fügt sich nahezu nahtlos in diese Traditionen ein und macht aus sieben erschlagenen Fliegen eine Heldentat und stickt sich einen *„prah-*

lerischen“[1] Gürtel, auf dem diese verewigt ist – auch wenn es (ganz lycopodisch) nicht die volle Wahrheit ist.

Die Fliegen werden vorsichtshalber weggelassen, denn der Schneider hat ein großes *„Verlangen nach Anerkennung“*[2] und Lycopodium ist durchaus bereit, *„aus Geltungssucht zu lügen“*[1]! Eine abfällige, aber bei Homöopathen durchaus gängige, Typisierung für dieses Mittel ist folgerichtig auch die Bezeichnung *„Lügopodium“*[2].

Auf jeden Fall ist unser Protagonist jetzt bereit, in die Welt hinaus zu ziehen, denn nun *„fühlt er sich bedeutend und wichtig“*[1] und erwartet, ja er *„fordert Respekt und Würde“*[1] von allen Menschen, mit denen er es zu tun bekommt. Er genießt es sichtlich, wenn Passanten die Aufschrift auf seinem Gürtel lesen und mit großen Augen zu tuscheln beginnen und den Hut vor ihm ziehen, denn *Lycopodium „liebt Komplimente, da diese sein Selbstwertgefühl bestätigen und aufwerten“*[3].

Eine weitere, sehr wesentliche, lycopodische Eigenschaft hat das Schneiderlein ebenfalls verinnerlicht: Es ist ausgesprochen *„listig“*[2] und *„ideenreich“*[1], eine Veranlagung, die ihm schon bald nach seinem Aufbruch bei der Begegnung mit dem Riesen und dem folgenden „Kräftemessen“ zugute kommt. Alles geht gut und er wird in die Höhle der Riesen eingeladen, um dort zu übernachten. Doch diese sind ihm nicht wohlgesonnen und planen, ihn im Schlaf zu erschlagen, aber da Lycopodium auch ein *„Überlebenskünstler“*[2] ist – auch wenn ihm in dieser Situation der Zufall zu Hilfe kommt – geht der Plan schief. Als er sich dann am nächsten Morgen in seiner vollen „Größe“ den Riesen präsentiert, geraten diese in Panik und fliehen, da sie befürchten, von diesem „Helden“ getötet zu werden!

Zu Lycopodium gehört die Zahl 3.

Auch in dem Märchen finden wir diese Zahl immer wieder kehrend – sei es das 3-fache Kräftemessen mit dem Riesen oder die Zahl der Aufgaben, die dem Schneiderlein zur Bewältigung in der Folge der Geschichte vom König aufgetragen werden.

Auch astrologisch betrachtet finden wir hier die Zahl 3.

Der Zwilling ist das dritte Sternzeichen im Jahreslauf und herrscht dementsprechend über das dritte Haus im Geburtshoroskop.

Doch zurück zur Geschichte. Als der Schneider nach langer Wanderung den Königspalast erreicht, wird er zum König gebeten, der ihn frägt, ob er ihm nicht (als großer Kriegsherr!) zu Diensten sein möge. So etwas ist natürlich genau **das** Lycopodium-Ding!

Das Schneiderlein bekommt die *„Anerkennung"*[3], die ihm in seiner *„Überheblichkeit"*[1] vermeintlich zusteht und die seiner *„Eitelkeit und Extrovertiertheit"*[1] zutiefst schmeichelt. Da dem König sein Kriegsgefolge aus Furcht vor dem Neuankömmling droht davonzulaufen, er aber große Probleme zu lösen hat, wird dem Schneider das halbe Königreich und die Hand der Königstochter versprochen, falls es ihm gelänge, zwei Riesen unschädlich zu machen, die seit geraumer Zeit in den Wäldern ihr Unwesen trieben. Da der vermeintliche Held in seinem *„Ehrgeiz"*[2] und seinem *„Hochmut"*[2] völlig gefangen ist, behauptet er, dass das für „einen, der Siebene auf einen Streich trifft" gar kein Problem sei.

Er zieht also los, befiehlt aber, dass die ihn begleitenden Soldaten am Waldrand zu warten hätten, denn Lycopodium *„will nicht beobachtet werden"*[1] bei der Ausführung seiner Taten, denn er *„lebt immer in der Angst, dass der Schwindel auffliegt"*[1]!

Als er die Riesen gefunden hat, beschließt er, *„sich nicht in einen Konflikt hineinziehen zu lassen"*[7] und bewirft die Schlafenden *„hinterlistig"*[1] so lange mit Steinchen, bis sie sich gegenseitig erschlagen. Als er mit diesem Erfolg an den Hof zurückkehrt und die gegebene Zusage einfordert, zeigt sich, dass auch der König über eine gehörige Portion *lycopodischer Eigenschaften* verfügt. Allerdings offenbaren sich in diesem Charakter vorwiegend *negative* Aspekte des Bärlapps.

Voller *„Heuchelei"*[1], gepaart mit einer gehörigen Portion *„Feigheit"*[1] aus Furcht vor der vermeintlichen Stärke des Schneiderleins, verlangt er von diesem eine weitere Heldentat – die Erlegung eines „Schad"-Einhorns. Auch dieses gelingt dem kleinen Mann, indem er es einfach *„ins Leere laufen"*[7] lässt und das wütende Tier mit dem Horn im Baum stecken bleibt. Auch nach der Bewältigung dieser Aufgabe verweigert der *„charakterlose"*[1][2] Potentat die versprochene Belohnung und verlangt die Lösung einer dritten (3!) Aufgabe. Dieses Mal soll eine Verheerung anrichtende Wildsau *(Hyoscyamus)* unschädlich gemacht werden. Der kleine Held erledigt auch diese Herausforderung auf lycopodische Art und Weise, indem er das rasende Tier in eine Kapelle rennen lässt und sich selbst mit einem *„Sprung aus dem Fenster"*[7] rettet.

Nun kann der König nicht mehr umhin – die Hochzeit wird ausgerichtet und aus dem Schneiderlein wird ein (wenn auch kleiner) König. Dummerweise hat dieser jedoch immer noch seine lycopodianischen Eigenschaften, und eine davon wäre ihm schlussendlich beinahe noch zum Verhängnis geworden.

Lycopodium neigt nämlich dazu, *„im Schlaf zu sprechen"*[1].

Und so passiert es, dass er eines nachts seine Geheimnisse ausplaudert und sich die Königstochter *„rachsüchtig"*[1] bei ihrem Vater beschwert, ihr Gemahl sei nur ein dahergelaufener Schneider.

Der *„hinterhältige"*[1] König verspricht, in der kommenden Nacht den Schneider zu fesseln und auf einem Schiff außer Landes bringen zu lassen. Doch der Plan wird verraten und der *„gewitzte"*[2] junge Herr tut so, als spräche er im Schlaf und drohte, alle, die draußen vor der Schlafkammer stünden, umzubringen. So fliegt des alten Königs *„Hinterlist"*[2] auf und der Schneider bleibt den Rest seines Lebens ein König.

Krebs – Mond

„Allerleihrauh“

Es war einmal ein König, der hatte eine Frau mit goldenen Haaren, und sie war so schön, dass sich ihresgleichen nicht mehr auf Erden fand. Es geschah, dass sie krank lag, und als sie fühlte, dass sie bald sterben würde, rief sie den König und sprach: „Wenn du nach meinem Tode dich wieder vermählen willst, so nimm keine, die nicht ebenso schön ist, als ich bin, und die nicht solche goldenen Haare hat, wie ich habe; das musst du mir versprechen.“ Nachdem es ihr der König versprochen hatte, tat sie die Augen zu und starb. Der König war lange Zeit nicht zu trösten und dachte nicht daran, eine zweite Frau zu nehmen. Endlich sprachen seine Räte: „Es geht nicht anders, der König muss sich wieder vermählen, damit wir eine Königin haben.“ Nun wurden Boten weit und breit umhergeschickt, eine Braut zu suchen, die an Schönheit der verstorbenen Königin ganz gleichkäme. Es war aber keine in der ganzen Welt zu finden, und wenn man sie auch gefunden hätte, so war doch keine da, die solche goldenen Haare gehabt hätte. Also kamen die Boten unverrichteter Sache wieder heim.

Nun hatte der König eine Tochter, die war genauso schön wie ihre verstorbene Mutter und hatte auch solche goldenen Haare. Als sie herangewachsen war, sah sie der König einmal an und sah, dass sie in allem seiner verstorbenen Gemahlin ähnlich war, und fühlte plötzlich eine heftige Liebe zu ihr. Da sprach er zu seinen Räten: „Ich will meine Tochter heiraten, denn sie ist das Ebenbild meiner verstorbenen Frau, und sonst kann ich doch keine Braut finden, die ihr gleicht.“ Als die Räte das hörten, erschraken sie und sprachen: „Gott hat verboten, dass der Vater seine Tochter heirate, aus der Sünde kann nichts Gutes entspringen, und das Reich wird mit ins Verderben gezogen.“ Die Tochter erschrak noch mehr, als sie den Entschluss ihres Vaters vernahm, hoffte aber, ihn von seinem Vorhaben noch abzubringen. Da sagte sie zu ihm: „Eh' ich Euren Wunsch erfülle, muss ich erst drei Kleider haben, eins so golden wie die Sonne, eins so silbern wie der Mond, und eins so glänzend wie die Sterne; ferner verlange ich einen Mantel von tausenderlei Pelz und Rauhwerk zusammengesetzt, und ein jedes Tier in eurem Reich muss ein Stück von seiner Haut dazu geben.“ Sie dachte aber: das anzuschaffen ist ganz unmöglich, und ich bringe damit meinen Vater von seinen bösen Gedanken ab. Der König ließ aber nicht ab, und die geschicktesten Jungfrauen in seinem Reiche mussten die drei Kleider weben, eins so golden wie die Sonne, eins so silbern wie der Mond, und eins so glänzend wie die Sterne; und seine Jäger mussten alle Tiere im ganzen Reich auffangen und ihnen ein Stück von ihrer Haut abziehen; daraus ward ein Mantel von tausenderlei Rauhwerk gemacht. Endlich, als alles fertig war, ließ der König den Mantel herbeiholen, bereitete ihn vor ihr aus und sprach: „Morgen soll die Hochzeit sein.“ Als nun die Königstochter sah, dass keine Hoffnung mehr war, ihres Vaters Herz umzuwenden, so fasste sie den Entschluss, zu entfliehen. In der Nacht, während alles schlief, stand sie auf und nahm von ihren Kostbarkeiten dreierlei, einen goldenen Ring, ein goldenes Spinnrädchen und ein goldenes Haspelchen; die drei Kleider von Sonne, Mond und Sternen tat sie in eine Nussschale, zog den Mantel von allerlei Rauhwerk an und machte sich Gesicht und Hände mit Ruß schwarz. Dann befahl sie sich Gott und ging fort und ging die ganze Nacht, bis sie in einen großen Wald kam. Und weil sie müde war, setzte sie sich in einen hohlen Baum und schlief ein.

Die Sonne ging auf, und sie schlief fort und schlief noch immer, als es schon hoher Tag war. Da trug es sich zu, dass der König, dem dieser Wald gehörte, darin jagte. Als seine Hunde zu dem Baum kamen, schnupperten sie, liefen ringsherum und bellten. Sprach der König zu den Jägern: „Seht doch, was dort für ein Wild sich versteckt hat." Die Jäger folgten dem Befehl, und als sie wiederkamen, sprachen sie: „In dem hohlen Baum liegt ein wunderliches Tier, wie wir noch niemals eins gesehen haben; an seiner Haut ist tausenderlei Pelz; es liegt aber und schläft." Sprach der König: „Seht zu, ob ihr's lebendig fangen könnt, dann bindet es auf den Wagen und nehmt es mit." Als die Jäger das Mädchen anfassten, erwachte es voll Schrecken und rief ihnen zu: „Ich bin ein armes Kind, von Vater und Mutter verlassen, erbarmt euch mein und nehmt mich mit." Da sprachen sie: „Allerleirauh, du bist gut für die Küche, komm nur mit, da kannst du die Asche zusammenkehren. Also setzten sie es auf den Wagen und fuhren heim in das königliche Schloss. Dort wiesen sie ihm ein Ställchen an unter der Treppe, wo kein Tageslicht hinkam, und sagten: „Rauhtierchen, da kannst du wohnen und schlafen." Dann ward es in die Küche geschickt, da trug es Holz und Wasser, schürte das Feuer, zupfte das Federvieh, belas das Gemüse, kehrte die Asche und tat alle schlechte Arbeit.

Da lebte Allerleirauh lange Zeit recht armselig. Ach, du schöne Königstochter, wie soll's mit dir noch werden! Es geschah aber einmal, dass ein Fest im Schloss gefeiert ward, da sprach sie zum Koch: „Darf ich ein wenig hinaufgehen und zusehen? Ich will mich außen vor die Türe stellen." Antwortete der Koch: „Ja, geh' nur hin, aber in einer halben Stunde musst du wieder hier sein und die Asche zusammentragen." Da nahm sie ihr Öllämpchen, ging in ihr Ställchen, zog den Pelzrock aus und wusch sich den Ruß von dem Gesicht und den Händen ab, so dass ihre volle Schönheit wieder an den Tag kam. Dann machte sie die Nuss auf und holte ihr Kleid hervor, das wie die Sonne glänzte. Und wie das geschehen war, ging sie hinauf zum Fest, und alle traten ihr aus dem Weg, denn niemand kannte sie, und meinten nicht anderes, als dass es eine Königstochter wäre. Der König aber kam ihr entgegen, reichte ihr die Hand und tanzte mit ihr und dachte in seinem Herzen: So schön haben meine Augen noch keine gesehen. Als der Tanz zu Ende war, verneigte sie sich, und wie sich der König umsah, war sie verschwunden, und niemand wusste wohin. Die Wächter, die vor dem Schlosse standen, wurden gerufen und ausgefragt, aber niemand hatte sie erblickt.

Sie war aber in ihr Ställchen gelaufen, hatte geschwind ihr Kleid ausgezogen, Gesicht und Hände schwarz gemacht und den Pelzmantel umgetan und war wieder Allerleirauh. Als sie nun in die Küche kam und an ihre Arbeit gehen und die Asche zusammenkehren wollte, sprach der Koch: „Lass das gut sein bis morgen und koche mir die Suppe für den König, ich will auch einmal ein bißchen oben zugucken; aber lass mir kein Haar hineinfallen, sonst kriegst du in Zukunft nichts mehr zu essen.“ Da ging der Koch fort, und Allerleirauh kochte die Suppe für den König und kochte eine Brotsuppe, so gut es konnte, und wie sie fertig war, holte es in dem Ställchen seinen goldenen Ring und legte ihn in die Schüssel, in welche die Suppe angerichtet ward. Als der Tanz zu Ende war, ließ sich der König die Suppe bringen und aß sie, und sie schmeckte ihm so gut, dass er meinte, niemals eine bessere Suppe gegessen zu haben. Wie er aber auf den Grund kam, sah er da einen goldenen Ring liegen und konnte nicht begreifen, wie er dahin geraten war. Da befahl er, der Koch sollte vor ihn kommen. Der Koch erschrak, wie er den Befehl hörte, und sprach zu Allerleirauh: „Gewiss hast du ein Haar in die Suppe fallen lassen; wenn's wahr ist, so kriegst du Schläge.“ Als er vor den König kam, fragte dieser, wer die Suppe gekocht hätte? Antwortete der Koch: „Ich habe sie gekocht.“ Der König aber sprach: „Das ist nicht wahr, denn sie war auf andere Art und viel besser gekocht als sonst.“ Antwortete er: „Ich muss es gestehen, dass ich sie nicht gekocht habe, sondern das Rauhtierchen.“ Sprach der König: „Geh und lass es heraufkommen.“

Als Allerleirauh kam, fragte der König: „Wer bist du?“ – „Ich bin ein armes Kind, das keinen Vater und Mutter mehr hat.“ Fragte er weiter: „Wozu bist du im Schloss?“ Antwortete es: „Ich bin zu nichts gut, als dass mir die Stiefel um den Kopf geworfen werden.“ Fragte er weiter: „Wo hast du den Ring her, der in der Suppe war?“ Antwortete es: „Von dem Ring weiß ich nichts.“ Also konnte der König nichts erfahren und musste es wieder fortschicken. Über eine Zeit war wieder ein Fest, da bat Allerleirauh den Koch wie voriges Mal um Erlaubnis, zusehen zu dürfen. Antwortete er: „Ja, aber komm in einer halben Stunde wieder und koch dem König die Brotsuppe, die er so gern isst.“ Da lief es in sein Ställchen, wusch sich geschwind und nahm aus der Nuss das Kleid, das so silbern war wie der Mond, und tat es an. Da ging sie hinauf und glich einer Königstochter, und der König trat ihr entgegen und freute sich, dass er sie wiedersah, und weil eben der Tanz anhob, so tanzten sie zusammen. Als aber der Tanz zu Ende war, verschwand sie wieder so schnell, dass der König nicht bemerken konnte, wo sie hinging. Sie sprang aber in ihr Ställchen und machte sich wieder zum Rauhtierchen und ging in die Küche, die Brotsuppe zu kochen. Als der Koch oben war, holte es das goldene Spinnrad und tat es in die Schüssel, so dass die Suppe darüber angerichtet wurde. Danach ward sie dem König gebracht, der aß sie, und sie schmeckte ihm so gut wie das vorige Mal, und ließ den Koch kommen, der musste auch diesmal gestehen, dass Allerleirauh die Suppe gekocht hätte. Allerleirauh kam da wieder vor den König, aber sie antwortete, dass sie nur dazu da wäre, dass ihr die Stiefel an den Kopf geworfen würden, und dass sie von dem goldenen Spinnrädchen gar nichts wusste.

Als der König zum dritten Mal ein Fest anstellte, da ging es nicht anders als die vorigen Male. Der Koch sprach zwar: „Du bist eine Hexe, Rauhtierchen, und tust immer was in die

Suppe, davon sie so gut wird, und dem König besser schmeckt, als was ich koche." Doch weil es so bat, so ließ er es auf bestimmte Zeit hingehen. Nun zog es ein Kleid an, das wie die Sterne glänzte, und trat damit in den Saal. Der König tanzte wieder mit der schönen Jungfrau und meinte, dass sie noch niemals so schön gewesen wäre. Und während er tanzte, steckte er ihr, ohne dass sie es merkte, einen goldenen Ring an den Finger und hatte befohlen, dass der Tanz recht lange währen sollte. Wie er zu Ende war, wollte er sie an den Händen festhalten, aber sie riss sich los und sprang so geschwind unter die Leute, dass sie vor seinen Augen verschwand. Sie lief, was sie konnte, in ihr Ställchen unter der Treppe; weil sie aber zu lange und über eine halbe Stunde geblieben war, so konnte sie das schöne Kleid nicht ausziehen, sondern warf nur den Mantel von Pelz darüber, und in der Eile machte sie sich auch nicht ganz rußig, sondern ein Finger bleib weiß. Allerleirauh lief nun in die Küche, kochte dem König die Brotsuppe und legte, wie der Koch fort war, den goldenen Haspel hinein. Der König, als er den Haspel auf dem Grunde fand, ließ Allerleirauh rufen. Da erblickte er den weißen Finger und sah den Ring, den er im Tanze ihr angesteckt hatte. Da ergriff er sie an der Hand und hielt sie fest, und als sie sich losmachen und fortspringen wollte, tat sich der Pelzmantel ein wenig auf, und das Sternenkleid schimmerte hervor. Der König fasste den Mantel und riss ihn ab. Da kamen die goldenen Haare hervor, und sie stand da in voller Pracht und konnte sich nicht länger verbergen. Und als sie Ruß und Asche aus ihrem Gesicht gewischt hatte, da war sie schöner, als man noch jemand auf Erden gesehen hat. Der König aber sprach: „Du bist meine liebe Braut, und wir scheiden nimmermehr voneinander." Darauf ward die Hochzeit gefeiert und sie lebten vergnügt bis an ihren Tod.

Gedanken zu „Allerleihrauh"

Anfangs mag sich der Gedanke breitmachen, dass dieses Märchen fast das gleiche ist, wie Aschenputtel. Die Kleider in den Nüssen, und drei Feste, bis der König endlich die schöne Jungfrau erkennt. Doch es gibt ganz wesentliche Unterschiede zwischen diesen beiden Märchen. Das ganze Drama für Allerleirauh beginnt mit ihrer Mutter, die dem Vater das Versprechen abringt, er dürfe nur eine Frau heiraten, die genauso schön ist, wie sie – und dann stirbt sie. Wie fatal so ein Versprechen an einen Sterbenden sein kann, sieht man im folgenden Verlauf des Märchens. Vielleicht hatte es die Mutter ja wirklich gut gemeint mit dem Vater, damit er glücklich werden sollte. Doch sie bedachte nicht, was passieren würde, wenn er dieses Versprechen nicht einhalten kann – in diesem Fall einfach deshalb, weil es keine so schöne Frau mehr gab auf der ganzen Welt. Der Vater war nun im Zwiespalt: einerseits erwarteten die Räte und das Volk, dass er wieder heiratete, andererseits konnte er das Versprechen, das er seiner verstorbenen Frau gegeben hat, nicht einhalten. Er kann es ihr auch nicht erklären, oder einen anderen Vorschlag machen, denn sie ist ja gestorben. Das ist die Krux mit solchen Versprechen: man kann sie nicht abändern, anpassen, optimieren oder gar ganz fallen lassen – dies würde einen sicherlich ein Leben lang grämen. Und er sieht seine Tochter mit einem Mal mit anderen Augen und fühlte plötzlich heftige Liebe zu ihr, was sicherlich die erotische Anziehung bedeutete. Doch nicht nur dieses – verbotene – Gefühl überrannte den Vater, sondern auch die Freude über die Lösung des Problems: denn würde er seine Tochter heiraten, hätte er eine Frau, die genauso schön ist, wie seine verstorbene Frau gewesen ist, und könnte das Versprechen einhalten. Wahrscheinlich hätte sich die verstorbene Frau im Grabe umgedreht, doch es war zu spät.

Auch die Räte waren entsetzt, und erst recht die Tochter – doch der Vater war wild entschlossen, sein Töchterchen zu ehelichen. Auch die 4 Wünsche der Tochter konnte er erfüllen, und so stand der Hochzeit nichts im Wege: dem sexuellen Missbrauch der eigenen Tochter und dem damit verbundenen Inzest. Doch die Tochter flieht, und um nicht als Königstochter erkannt zu werden, kleidet sie sich wie eine archaische Waldfrau, mit einem Mantel aus tausenderlei Pelzen und Häuten aller Tiere im Königreich. Die Haut ist der Sitz der Seele und so konnte sie sich sicher sein, dass alle Tiere sie begleiteten, und ihr Schutz (den Mantel) boten. So in einem Baumstumpf schlafend, in der Wildnis, geerdet und naturverbunden, ist man meilenweit entfernt vom königlichen Glamour – und unerkannt. Die königlichen Gewänder versteckte sie in einer Nussschale, und Ring, Spinnrädchen und Haspel finden auch ein Versteck unter dem Mantel. Am Königshof wird ihr ein Ställchen zugeteilt unter einer Treppe. In früheren Zeiten hat man auch im Winter die Hühner und andere Kleintiere in solchen Ställchen gehalten, damit sie nicht erfrieren. In dieses Ställchen fiel kein Licht: ein Vorteil für Allerleirauh, denn dort waren ihre Schätze unentdeckt. Sie macht die niederen Arbeiten in der Küche, aber wie es scheint ganz gerne. Sie ist eine perfekte Hausfrau, und auch mit dem Koch versteht sie sich – trotz seiner gelegentlich strengen Worte. Nicht ein einziges Mal wird Allerleirauh als arme Prinzessin beschrieben, die jetzt in der Küche arbeitet. Allerleirauh machte es gerne. Doch sie erkannte auch rechtzeitig ihre Chance, wieder in die ihr angemessene Gesellschaftsschicht aufzusteigen, wobei ihr auch das Gelernte aus der Küche zu Hilfe kam.

Der goldene Ring, das vergoldete Spinnrad als Zeichen ihre weiblichen (Arbeits-)qualitäten, die Haspel, auf der der (Lebens-)faden aufgewickelt wird, all das waren die richtigen Utensilien. Und dass ihr der König beim dritten Fest unbemerkt den Ring über den Finger streift, besiegelt die Verbindung. Ein Ring hat weder Anfang noch Ende, und so symbolisiert er Unendlichkeit – eine immerwährende Verbindung.

Die Blütenessenzen für das Märchen: Centaury und Dogwood

Es geht in diesem Märchen um einen drohenden Missbrauch. In letzter Sekunde rettet sich das Mädchen in den Wald, und wird nach vielen Hürden sogar (wieder) Prinzessin und Königin. Das Märchen bedient sich nicht des Wortes „Missbrauch". Jedes Mädchen erspürt von selbst, aus einem weiblichen Urwissen heraus, dass eine Hochzeit mit dem Vater nicht gut sein kann. Der Umgang mit Missbrauch in der Praxis erfordert viel Wissen und Einfühlungsvermögen. Und sicherlich werden die folgenden Blütenessenzen nicht die Lösung des Problems sein, jedoch vielleicht eine Hilfe, mit dem Geschehenen oder Angedrohten fertig zu werden.

Centaury
Das Tausendguldenkraut ist die „Nein-Sager-Blüte". Sie hilft, seine Grenzen zu zeigen und sie auch aufrecht zu halten. Für ein kleines Mädchen sicherlich keine leichte Aufgabe! Centaury hilft ihm, an der richtigen Stelle **Nein** zu sagen, und um im Erwachsenenalter die Verantwortung für das eigene Leben in die Hand nehmen zu können.

Dogwood
Die treffendste Beschreibung für die Blütenessenz von Dogwood (dem Hartriegel / Hornstrauch) ist der folgende Satz: Dogwood stellt Anmut und Weichheit wieder her. So wie Allerleirauh sich erst abschottete, um das Trauma des Todes ihrer Mutter und des drohenden Missbrauchs zu überwinden. Dogwood sorgt für eine zurückkehrende Leichtigkeit, für Lebensfreude, für die Fähigkeit, wieder zu lieben und Vertrauen zu haben.

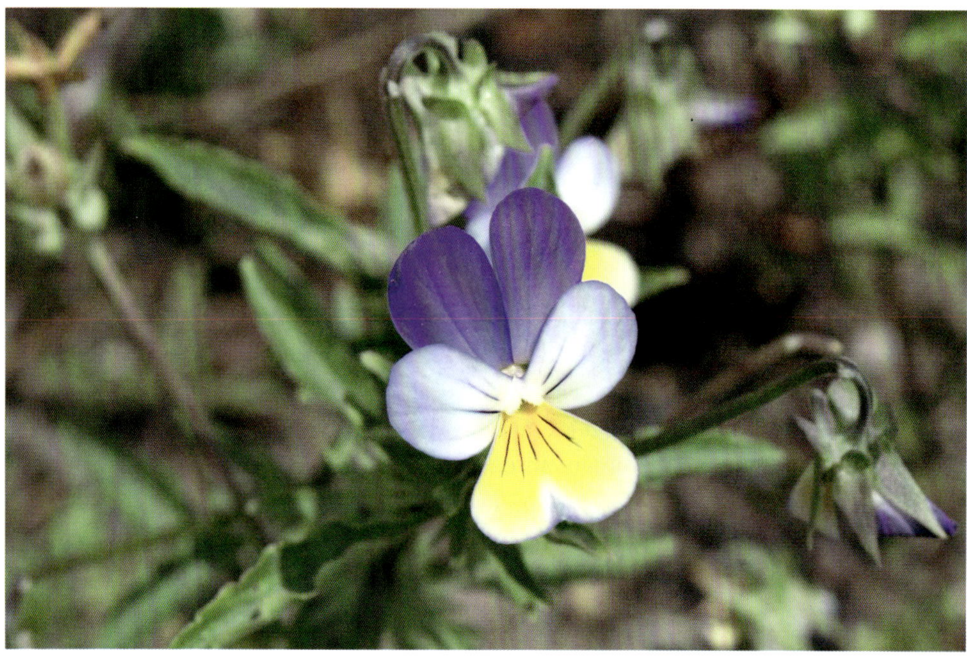

Die spagyrischen Mittel für das Märchen: Viola tricolor und Cardiospermum

In der Spagyrik gibt es zwei Pflanzen, die man bei Missbrauch einsetzen kann: Viola tricolor und Cardiospermum. Gehen wir bei diesem Beispiel einfach davon aus, dass der Missbrauch bei Allerleirau bereits passiert ist. Wobei immer die Frage offen bleibt, wann Missbrauch wirklich beginnt, und ob schon allein die Ankündigung / Planung desselben (wie im Märchen die Hochzeit) die Seele verletzt (Allerleirau flieht).

Viola tricolor

Viol bedeutet im Französischen „Vergewaltigung“. Tricolor bezeichnet die Dreifarbigkeit der Blüte, was den drei Hautschichten entspricht. Viola tricolor zählt zu den ganz großen Heilmitteln in der Dermatologie, hat einen reinigenden Effekt auf Haut und Seele (Allerleirau war nach ihrer Flucht lange Zeit schmutzig). Wobei das Wort Vergewaltigung nicht nur die körperliche Gewalt bezeichnet, sondern auch die seelische. Jede Art von Gewaltanwendung braucht Viola tricolor zur Linderung und Unterstützung der Heilung.

Cardiospermum

Der Name Cardio verweist auf das Herz, auf „Herzensdinge“, Spermum wiederum zeigt deutliche Beziehung zu Sperma. Neben dem großen Wirkspektrum dieses Mittels, ist auch die Unterstützung nach Vergewaltigung quasi schon im Namen verankert. Die Patientinnen sprechen nicht gerne darüber, sind verschlossen (wie Allerleirau). Cardiospermum hilft ihnen, Verantwortung für ihr Leben zu übernehmen, etwas zu verändern.

Das homöopathische Mittel für das Märchen: Natrium muriaticum

Das Märchen Allerleirauh beginnt mit dem Tod einer wunderschönen Königin mit goldenen Haaren, die auf dem Totenbett ihren Gemahl ermahnte, sich ausschließlich mit einer Frau zu verheiraten, die ebenso schön wie sie sei, und ebenso goldene Haare hätte. Als sie kurz darauf verstarb, verfiel der König in langanhaltende, tiefste Trauer und hätte in dieser Situation vielleicht **Ignatia** bekommen sollen, dann hätte das Märchen möglicherweise einen anderen Verlauf genommen.

Als er schließlich dem Drängen seiner Berater nachgab und im ganzen Land vergeblich nach einer „passenden“ Braut gesucht worden war, betrachtete er auf einmal seine Tochter nicht mit den Augen eines Vaters sondern eines Mannes – und schon war es geschehen! Ein übergriffiges Verlangen bemächtigte sich des Königs, sich mit seiner Tochter zu vermählen. Dieses inzestuöse Vorhaben, für dessen Durchsetzung der König alle Hebel in Bewegung setzt, entsetzt die schöne Tochter und sie sieht nur eine Chance, dem Unrecht zu entgehen – die Flucht.

Das Einzige was sie mit sich nimmt, sind ein goldener Ring, ein goldenes Spinnrädchen und ein goldenes Haspelchen sowie drei Kleider von Sonne, Mond und Sternen. Sie hüllt sich in einen Mantel aus vielen unterschiedlichen Fellen (= allerlei Rauhwerk), schwärzt sich Gesicht und Hände mit Ruß und entflieht aus Schloss und Königreich.

Diese einschneidenden Begebnisse reichen völlig aus, um einen Menschen in einen **Natrium muriaticum** – Zustand zu versetzen.

Eine Natrium-Konstitution entsteht sehr häufig durch eine „*gestörte Eltern-Kind-Beziehung*"[1]. Hier ist es in der Hauptsache die Unfähigkeit von Eltern, sich ihren Kindern gegenüber emotional zu öffnen und auf deren seelische Bedürfnisse einzulassen. Kinder fühlen sich dann „*unbeachtet*"[2] und unverstanden, zurückgesetzt und alleingelassen.

Solche „*Folgen von Enttäuschung*"[1] ziehen sich oft durch das ganze Leben eines Natrium-Patienten. Catherine R. Coulter berichtet in ihren „Portraits homöopathischer Arzneimittel (Band I)" über Erwachsene, die sich noch nach Jahrzehnten über die Unzulänglichkeiten ihrer Eltern auslassen oder über die Kränkungen, unter denen sie zu leiden hatten.

Bei Mädchen ist es vor allem die „ *Vater-Tochter-Beziehung*"[2], die Probleme hervorrufen kann.

Dies kann ein Vater sein, der sie einfach nur missachtet und sich nicht um ihre emotionalen Bedürfnisse kümmert, so dass bei dem Kind (gleich ob Mädchen oder Junge), das „*Gefühl als ob unbeachtet*"[2] entstehen kann oder dass es sich sogar „*vom Vater verraten*"[2] fühlt. Aber es kann auch – wie hier im Märchen angedeutet – der tatsächliche sexuelle Missbrauch sein („*Folgen von sexuellem Mißbrauch*"[2])!

Gleich welche Form der Missachtung oder gar Übergriffigkeit dem Natrium muriaticum Patienten widerfahren ist – er wurde durch das „*verletzt, was sie / er am meisten liebt*"[1]. Dieses Grundmuster für die Auslösung eines Natrium-Zustandes muss nicht im Kindesalter geschehen sein! Auch später im Leben gibt es viele Situationen und Ereignisse, die dafür in Frage kommen.

Das kann eine gescheiterte Liebesbeziehung sein, in die der Patient extrem viel emotionale Energie eingebracht hat, die nicht oder nur in einem geringen Ausmaß zurückgegeben wurde. Oder bei traumatisierenden Ehescheidungen und Zerwürfnissen, vor allem, wenn zusätzlich zum seelischen Leid vielleicht sogar noch körperliche Auseinandersetzungen im Spiel sind.

Auch im Berufsleben kann es zu Auslösern für einen Natrium-Zustand kommen. Dies geschieht oft dann, wenn übermäßig viel positive Energie in eine Aufgabe oder einen Beruf investiert wurde, dies aber nie zum Erfolg oder zur Anerkennung der Leistung führte („*Folgen von Enttäuschung*"[2)]). Hier finden wir häufig Menschen mit einem „*ausgeprägten Verantwortungsgefühl*"[1)], die meist still vor sich hin leiden.

Oft bauen sie eine „*Schutzmauer*"[2)] um sich herum, hinter der sie sich verstecken können. Bei Allerleirauh ist dies sehr schön repräsentiert durch den Fellmantel, unter dem sie ihre wahre Identität verbirgt und das mit Ruß geschwärzte Gesicht, um ihre Schönheit zu verbergen. So wird aus der strahlend schönen Prinzessin ein „*hässliches Entlein und ein Mauerblümchen*"[2)], das sich im Wald in einen hohlen Baumstamm flüchtet.

Auch Natrium-Patienten im realen Leben machen sich diese Wesensart zu eigen, denn häufig finden wir dort Menschen, die ein stilles Leid mit sich herumtragen, geradezu eine „*Opfermentalität*"[1)] entwickeln und deren „Lebensglas" stets mindestens halb leer ist.

Die Natrium-Konstitution zelebriert geradezu die „Nichtbeachtung", also das Prinzip, dass sie / er als Mensch mit seinen Gefühlen übersehen werden soll. Seine Schüchternheit führt manchmal so weit, dass sie sich auch in seinem Äußeren zeigt. Natrium-Typen kultivieren dieses Thema des Nicht-geachtet-werdens durchaus in ihrem Drang, sich ärmlich zu kleiden, gerne unscheinbare Farben wie „*Erdtöne und andere gedeckte Farben*"[1)] zu wählen und sogar die Haltung eines erniedrigten Menschen mit gebeugten Schultern und hängendem Kopf einzunehmen.

So wundert es auch nicht, wenn ein Patient, für den Natrium muriaticum als heilendes Homöopathikum in Betracht gezogen werden muss, unter unglaublich vielen Ängsten leidet.

Es würde sicher zu weit führen, sie alle anzuführen, doch die wichtigsten und für Natrium bezeichnendsten sollen hier erwähnt werden, da sie viel zur Mittelfindung beitragen können.

Da ist einmal eine „*hypochondrische Angst*"[2)], das heißt eine „*Angst um die eigene Gesundheit*"[1)], die diese Patienten manchmal dazu treibt, wahllos für – möglicher Weise eingebildete – Erkrankungen Medikamente einzunehmen (häufig auch Homöopathika und / oder andere sogenannte „alternative" Heilmittel) oder den Therapeuten ständig mit neuen „Zipperlein" zu konfrontieren, so dass dieser stark gefordert ist, deren echten Behandlungsbedarf genau abzuklären. Manche solcher Hypochonder sind ausgesprochen gut informiert, haben sich teilweise tief in vorwiegend alternative Behandlungsmethoden eingearbeitet, und da sie meist äußerst „*gewissenhaft*"[1)] sind, konfrontieren sie den Therapeuten gerne mit eigenen Medikationsideen.

Eine ganz spezielle Angst ist die „*vor homöopathischer Fallaufnahme*"[2)]). Sie rührt aus typisch natrischen, grundlegenden Wesenszügen: Er „*kann Gefühle nicht zeigen oder darüber sprechen*"[1)] und er „*will nicht bemitleidet werden*"[1)].

Zusätzlich zeigt sich hierin auch die Angst, „*bloßgestellt*"[2)] zu werden.

Wie Natrium umgibt sich der Krebs mit einem Panzer, um seine eigene Verletzlichkeit zu schützen, ja manche wie der Einsiedlerkrebs suchen sich für ihren Hinterleib sogar Schneckenhäuser um sicher zu gehen, dass ihnen zumindest von dieser Seite kein Unheil drohen kann.

Das Sternzeichen Krebs ist dem Element Wasser zugeordnet, also dem Element, dem wir die stärkste emotionale Kraft beimessen. Doch Natrium ist zwar äußerst emotional und absolut fähig, tiefe Gefühle zu entwickeln (*„viel Mitgefühl"*[1)]), doch er ist oft extrem schüchtern und verbietet sich selbst, diese Gefühle zu zeigen, aus Angst, einmal mehr emotional verletzt zu werden. So kann der Eindruck eines missmutigen und mürrischen Charakters entstehen, den Natrium Menschen häufig vermitteln. Daraus erwächst eine wesentliche Natrium-Eigenschaft: er *„erzählt nichts"*[1)], welche den Therapeuten schier zur Verzweiflung treiben kann.

Auf der anderen Seite sind diese Menschen meist diejenigen, denen Vieles, durchaus auch Geheimnisse, anvertraut wird, denn *„sie vermitteln das Gefühl, alles für sich zu behalten"*[2)]. Dies wiederum belastet den ohnehin nicht sehr starken Menschen und verstärkt noch seine Neigung zu *„Depressionen"*[1)].

Natrium muriaticum gehört mit zu den wirkungsvollsten „Antidepressiva" der Materia Medica!

Eine sehr bezeichnende Furcht ist auch die *„vor dem eigenen Glück"*[2)], das heißt, dass Natrium es sich geradezu verbietet, glücklich zu sein. Auch Allerleirauh gehört offensichtlich zu diesem Typus, denn sie erscheint auf den Bällen für einen einzigen Tanz, um dann wieder in ihrer Abstellkammer zu verschwinden.

Diese Angst vor dem Glück führt gerne dazu, dass diese Menschen zu Aberglauben und Schwarzseherei neigen – oft ist deshalb eine durchaus ernstzunehmende und tiefgehende Beschäftigung mit astrologischen Themen anzufinden. Durch die Auseinandersetzung mit dem Lauf und dem Einfluss der Gestirne erfährt der Natrium-Mensch oft eine ihn beruhigende und bestätigende Sichtweise auf die Ereignisse, die ihn bewegen.

Allerleirauh fristet ihr freudloses Dasein im Königsschloss zwischen ihrer trostlosen Kammer und ihrem ausbeuterischen Dienst in der königlichen Küche. Das Märchen zeichnet das Bild einer Küchensklavin (*„vermittelt das Bild eines Sklaven"*[1)]), auf deren Dienste sich jeder verlässt, doch es gibt niemand, der sich um sie kümmert. Dabei hat Natrium muriaticum einen tief in sich verborgenen Herzenswunsch – es ist der überwältigende Wunsch nach Aufmerksamkeit!

Im Märchen zeigt sich dies in der inständigen Bitte von Allerleirauh, an den Bällen im Schloss teilnehmen zu dürfen („*Verlangen nach besonderer Aufmerksamkeit"*[1)]) und in der besonders wohlschmeckenden Suppe (Aufmerksamkeit geht bekanntlich durch den Magen).

Dazu hat Natrium ein Symptom mit Alleinstellungsmerkmal: es ist das „*Verlangen zu tanzen am Abend"*[1)] – laut *Seideneder (Mitteldetails der homöopathischen Arzneimittel)* das *einzige Mittel* mit diesem Verlangen.

Allerleirauh nützt diese Gelegenheit zusätzlich noch durch die kleinen, goldenen Pretiosen, die sie bei ihrem Verschwinden hinterlässt um sicher zu gehen, dass ihr diese „*besondere Aufmerksamkeit"* auch zuteil wird. Insgesamt zeigt sich die Darstellung einer Natrium muriaticum – Konstitution in diesem Märchen in seiner gesamten Komplexizität – vom Auslöser durch den (nicht vollzogenen, aber geplanten) Missbrauch bis hin zu der instinktiv vollzogenen heilenden Aktion des Erlangens der positiven Aufmerksamkeit, nach der der Natrium – Patient lechzt!

Seideneder beschreibt diesen Prozess wunderbar treffend: „*Das Mittel repräsentiert den Menschen in einem Stadium der geistigen und spirituellen Entwicklung, bei dem er sich in einem Lösungsprozess befindet – auf der Suche nach seinem eigenen, wahren Selbst."*[1)]

Im Märchen „Allerleirauh" finden wir also überwältigend viele Hinweise, die auf das homöopathische Heilmittel „Natrium muriaticum" passen und dadurch diesen Konstitutionstyp äußerst treffend beschreiben.

Die grundlegenden Elemente, durch die ein Mensch in einen Natrium-Zustand geraten kann, sind das Durchleben einer seelischen Missbrauchssituation (gleich ob als Kind oder Erwachsener) und die daraus resultierenden Kompensationsmechanismen wie

- Rückzug als Schutz vor weiteren Verletzungen
- tiefe Traurigkeit bis hin zur massiven Depression
- Verlust der Freude an Allem, sogar am Leben sowie die Unfähigkeit, Glück zu empfinden
- die Unfähigkeit, die eigenen Gefühle zu zeigen
- ausgeprägte Schweigsamkeit

Der Natrium-Patient erscheint dementsprechend als ausgesprochen ernst wirkender Mensch mit einer paradoxen Eigenschaft:

Er neigt dazu, bei unpassender Gelegenheit und / oder absolut unpassenden Themen zu lachen!

Löwe – Sonne

„Der gestiefelte Kater“

Ein Müller hatte drei Söhne, seine Mühle, einen Esel und einen Kater; die Söhne mussten mahlen, der Esel Getreide holen und Mehl forttragen und die Katz, die Mäuse wegfangen. Als der Müller starb, teilten sich die drei Söhne die Erbschaft, der älteste bekam die Mühle, der zweite den Esel, der dritte den Kater, weiter blieb nichts für ihn übrig. Da war er traurig und sprach zu sich selbst: „Ich hab es doch am allerschlimmsten gekriegt; mein ältester Bruder kann mahlen, mein zweiter kann auf seinem Esel reiten. Was kann ich mit dem Kater anfangen? Lass, ich mir ein paar Pelzhandschuhe aus seinem Fell machen, so ist's vorbei." – „Hör", fing der Kater an, der alles verstanden hatte, was er gesagt, „du brauchst mich nicht zu töten, um ein paar schlechte Handschuh aus meinem Pelz zu kriegen; lass mir nur ein paar Stiefel machen, dass ich ausgehen kann und mich unter den Leuten sehen lassen, dann soll dir bald geholfen sein." Der Müllersohn verwunderte sich, dass der Kater so sprach; weil aber eben der Schuster vorbeiging, rief er ihn herein und ließ ihm ein Paar Stiefel anmessen. Als sie fertig waren, zog sie der Kater an, nahm einen Sack, machte den Boden desselben voll Korn, oben aber eine Schnur daran, womit man ihn zuziehen konnte; dann warf er ihn über den Rücken und ging auf zwei Beinen, wie ein Mensch, zur Tür hinaus.

Dazumal regierte ein König in dem Land, der aß die Rebhühner so gern. Es war aber eine Not, dass keine zu kriegen waren. Der ganze Wald war voll; aber sie waren so scheu, dass kein Jäger sie erreichen konnte. Das wusste der Kater und gedachte seine Sache besser zu machen. Als er in den Wald kam, tat er den Sack auf, bereitete das Korn auseinander, die Schnur aber legte er ins Gras und leitete sie hinter eine Hecke. Da versteckte er sich selber, schlich herum und lauerte. Die Rebhühner kamen bald gelaufen, fanden das Korn, und eins nach dem andern hüpfte in den Sack hinein. Als eine gute Anzahl darin war, zog der Kater den Strick zu, lief herzu und drehte ihnen den Hals um; dann warf er den Sack auf den Rücken und ging geradewegs nach des Königs Schloss. Die Wache rief: „Halt! Wohin?" – „Zu dem König", antwortete der Kater kurzweg. – „Bist du toll, ein Kater zum König?" – „Lasst ihn nur gehen", sagte ein anderer, „der König hat doch oft Langeweil, vielleicht macht ihm der Kater mit seinem Brummen und Spinnen Vergnügen." Als der Kater vor den König kam, machte er eine Reverenz und sagte: „Mein Herr, der Graf" – dabei nannte er einen langen und vornehmen Namen – „lässt sich dem Herrn König empfehlen und schickt ihm hier Rebhühner, die er eben in Schlingen gefangen hat." Der König erstaunte über die schönen, fetten Rebhühner, wusste sich vor Freude nicht zu lassen, und befahl, dem Kater so viel Gold aus der Schatzkammer in den Sack zu tun, als er tragen könne: „Das bring deinem Herrn und dank ihm noch vielmal für sein Geschenk."

Der arme Müllersohn aber saß zu Hause am Fenster, stützte den Kopf auf die Hand und dachte, dass er nun sein Letztes für die Stiefel des Katers weggegeben, und was werde ihm der Großes dafür bringen können. Da trat der Kater herein, warf den Sack vom Rücken, schnürte ihn auf und schüttelte das Gold vor den Müller hin: „Da hast du etwas für die Stiefel, der König lässt dich auch grüßen und dir viel Dank sagen." Der Müller war froh über den Reichtum, ohne dass er noch recht begreifen konnte, wie es zugegangen war. Der Kater aber, während er seine Stiefel auszog, erzählte ihm alles, dann sagte er: „Du hast zwar jetzt Geld genug, aber dabei soll es nicht bleiben; morgen zieh ich meine Stiefel wieder an, du sollst noch reicher werden, dem König hab ich auch gesagt, dass du ein Graf bist." Am andern Tag ging der Kater, wie er gesagt hatte, wohl gestiefelt, wieder auf die Jagd, und brachte dem König einen reichen Fang.

So ging es alle Tage, und der Kater brachte alle Tage Gold heim, und ward so beliebt wie einer bei dem König, dass er aus- und eingehen durfte und im Schloss herumstreichen, wo er wollte. Einmal stand der Kater in der Küche des Königs beim Herd und wärmte sich, da kam der Kutscher und fluchte: „Ich wünsch', der König mit der Prinzessin wäre beim Henker! Ich wollt' ins Wirtshaus gehen und einmal trinken und Karten spielen, da soll ich sie spazieren fahren an den See." Wie der Kater das hörte, schlich er nach Haus und sagte zu seinem Herrn: „Wenn du willst ein Graf und reich werden, so komm mit mir hinaus an den See und bade dich darin." Der Müller wusste nicht, was er dazu sagen sollte, doch folgte er dem Kater, ging mit ihm, zog sich splitternackend aus und sprang ins Wasser. Der Kater aber nahm seine Kleider, trug sie fort und versteckte sie. Kaum war er damit fertig, da kam der König daher gefahren; der Kater fing sogleich an, erbärmlich zu lamentieren: „Ach! Allergnädigster König! Mein Herr, der hat sich hier im See gebadet, da ist ein Dieb gekommen und hat ihm die Kleider gestohlen, die am Ufer lagen, nun ist der Herr Graf im Wasser und kann nicht heraus, und wenn er länger darin bleibt, wird er sich erkälten und sterben." Wie der König das hörte, ließ er halt machen, und einer von seinen Leuten musste zurückjagen und von des Königs Kleidern holen. Der Herr Graf zog die prächtigsten Kleider an, und weil ihm ohnehin der König wegen der Rebhühner, die er meinte von ihm empfangen zu haben, gewogen war, so musste er sich zu ihm in die Kutsche setzen. Die Prinzessin war auch nicht bös darüber, denn der Graf war jung und schön, und er gefiel ihr recht gut.

Der Kater aber war vorausgegangen und zu einer großen Wiese gekommen, wo über hundert Leute waren und Heu machten. „Wem ist diese Wiese, ihr Leute?“ fragte der Kater, – „Dem großen Zauberer.“ – „Hört, jetzt wird der König bald vorbeifahren, wenn er fragt, wem die Wiese gehört, so antwortet: dem Grafen; und wenn ihr das nicht tut, so werdet ihr alle totgeschlagen.“ – Darauf ging der Kater weiter und kam an ein Kornfeld, so groß, dass es niemand übersehen konnte, da standen mehr als zweihundert Leute und schnitten das Korn. „Wem ist das Korn, ihr Leute?“ – „Dem Zauberer.“ – „Hört, jetzt wird der König vorbeifahren, wenn er fragt, wem das Korn gehört, so antwortet: dem Grafen; und wenn ihr das nicht tut, werdet ihr alle totgeschlagen.“ – Endlich kam der Kater an einen prächtigen Wald, da standen mehr als dreihunderte Leute, fällten die großen Eichen und machten Holz. – „Wem ist der Wald, ihr Leute?“ – „Dem Zauberer.“ – „Hört, jetzt wird der König vorbeifahren, wenn er fragt, wem der Wald gehört, so antwortet: dem Grafen; und wenn ihr das nicht tut, so werdet ihr alle umgebracht.“

Der Kater ging noch weiter, die Leute sahen ihm alle nach und weil er so wunderlich aussah, und wie ein Mensch in Stiefeln daher ging, fürchteten sie sich vor ihm. Er kam bald an des Zauberers Schloss, trat kecklich hinein und vor ihn hin. Der Zauberer sah ihn verächtlich an, und fragte ihn, was er wolle. Der Kater machte eine Reverenz und sagte: „Ich habe gehört, dass du in jedes Tier nach deinem Gefallen dich verwandeln könntest; was einen Hund, Fuchs oder auch Wolf betrifft, da will ich es wohl glauben; aber von einem Elefant, das scheint mir ganz unmöglich, und deshalb bin ich gekommen, um mich selbst zu überzeugen.“ Der Zauberer sagte stolz: „Das ist mir eine Kleinigkeit“, und war in dem Augenblick in den Elefant verwandelt. „Das ist viel. Aber auch in einen Löwen?“ – „Das ist auch nichts“, sagte der Zauberer und stand als ein Löwe vor dem Kater. Der Kater stellte sich erschrocken und rief: „Das ist unglaublich und unerhört, dergleichen hätt' ich mir nicht im Traum in die Gedanken kommen lassen; aber noch mehr als alles andere wäre es, wenn du dich auch in so ein kleines Tier wie eine Maus ist, verwandeln könntest. Du kannst gewiss mehr als irgendein Zauberer auf der Welt; aber das wird dir doch zu hoch sein.“ Der Zauberer ward ganz freundlich von den süßen Worten und sagte: „O ja, liebes Kätzchen, das kann ich auch“, und sprang als eine Maus im Zimmer herum. Der Kater war hinter ihm her, fing die Maus mit einem Sprung und fraß sie auf.

Der König aber war mit dem Grafen und der Prinzessin weiter spazieren gefahren und kam zu der großen Wiese. „Wem gehört das Heu?“ fragte der König – „Dem Herrn Grafen“ – riefen alle, wie der Kater ihnen befohlen hatte. – „Ihr habt da ein schönes Stück Land, Herr Graf“, sagte er. Darnach kamen sie an das große Kornfeld. „Wem gehört das Korn, ihr Leute?“ – „Dem Herrn Grafen.“ – „Ei! Herr

Graf, große, schöne Ländereien!" – Darauf zu dem Wald: „Wem gehört das Holz, ihr Leute?" – „Dem Herrn Grafen." – Der König verwunderte sich noch mehr und sagte: „Ihr müsst ein reicher Mann sein, Herr Graf; ich glaube nicht, dass ich einen so prächtigen Wald habe." Endlich kamen sie an das Schloss, der Kater stand oben an der Treppe, und als der Wagen unten hielt, sprang er herab, machte die Türe auf und sagte: „Herr König, Ihr gelangt hier in das Schloss meines Herrn, des Grafen, den diese Ehre für sein Lebtag glücklich machen wird." Der König stieg aus und verwunderte sich über das prächtige Gebäude, das fast größer und schöner war als sein Schloss; der Graf aber führte die Prinzessin die Treppe hinauf in den Saal, der ganz von Gold und Edelsteinen flimmerte.

Da ward die Prinzessin mit dem Grafen versprochen, und als der König starb, ward er König, der gestiefelte Kater aber erster Minister.

Gedanken zu „Der gestiefelte Kater"

Da hat ein Müller drei Söhne, aber nur einem kann er die Mühle geben, dem zweiten bleibt immerhin noch ein Esel, und dem dritten der Stubentiger. Klar, dass der dritte Sohn darüber enttäuscht ist, denn was sollte er mit dem Kater anfangen?

Dass Erbschaftsangelegenheiten oft nicht zur Zufriedenheit aller ausgehen – dieses Problem ist wohl so alt wie die Menschheit. Und auch in diesem Märchen ist der dritte Sohn ohne Ideen, ohne Antrieb, ja er denkt sogar laut daran, ein paar Fellhandschuhe aus dem Kater zu machen. Das setzt diesen natürlich unter Strom, und er verspricht dem Müllersohn, dass er ihn schon reich machen wird. Allerdings bräuchte er dazu noch Stiefel. Der Müllersohn kratzt seine letzten Taler zusammen und lässt dem Kater auch noch Stiefel machen. Für ihn scheint ohnehin alles verloren, und dann ist es auch egal, wenn er sein letztes Geld für Kater-Stiefel ausgibt. Augenscheinlich steckt der Müllersohn in einer tiefen Sinnkrise, einer Depression, einer Hoffnungslosigkeit und einer großen Enttäuschung. Es fehlen ihm genau die Eigenschaften, die der Kater besitzt: Selbstbewusstsein, Stolz, List, Tatendrang. Mit dem Kater hat er den besten Coach, den besten Manager an seiner Seite – ohne es zu wissen.

Die Katze wurde bei den Ägyptern als Göttin verehrt, was unser Märchenheld wohl immer noch wusste. Anders als der Hund ist die Katze nicht zu dressieren, sie symbolisiert die Freiheit und Unabhängigkeit schlechthin und ist dem weiblichen Urprinzip der Venus zugeordnet. Sie umschmeichelt und umgarnt, sie schnurrt und ist verspielt, kann andererseits aber auch fauchen und kratzen, und mitleidslos eine Maus totbeißen und verschlingen. Aber es sind genau diese Eigenschaften, welche dem Kater zum Erfolg verhelfen. Mit Hilfe der Stiefel wird er zum Halbmenschen, und zeigt auch, dass er aus betuchtem Hause ist. Um dem Menschen noch ähnlicher zur werden geht er auf zwei Beinen. Vermutlich auf seinen nächtlichen Streifzügen über die Dächer der Stadt hat er all die Dinge erfahren, die er braucht, um seine Pläne umzusetzen: zum Beispiel, dass der König Rebhühner liebt, aber dieses Federvieh sich nicht so einfach fangen lässt.

Im Märchen scheint es so, als würde der Kater dies alles nur aus Liebe zu seinem Herrn tun, der deprimiert in den Seilen hängt – doch das ist nicht das Wesen der Katze. In erster Linie möchte er nicht zum Fellhandschuh mutieren, und in zweiter Linie genießt er es, Größe zeigen zu können, anerkannt zu sein.

Mit seinem Rebhuhn-Trick schmeichelt er sich katzenhaft beim König ein, und kann sich frei im Schloss bewegen. Und so hört er zufällig, dass der König mit seiner Tochter, der Prinzessin, mit der Kutsche an den See fährt. Garantiert kannte der nachtaktive Kater die Gegend wie seine Westentasche, und er witterte die Chance, seinem Herrn zu königlichem Reichtum zu verhelfen – was ihm sicherlich den wärmsten Platz und eine gut gefüllte Futterschüssel zu Lebzeiten sichern würde.

Der erste Trick: Er befahl seinem Herrn, dem Müllersohn, im See zu baden. Der Müllersohn tat dies, auch wenn er nicht so recht wusste, weshalb. Aber der Kater hatte ihm ja schon viel Gold gebracht, und so konnte es nicht sein Nachteil sein. Kleider machen Leute – das wusste der Kater, hatte er sich doch schon die Stiefel machen lassen. Und wenn er seinen Herrn als Grafen vorstellt, so musste dieser entsprechend gekleidet sein. Es funktionierte, und der König lud den Müllersohn in edlem Gewand in seine Kutsche, in der auch die Prinzessin saß. Von der erfahren wir nur, dass der junge Graf ihr gefiel.

Doch ohne Geld und Ländereien wären auch die Chancen eines Grafen geschrumpft. Der Kater wusste auch das, und befahl der arbeitenden Landbevölkerung, sie solle immer antworten, dass all dies dem Grafen gehört. Er droht ihnen gar mit dem Tod, sollten sie dies nicht tun. Wäre es „nur" ein Mensch gewesen, so hätten die Leute ihn vielleicht nur als Spinner abgetan, wäre es „nur" eine Katze gewesen, die diese Befehle erteilt, hätte sie niemand ernst genommen. Es war genau diese Mischung, die dem Kater den nötigen Respekt verschaffte. Manch einer wundert sich, wie der Müllersohn mit so viel Lügen klarkam. Er hat zwar selbst nicht gelogen, musste aber die Rolle mitspielen. Seine Unwissenheit wurde ihm scheinbar als Bescheidenheit ausgelegt.

Im letzten Teil des Märchens riskiert der Kater viel, wenn er sich in das Schloss des Zauberers wagt. Mit Lob und katzenhaften Schmeicheleien gelingt es ihm auch hier, diesen Zauberer zu beeinflussen. Dies geht sogar so weit, dass der Zauberer ohne zu überlegen sich in eine Maus verwandelt – und augenblicklich vom Kater verspeist wird.

Als der Müllersohn König wird, bleibt der gestiefelte Kater sein erster Minister. Wohl nicht nur als Belohnung, sondern auch als Notwendigkeit, denn die Qualitäten des Katers hatte der Müllersohn nicht, und es ist fraglich, ob er sie inzwischen erworben hatte: Selbstbewusstsein, Charme, List, Intelligenz.

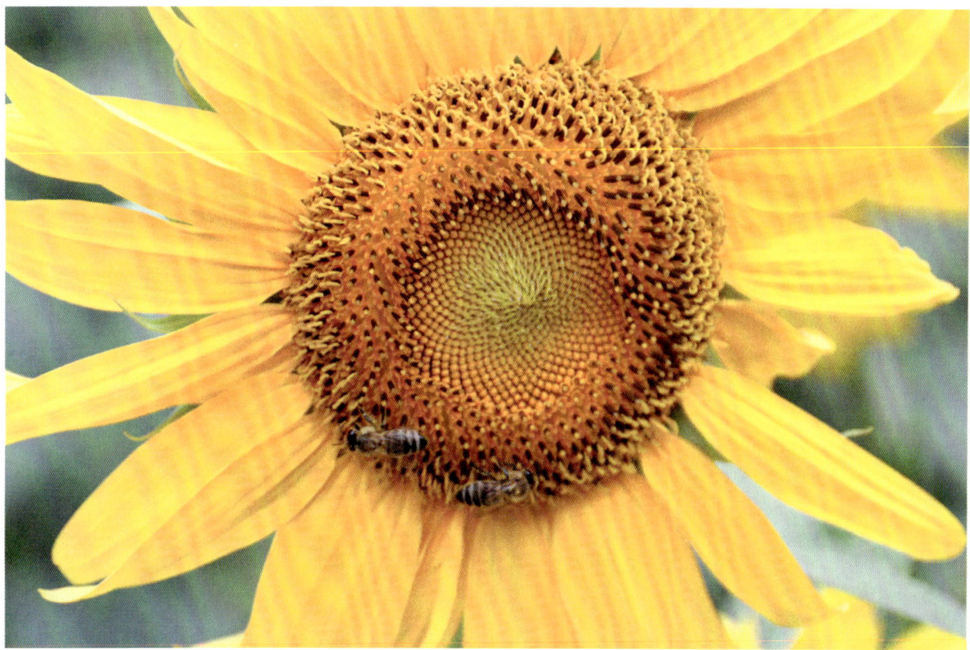

Die Blütenessenzen für das Märchen: Tansy, Heather und Sunflower

Tansy

Die passende Blüte für den Müllersohn. Apathisch sitzt er herum, und hadert mit seinem Schicksal: vom Erbe des Vaters blieb für ihn nur ein Kater. Wild entschlossen macht er – gar nichts. Er ist träge und unbeweglich, wenngleich er wüsste, was zu tun wäre, denn er ist ja nicht dumm. Und so kommt ihm der Kater mit seinen verrückten Ideen gerade recht: er macht zwar zögernd mit, aber das ist immer noch besser als gar nichts. Selbst das Gold, welches der Kater mit den Rebhühnern erschleicht, bringt ihn selbst nicht in Aktion. Tansy, der Rainfarn, ist wie die Wespe auf der Sommerbank, auf die man sich setzt. Es kommt Bewegung ins Spiel, die Lethargie und das phlegmatische Zögern wandeln sich in Entschlossenheit und Motivation. Der Müllersohn hatte Glück: nur durch den Kater wurde er schließlich Prinz und König. Er selbst wäre immer noch der selbstmitleidige Jammerer.

Heather
Ähnlich dem tapferen Schneiderlein hat auch der gestiefelte Kater Heather-Qualitäten. Der Unterschied zwischen den beiden ist: der Kater tut es in erster Linie für seinen Herrn, den Müllersohn. Er rechnet sich dadurch natürlich auch eigene Vorteile aus. Das tapfere Schneiderlein macht es nur für sich selbst.

Sunflower
Die Sonnenblume neigt sich immer zur Sonne, und lässt die Schatten hinter sich. Sie ist eine strahlende Persönlichkeit in der Pflanzenwelt, und fördert daher auch als Blütenessenz strahlende **Ich**-Kräfte. Der gestiefelte Kater hat viel von diesen Sunflower-Qualitäten, manchmal gar ein wenig zu viel Selbstgefälligkeit. Auch hier wirkt die Sunflower-Blütenessenz ausgleichend: sie schenkt Selbstwertgefühl, wenn dieses fehlt, und bremst Selbstgefälligkeit und Eitelkeit.

Die homöopathischen Mittel für das Märchen: Aurum met. und Lac felinum

Aurum metallicum
In diesem Märchen zeigt sich der *Aurum metallicum – Charakter* in all seinen Facetten und spiegelt deshalb ein wundervolles Bild des Sternzeichens *Löwe.*

Bereits zu Beginn des Märchens werden wir mit den „Schatten" eines *Aurum-Zustandes* bekannt gemacht.

Der jüngste Sohn des verstorbenen Müllers „erbt" nichts als einen Kater und gerät darüber in tiefe Traurigkeit – im Märchen heisst es *„Ich hab' es doch am allerschlimmsten gekriegt ...*" Dies spiegelt sich in vielerlei *Aurum-Symptomatiken* wider, die einen Mangel an allen Eigenschaften eines glanzvollen, goldenen Charakters zeigen. Patienten, die sich in solch einem Mangelzustand befinden, empfinden *„keine Selbstliebe"*[1], fühlen sich als *„geborener Pechvogel"*[1] und geraten oft in ein Gefühl, *„alles sei sinnlos"*[2].

Dies tritt vor allem als Folge von herber *„Enttäuschung und/oder Verlust"*[2] auf – und man kann dem Müllersohn ein solches Gefühl, das er auch noch verbalisiert, durchaus zusprechen. Eine weitere *Aurum-Symptomatik* unterstreicht dies, denn häufig steht diese Enttäuschung in Verbindung mit der Vaterfigur. Bei Bomhardt finden wir hierzu die Rubrik *„Enttäuschung durch / über den Vater"*[2]. Es hätte ja auch anders laufen können, wenn der Vater rechtzeitig vor seinem Tod eine gerechtere Erbregelung getroffen hätte. Auch dies passt zum Aurum-Bild. Dieses Mittel verfügt, ebenso wie sein zugeordnetes Sternbild **Löwe** über ein großes Maß an Gerechtigkeitsgefühl. Wird dieses verletzt, kann daraus eine tiefe Verzweiflung erwachsen. Ungerechte Behandlung kann einen Menschen, auf den das Heilmittel *Aurum* passt, noch dazu wenn er vielleicht auch noch dem Sternzeichen Löwe eng verbunden ist, in ein Gefühl treiben, *„alles sei sinnlos"*[2]. Der jüngste Müllersohn drückt es deutlich aus: *„Was kann ich schon mit dem Kater anfangen? Lass ich mir ein Paar Pelzhandschuhe aus seinem Fell machen, dann war's das!"*

Die große Gefahr, in die *Aurum-Patienten* geraten können, wenn sich solche Gedanken vertiefen und sie nicht mehr losgelassen werden können, besteht darin, dass sie sich bis zu einem Punkt steigern können, an dem dieser Mensch in eine tiefe Verzweiflung gerät, die sich bis zur massiven *„Depression mit Selbstmordgefährdung"*[1)2)] erweitern kann. Die von *Aurum* bevorzugte Selbsttötung geschieht häufig durch das Sich-hinabstürzen von hohen Orten. Auch Erschießen oder die Herbeiführung eines tödlichen Autounfalls gehören dazu. Insgesamt gesehen ist *Aurum metallicum* eines der wichtigsten Heilmittel für Menschen mit Suizidgedanken.

Es passt natürlich gerade zum Metall **Gold**, dass derartige Zustände nicht nur durch Ungerechtigkeiten entstehen können, sondern auch als *„Folge von finanziellen oder materiellen Verlusten"*[1)2)].

Der enge Bezug des Löwe-Menschen zu diesem Edelmetall und zu materiellen Werten unterstützt solche Zusammenhänge, denn der Löwe möchte *„glänzen"* und durch seine enge Verbundenheit mit seinem herrschenden Planeten, der Sonne, auch *„strahlen"*!

Da sich *Aurum* viele Dinge sehr „zu Herzen nimmt", ist es kein Wunder, wenn das Homöopathikum ein ausgesprochen wertvolles Heilmittel bei den verschiedensten **Herzerkrankungen** darstellt. Hier reicht das Spektrum von Hypertonie, vor allem mit starker Rötung des Gesichts, über Herzrhythmusstörungen, Herzbeklemmung bis hin zur Herzschwäche. Auch viele der Ängste, über die *Aurum* in reichem Maße verfügt, können sich in Herzproblematiken äußern.

Zu diesen Ängsten zählen in der Hauptsache *„Existenzängste (auch beruflich), Angst vor dem (finanziellen) Ruin, Gewissensängste und Angst vor dem Tod"*[1)2)].

Auch der Müllersohn leidet vermutlich, auch wenn es im Märchen nicht ausdrücklich verbalisiert wird, unter Existenzangst, denn er hat – bis auf den Kater – alles verloren und das wahrscheinlich angenehme Dasein, bei dem er sich um nichts kümmern musste und trotzdem sein Auskommen hatte, ist zu Ende. Doch da ist ja noch besagter Kater!

Dieser kann, wie die meisten Helferlein in den Märchen, plötzlich sprechen und bietet seine Hilfe an, falls er am Leben bliebe. Dieser Kater repräsentiert die andere, positive Seite von *„Aurum metallicum"* und anderer Goldverbindungen in der Homöopathie. Es ist dies die aktive, selbstbewusste, ja charismatische und kreative Seite, die im Aurum ebenso wie im Löwen schlummern und auf ihre Erweckung warten.

Ein in sich ruhender Löwe fällt auf, sobald er einen Raum betritt, auch wenn eine Menge anderer Personen anwesend sind. Er zieht viele Blicke auf sich und seine ruhige, gelassene Ausstrahlung und Souveränität macht ihn zu einem gefragten Ratgeber und bringt ihn oft in berufliche Führungspositionen. Seine Redegewandtheit und seine Kreativität machen ihn häufig zu einem Seminarleiter, dessen Vorträge auch durch seine kultivierte Ausdrucksweise und ein hohes Maß an Überzeugungskraft großes Ansehen genießen.

Wenn ein Aurum – Löwe dies erreicht, erfüllt er genau das, was er als seine naturgegebene Lebensaufgabe ansieht!

Mit unerschütterlichem Selbstbewusstsein geht auch der Kater im Märchen seine neue (Lebens-)Aufgabe an. „*... lass mir nur ein Paar Stiefel machen, dass ich ausgehen kann und mich unter den Leuten sehen lassen kann, dann soll dir bald geholfen sein.*" Gesagt, getan, und er macht sich mit einem mit Körnern befüllten Sack auf die Rebhuhnjagd – jedoch nicht, um sich und seinen Herrn zu versorgen – nein, er verfolgt einen ganz anderen Plan.

Bei *Aurum* finden wir in den verschiedenen Materiae Medicae die Rubriken *„ideenreich"*, *„begabt"* und *„kreativ"*[1)2)]. Und da Aurum gerne gut informiert ist, weiß er, dass Rebhühner die Leibspeise des Königs sind. Also bringt er ihm den Sack voller Leckerbissen – nicht ohne Hintergedanken – denn Aurum ist *„großzügig"*[1)2)], aber auch listig. So gibt er an, es handle sich um ein Geschenk seines Herrn, für den er auch gleich, ideenreich wie Aurum nun mal ist, einen hochtrabenden Namen und Titel erfindet.

Aurum *„erwartet Dankbarkeit"*[1)] und deshalb nimmt er mit großer Selbstverständlichkeit den angebotenen Sack mit Gold. Dies wiederholt sich noch zwei Mal und der Müllersohn ist jetzt reich, doch das genügt dem Kater noch nicht – er will mehr, denn Aurum ist *ehrgeizig"*[1)] und *„strebt nach gesellschaftlicher Akzeptanz"*[2)]!

So veranlasst er seinen Herrn, ein Bad im See zu nehmen, versteckt dessen Kleidung und da er erfahren hatte, dass der König mit seiner schönen Tochter dort vorbeifahren würde, wartete er und erfand eine Geschichte von gestohlenem Gewand, so dass der König mit edlem Tuch aushalf. Interessant bei der ganzen Geschichte ist, dass der listige Kater dies alles nicht um seinetwillen tut, sondern zuerst einmal offenbar für den Müllersohn, denn *Aurum* ist durchaus bereit, *„idealistischen Dienst mit höchstem Eifer"*[2] zu verrichten. Selbstverständlich geschieht dies nicht ohne den Hintergedanken „je besser es meinem Herrn geht, desto besser wird es auch mir gehen", denn wie schon erwähnt: Aurum erwartet Dankbarkeit!

Unterdessen war der Kater vorausgeeilt und verfolgt *„ehrgeizig"* und *„beherzt"*[1)2)] seinen weiteren Plan. Den Waldarbeitern und Bauern, die im Wald, auf den Wiesen und den Kornfeldern arbeiteten, droht er, und auch das kann *Aurum*. Das Homöopathikum kann durchaus auch für *„Brutalität"*[2] und *„Grausamkeit"*[2] stehen und neigt zu *„heiligem Zorn bei Undankbarkeit"*[2], was ihm zuweilen den Vorwurf der *„Habgierigkeit"*[1)2)] einbringen kann.

Aber dadurch, dass er eine angeborene *„Autorität"*[2] ausstrahlt, versprechen die Leute ihm, zu behaupten, dass all die Äcker, Wiesen sowie der Wald dem (erfundenen) Grafen gehörten. Als er erfährt, dass alle diese Ländereien in der Realität einem Zauberer gehören, macht er sich schnurstracks auf den Weg zu dessen Schloss und tritt *„beherzt"*[2] vor diesen.

Ausgestattet mit seiner bereits erwähnten Listigkeit und Redegewandtheit bringt er ihn dazu, sich nach einigen Umwegen in eine Maus zu verwandeln, die er schlussendlich verschlingt. So schafft es der gestiefelte Kater, nicht zuletzt durch seinen **Löwenmut**, dem Müllersohn nicht nur zu großem Reichtum und einem Schloss zu verhelfen, sondern hilft ihm dadurch auch, die Hand der schönen Prinzessin zu erhalten. Für das erlöste Sternzeichen **Löwe** gilt ebenso wie für geheiltes **Aurum** der schöne Ausspruch: „Sol lucet omnibus – die Sonne scheint für Alle"

Lac felinum

Die Katzenmilch. Wer das Wesen einer Katze kennt, weiß sogleich das Einsatzfeld des homöopathischen Mittels Lac felinum. Es passt gut zu unserem Märchenhelden, denn der Kater hat eine gute Portion Eigensinn, verlässt sich auf seine einschmeichelnden (Katze) Fähigkeiten, erschleicht (Katze) sich listig Vorteile, ohne dabei seine Unabhängigkeit zu verlieren. Eine Katze wirkt elegant, stolz, und ihre Bewegungen sind geschmeidig und scheinbar schwerelos. Der gestiefelte Kater zeigt diese (Katzen-)Qualitäten in fast ausschließlich positiver Form. Wenn da nicht die Drohungen (Fauchen) an die Bauersleute wären, und die Brutalität der Vernichtung und Verspeisung der Maus, die vorher ein großer Zauberer war, dessen

Vertrauen die Katze erschlichen hat. Die Katze wird dem weiblichen Urprinzip zugeordnet, und auch der männliche Kater im Märchen besitzt eben diese weiblichen Eigenschaften: verschmust, verspielt, voller Lebendigkeit und Eigensinn, und auf der anderen Seite die berechnende, listige Vernichtung des Gegners.

Jungfrau – Merkur

„Aschenputtel“

Es war einmal ein reicher Mann, der lebte lange Zeit vergnügt mit seiner Frau, und sie hatten ein einziges Töchterlein zusammen. Da ward die Frau krank, und als sie todkrank ward, rief sie ihre Tochter und sagte: „liebes Kind, ich muss dich verlassen, aber wenn ich oben im Himmel bin, will ich auf dich herab sehen, pflanz ein Bäumlein auf mein Grab, und wenn du etwas wünschest, schüttele daran, so sollst du es haben, und wenn du sonst in Not bist, so will ich dir Hilfe schicken, nur bleib fromm und gut.“ Nachdem sie das gesagt, tat sie die Augen zu und starb; das Kind aber weinte und pflanzte ein Bäumlein auf das Grab und brauchte kein Wasser hin zu tragen, um es zu begießen, denn es war genug mit seinen Tränen.

Der Schnee deckte ein weiß Tüchlein auf der Mutter Grab, und als die Sonne es wieder weggezogen hatte, und das Bäumlein zum zweiten Mal grün geworden war, da nahm sich der Mann eine andere Frau. Die Stiefmutter aber hatte schon zwei Töchter von ihrem ersten Mann, die waren von Angesicht schön, von Herzen aber stolz und hoffärtig und bös. Wie nun die Hochzeit gewesen, und alle drei in das Haus gefahren kamen, da ging schlimme Zeit für das arme Kind an. „Was macht der garstige Unnütz in den Stuben“, sagte die Stiefmutter, „fort mit dir in die Küche, wenn sie Brot essen will, muss sie es erst verdient haben, sie kann unsere Magd sein.“

Da nahmen ihm die Stiefschwestern die Kleider weg, und zogen ihr einen alten, grauen Rock an: „der ist gut für dich!“ sagten sie, lachten es aus und führten es in die Küche. Da musste das arme Kind so schwere Arbeit tun: früh vor Tag aufstehen, Wasser tragen, Feuer anmachen, kochen und waschen und die Stiefschwestern taten ihm noch alles gebrannte Herzeleid an, spotteten es, schütteten ihm Erbsen und Linsen in die Asche, da musste es den ganzen Tag sitzen und sie wieder auslesen. Wenn es müde war abends kam es in kein Bett, sondern musste sich neben dem Herd in die Asche legen. Und weil es da immer in Asche und Staub herumwühlte und schmutzig aussah, gaben sie ihm den Namen Aschenputtel.

Auf eine Zeit stellte der König einen Ball an, der sollte in aller Pracht drei Tage dauern, und sein Sohn, der Prinz, sollte sich eine Gemahlin aussuchen; dazu wurden die zwei stolzen Schwestern auch eingeladen. „Aschenputtel“, riefen sie, „komm herauf, kämme uns die Haare, bürste uns die Schuhe und schnalle sie fest, wir gehen auf den Ball zu dem Prinzen.“ Aschenputtel gab sich alle Mühe und putzte sie, so gut es konnte, sie gaben ihm aber nur Scheltworte dazwischen, und als sie fertig waren, fragten sie spöttisch: „Aschenputtel, du gingst wohl gern mit auf den Ball?“ – „Ach ja, wie kann ich aber hingehen, ich habe keine Kleider.“ „Nein“, sagte die älteste, „das wär mir recht, dass du dich dort sehen lässt, wir müssten uns schämen, wenn die Leute hörten, dass du unsere Schwester wärest; du gehörst in die Küche, da hast du eine Schüssel voll Linsen, wann wir wieder kommen, muss sie gelesen sein, und hüte dich, dass keine böse darunter ist, sonst hast du nichts Gutes zu erwarten."

Damit gingen sie fort, und Aschenputtel stand und sah ihnen nach, und als es nichts mehr sehen konnte, ging es traurig in die Küche und schüttete die Linsen auf den Herd, da war es ein großer, großer Haufen. „Ach, sagte es und seufzte dabei, da muss ich dran lesen bis Mitternacht und darf die Augen nicht zufallen lassen, und wenn sie mir noch so wehtun, wenn das meine Mutter wüsste. Da kniete es sich vor den Herd in die Asche und wollte anfangen zu lesen, indem flogen zwei weiße Tauben durchs Fenster und setzten sich neben die Linsen auf den Herd, sie nickten mit den Köpfchen und sagten: „Aschenputtel, sollen wir dir helfen Linsen lesen?" „Ja", antwortete Aschenputtel: „die Schlechten ins Kröpfchen, die guten ins Töpfchen."

Und pick, pick, pick fingen sie an und fraßen die Schlechten weg und ließen die Guten liegen. Und in einer Viertelstunde waren die Linsen so rein, dass auch nicht eine falsche darunter war, und Aschenputtel konnte sie alle ins Töpfchen streichen. Darauf aber sagten die Tauben: „Aschenputtel, willst du deine Schwestern mit dem Prinzen tanzen sehen, so steige auf den Taubenschlag." Aschenputtel ging ihnen nach und stieg bis auf den letzten Leiterspross, da konnte es in den Saal sehen, und sah seine Schwestern mit dem Prinzen tanzen, und es flimmerte und glänzte von vielen tausend Lichtern vor seinen Augen. Und als es sich satt gesehen, stieg es wieder herab, und es war ihm schwer ums Herz, und legte sich in die Asche und schlief ein.

Am anderen Morgen kamen die zwei Schwestern in die Küche, und als sie sahen, dass Aschenputtel die Linsen rein gelesen, waren sie böse, denn sie wollten es gern schelten, und da sie das nicht konnten, huben sie an von dem Ball zu erzählen und sagten: „Aschenputtel, das ist eine Lust gewesen, bei dem Tanz, der Prinz, der allerschönste auf der Welt hat uns dazu geführt, und eine von uns wird seine Gemahlin werden." – „Ja", sagte Aschenputtel, „ich habe die Lichter flimmern sehen, das mag recht prächtig gewesen sein." „Ei, wie hast du das angefangen", fragte die Älteste. – „Ich hab' oben auf dem Taubenstall gestanden" – Wie sie das hörte, trieb sie der Neid und sie befahl, dass der Taubenstall gleich sollte niedergerissen werden.

Aschenputtel aber musste sie wieder kämmen und putzen; da sagte die jüngste, die noch ein wenig Mitleid im Herzen hatte: „Aschenputtel, wenn's dunkel ist, kannst du hinzugehen und von außen durch die Fenster gucken!" „Nein", sagte die Älteste, „das macht sie nur faul, da hast du einen Sack voll Wicken, Aschenputtel, da lese die guten und bösen auseinander und sei fleißig, und wenn du sie morgen nicht rein hast, so schütte ich dir sie in die Asche und du musst hungern, bis du sie alle herausgesucht hast."

Aschenputtel setzte sich betrübt auf den Herd und schüttete die Wicken aus. Da flogen die Tauben wieder herein und taten freundlich: „Aschenputtel, sollen wir dir die Wicken lesen?" – „Ja," – „die Schlechten ins Kröpfchen, die Guten ins Töpfchen."

Pick, pick, pick, pick ging's so geschwind, als wären zwölf Hände da. Und als sie fertig waren, sagten die Tauben: „Aschenputtel, willst du auch auf den Ball gehen und tanzen?" – „Oh du mein Gott", sagte es, wie kann ich in meinen schmutzigen Kleidern hingehen?" – „Geh zu dem Bäumlein auf deiner Mutter Grab, schüttele daran und wünsche dir schöne Kleider, komm aber vor Mitternacht wieder." – Da ging Aschenputtel hinaus, schüttelte das Bäumlein und sprach: „Bäumlein rüttel und schüttel dich, wirf schöne Kleider herab für mich."

Kaum hatte es das ausgesagt, da lag ein prächtig silbern Kleid vor ihm, Perlen, seidene Strümpfe mit silbernen Zwicklein und silberne Pantoffeln und was sonst dazu gehörte. Aschenputtel trug alles nach Haus, und als es sich gewaschen und angezogen hatte, da war es so schön wie eine Rose, die der Tau gewaschen hat. Und wie es vor die Haustüre kam, so stand da ein Wagen mit sechs federgeschmückten Rappen und Bediente dabei in Blau und Silber, die hoben es hinein und so gings im Galopp zu dem Schloss des Königs.

Der Prinz aber sah den Wagen vor dem Tor halten, und meinte eine fremde Prinzessin käme angefahren. Da ging er selbst die Treppe hinab, hob Aschenputtel hinaus und führte es in den Saal. Und als da der Glanz der vielen tausend Lichter auf es fiel, da war es so schön, dass jedermann sich darüber verwunderte, und die Schwestern standen auch da und ärgerten sich, dass jemand schöner war als sie, aber sie dachten nimmermehr, dass das Aschenputtel wäre, das zu Hause in der Asche lag. Der Prinz aber tanzte mit Aschenputtel und ward ihm königliche Ehre angetan. Er dachte auch bei sich: ich soll mir eine Braut aussuchen, da weiß ich mir keine als diese. Für so lange Zeit in Asche und Traurigkeit lebte Aschenputtel nun in Pracht und Freude; als aber Mitternacht kam, ehe es zwölf geschlagen, stand es auf, neigte sich und wie der Prinz bat und bat, so wollte es nicht länger bleiben. Da führte es der Prinz hinab, unten stand der Wagen und wartete, und so fuhr es fort in Pracht wie es gekommen war.

Als Aschenputtel zu Haus war, ging es wieder zu dem Bäumlein auf der Mutter Grab: „Bäumlein rüttel dich und schüttel dich, nimm die Kleider wieder für dich!"

Da nahm der Baum die Kleider wieder, und Aschenputtel hatte sein altes Aschenkleid an, damit ging es zurück, machte sich das Gesicht staubig und legte sich in die Asche schlafen.

Am Morgen darauf kamen die Schwestern, sahen verdrießlich aus und schwiegen still. Aschenputtel sagte: „Ihr habt wohl gestern Abend viel Freude gehabt" – „Nein, es war eine Prinzessin da, mit der hat der Prinz fast immer getanzt, es hat sie aber niemand gekannt und niemand gewusst, woher sie gekommen ist." – „Ist es vielleicht die gewesen die in dem prächtigen Wagen mit den sechs Rappen gefahren ist?" sagte Aschenputtel – „Woher weißt du das?" – „Ich stand in der Haustüre, da sah ich sie vorbeifahren." – „In Zukunft bleib bei deiner Arbeit, sagte die Älteste und sah Aschenputtel böse an, was brauchst du in der Haustüre zu stehen." Aschenputtel musste zum dritten Mal die zwei Schwestern putzen, und zum Lohn gaben sie ihm eine Schüssel mit Erbsen, die sollte sie rein lesen, „und dass du dich nicht unterstehst, von der Arbeit wegzugehen", rief die älteste noch nach. Aschenputtel gedachte: wenn nur meine Tauben nicht ausbleiben, und das Herz schlug ihm ein wenig. Die Tauben aber kamen wie an dem vorigen Abend und sagten: „Aschenputtel, sollen wir dir die Erbsen lesen?" – „Ja", „die Schlechten ins Kröpfchen, die Guten ins Töpfchen".

Die Tauben pickten wieder die Bösen heraus, und waren bald damit fertig, dann sagten sie: „Aschenputtel, schüttele das Bäumlein, das wird dir noch schönere Kleider herunter werfen, geh auf den Ball, aber hüte dich, dass du vor Mitternacht wieder kommst." Aschenputtel ging hin: „Bäumlein rüttel dich und schüttel dich, wirf schöne Kleider herab für mich."

Da fiel ein Kleid herab noch viel herrlicher und prächtiger als das vorige, ganz von Gold und Edelgesteinen, dabei goldgewickelte Strümpfe und goldene Pantoffeln; und als Aschenputtel damit angekleidet war, da glänzte es recht, wie die Sonne am Mittag. Vor der Türe hielt ein Wagen mit sechs Schimmeln, die hatten hohe, weiße Federbüsche auf dem Kopf, und die Bedienten waren in Rot und Gold gekleidet. Als Aschenputtel ankam, stand schon der Prinz auf der Treppe und führte sie in den Saal. Und waren gestern alle über ihre Schönheit erstaunt, so erstaunten sie heute noch mehr und die Schwestern standen in der Ecke und waren blass vor Neid, und hätten sie gewusst, dass das Aschenputtel war, das zu Haus in der Asche lag, sie wären gestorben vor Neid.

Der Prinz aber wollte wissen, wer die fremde Prinzessin sei, woher sie gekommen und wohin sie fahre, und hatte Leute auf die Straße gestellt, die sollten Acht darauf haben, und damit sie nicht so schnell fortlaufen könne, hatte er die Treppe ganz mit Pech bestreichen lassen. Aschenputtel tanzte und tanzte mit dem Prinzen, war in Freuden und gedachte nicht an Mitternacht.

Auf einmal, wie es mitten im Tanzen war, hörte es den Glockenschlag, da fiel ihm ein, wie die Tauben es gewarnt, erschrak und eilte zur Türe hinaus und flog recht die Treppe hinunter. Weil die aber mit Pech bestrichen war, blieb einer von den goldenen Pantoffeln festhängen, und in der Angst dachte es nicht daran, ihn mitzunehmen. Und wie es den letzten Schritt von der Treppe tat, da hat es zwölf geschlagen, da war Wagen und Pferde verschwunden und Aschenputtel stand in seinen Aschenkleidern auf der dunklen Straße. Der Prinz war ihm nachgeeilt, auf der Treppe fand er den goldenen Pantoffel, riss ihn los und hob ihn auf, wie er aber unten hinkam, war alles verschwunden; die Leute auch, die zur Wache ausgestellt waren, kamen und sagten, dass sie nichts gesehen hatten.

Aschenputtel war froh, dass es nicht schlimmer gekommen war, und ging nach Haus, da steckte es sein trübes Öllämpchen an, hängte es in den Schornstein und legte sich in die Asche. Es währte nicht lange, so kamen die beiden Schwestern und riefen: „Aschenputtel, steh auf und leuchte uns". Aschenputtel gähnte und tat, als wacht es aus dem Schlaf. Bei dem Leuchten aber hörte es, wie die eine sagte: „Gott weiß, wer die verwünschte Prinzessin ist, dass sie in der Erde begraben läge! Der Prinz hat nur mit ihr getanzt und als sie weg war, hat er gar nicht mehr bleiben wollen und das ganze Fest hat ein Ende gehabt." – „Es war recht, als wären alle Lichter auf einmal ausgeblasen worden", sagte die andere. Aschenputtel wusste wohl, wer die fremde Prinzessin war, aber es sagte kein Wörtchen.

Der Prinz aber gedachte, ist dir alles andere fehlgeschlagen, so wird dir der Pantoffel die Braut finden helfen, und ließ bekannt machen, welcher der goldene Pantoffel passe, die solle seine Gemahlin werden. Aber allen war er viel zu klein, ja manche hätten ihren Fuß nicht hineingebracht, und wären die zwei Pantoffeln ein einziger gewesen. Endlich kam die Reihe auch an die beiden Schwestern, die Probe zu machen; sie waren froh, denn sie hatten kleine schöne Füße und glaubten, uns kann es nicht fehlschlagen, wär der Prinz nur gleich zu uns gekommen. „Hört", sagte die Mutter heimlich, „da habt ihr ein Messer, und wenn euch der Pantoffel doch noch zu eng ist, so schneidet euch ein Stück vom Fuß ab, es tut ein bisschen weh, was schadet das aber, es vergeht bald und eine von euch wird Königin." Da ging die Älteste in ihre Kammer und probierte den Pantoffel an, die Fußspitze kam hinein, aber die Ferse war zu groß. Da nahm sie das Messer und schnitt sich ein Stück von der Ferse, bis sie den Fuß in den Pantoffel hineinzwängte. So ging sie heraus zu dem Prinzen, und wie der sah, dass sie den Pantoffel anhatte, sagte er, das sei die Braut, führte sie zum Wagen und wollte mit ihr fortfahren. Wie er aber ans Tor kam, saßen oben die Tauben und riefen: „Rucke di guh, rucke die guh, Blut ist im Schuh, der Schuh ist zu klein, die rechte Braut sitzt noch daheim!"

Der Prinz bückte sich und sah auf den Pantoffel, da quoll das Blut heraus, und da merkte er, dass er betrogen war, und führte die falsche Braut zurück. Die Mutter aber sagte zu ihrer zweiten Tochter: „Nimm du den Pantoffel, und wenn er dir zu kurz ist, so schneide lieber vorne an den Zehen ab." Da nahm sie den Pantoffel in ihre Kammer, und als der Fuß zu groß war, da biss sie die Zähne zusammen und schnitt ein großes Stück von den Zehen ab, und drückte den Pantoffel geschwind an. Wie sie damit hervortrat, meinte er, das wäre die rechte und wollte mit ihr fortfahren. Als er aber in das Tor kam, riefen die Tauben wieder: „Rucke di guh, rucke die guh, Blut ist im Schuh, der Schuh ist zu klein, die rechte Braut sitzt noch daheim!"

Der Prinz sah nieder, da waren die weißen Strümpfe der Braut rot gefärbt und das Blut war hoch herauf gedrungen. Da brachte sie der Prinz der Mutter wieder und sagte: „das ist auch nicht die rechte Braut; aber ist nicht noch eine Tochter im Haus?" „Nein", sagte die Mutter, „nur ein garstiges Aschenputtel ist noch da, das sitzt unten in der Asche, dem kann der Pantoffel nicht passen." Sie wollte es auch nicht rufen lassen, bis es der Prinz durchaus verlangte. Da ward Aschenputtel gerufen und wie es hörte, dass der Prinz da sei, wusch es sich geschwind Gesicht und Hände frisch und rein; und wie er in die Stube trat, neigte es sich, der Prinz aber reichte ihr den goldenen Pantoffel und sagte: „Probiere ihn an, und wenn er dir passt, wirst du meine Gemahlin." Da streift es den schweren Schuh von dem linken Fuß ab, setzt ihn auf den goldenen Pantoffel und drückte ein klein wenig, da stand es darin, als wäre er ihm angegossen. Und als es sich aufrichtete, sah ihm der Prinz ins Gesicht, da erkannte er die schöne Prinzessin wieder und rief: „Das ist die rechte Braut!" Die Stiefmutter und die zwei stolzen Schwestern erschraken und wurden bleich, aber der Prinz führte Aschenputtel fort und hob es in den Wagen, und als sie durchs Tor fuhren, da riefen die Tauben: „Rucke di guh, rucke di guh, kein Blut ist im Schuh, der Schuh ist nicht zu klein, die rechte Braut, die führt er heim."

Gedanken zu „Aschenputtel"

Würde man in einer Umfrage das bekannteste Märchen suchen (weltweit), so wäre Aschenputtel und die unzähligen Varianten davon mit Sicherheit das am häufigsten gewählte.

Interessant ist auch, dass sehr viele sich mit Aschenputtel vergleichen, was den Beigeschmack des Selbstmitleids hat: mir geht es so schlecht, weil die anderen alle so böse sind. Dabei geht es Aschenputtel nicht wirklich schlecht, im Gegenteil: sie durchläuft eine ganz wesentliche Entwicklungsphase ihres Lebens, wodurch sie erst die weibliche Reife auf seelischer wie körperlicher Ebene erhält. Sie sitzt nicht in der Asche und lamentiert über ihr unwürdiges Dasein. Sie **tut** etwas. Im richtigen Augenblick. Und das Richtige.

Im Märchen stirbt die Mutter von Aschenputtel – eine Katastrophe für das Mädchen. An den Reichtümern des Vaters ist sie nicht interessiert, was ihr genommen wurde, ist der Halt, die unerschütterliche Liebe, der verlässliche Fels in der Brandung: ihre Mutter, und damit symbolisch das matriarchale, weibliche Element. Doch die Mutter sorgt dafür, dass auch nach ihrem Tod eine Verbindung aus der geistigen Welt zu dem Mädchen bestehen bleibt, indem sie es bittet, einen Baum auf ihr Grab zu pflanzen. Der Baum als Symbol der Verbindung zwischen Himmel und Erde (wie in der keltisch / germanischen Mythologie).

Dieser Teil des Märchens wurde immer wieder verändert, und damit auch der ursprüngliche Sinn. Auch religiöse Elemente wurden hier eingebaut, die in den ursprünglichen Märchen immer fehlen. Märchen sind neutral gegenüber allen Religionen und Glaubenseinstellungen.

Der Vater von Aschenputtel heiratet schon nach kurzer Zeit eine neue Frau, die zwei Töchter mit in die Ehe bringt – danach hört man nichts mehr von ihm. Der patriarchale Teil hat das Märchen verlassen, dafür sind 3 Damen mit sehr männlich-dominanten Eigenschaften „in das Haus gefahren".

Die Stiefmutter wie die Stiefschwestern waren arrogant, garstig, hoffärtig (was für ein treffender, alter Ausdruck!). Sie zeigen die negative Seite der Venus, des weiblichen Urprinzips, da für sie nur Schönheit und der äußerliche Schein wichtig sind, ebenso verstehen sie es vortrefflich, Intrigen zu schmieden, sich einzuschmeicheln, zu lügen, andere zu degradieren, zu verhöhnen und zu erniedrigen. Je mehr man den anderen erniedrigt, umso höher steht man selbst.

Aschenputtel wird zu „niedrigen" Arbeiten verpflichtet. Dass dadurch bei vielen Menschen Mitleid für Aschenputtel entsteht, zeigt, dass die lebenswichtigen Tätigkeiten nicht geschätzt werden. Aschenputtel beklagt sich nicht. Sie lernt all diese wichtigen Dinge wie Feuer machen, ein Huhn rupfen, die Kuh melken oder aus wenigen, einfachen Lebensmitteln ein gutes Mahl zu kochen. Auch wenn sie diese Arbeiten später als Prinzessin sicherlich nicht mehr selbst ausführen muss, so wird sie jedoch die Leistung ihrer Bediensteten schätzen und eine gute Speise dankbar genießen.

Aschenputtel liegt in der Asche. Schlimmer geht es nicht, wie es scheint. Doch es gibt einen sehr treffenden Vergleich: In der Pubertät „verbrennt" die Kindheit unwiederbringlich (zu Asche), und ebnet so den Weg ins Erwachsensein (wie Phönix aus der Asche). Einen Weg zurück gibt es nicht. Aschenputtel ist also genaugenommen in der Pubertät: sie ist kein Kind mehr, aber auch noch nicht erwachsen. In dieser sensiblen Zeit bewahren sie die tierischen Helfer (Tauben, siehe unten) vor Fehlern, und der Baum auf dem Grab der Mutter (der Bezug zum Matriarchat) gibt ihr Hoffnung.

Genau genommen sind die Stiefschwestern zu bemitleiden, welche (wohl von Anfang an) nur in Luxus gelebt haben, vom eigentlichen Leben nichts wissen und geprägt wurden von ihrer Mutter.

Und dann gibt der Prinz ein Fest, um sich eine Braut auszusuchen. Was für ein Event in bester Location! Da können sich die Schönheiten zur Schau stellen, wie im modernen Leben in den Medien, und um einen Platz an seiner Seite buhlen. Der Prinz hat eine nicht zu beneidende Aufgabe: unter den ganzen herausgeputzten Venusfrauen muss er die richtige herauspicken. Auf der einen Seite ist er ein Mann, und lässt sich daher gern von einer schönen Venus blenden, andererseits ist es sein Wunsch, die richtige Frau zu finden – und nicht nur eine blendende Schönheit, die sich nach der Hochzeit als Fehlgriff herausstellt. Früher waren Scheidungen sehr selten, wenn nicht gar unmöglich. Nicht nur aus wirtschaftlicher Sicht, sondern auch, weil man „das nicht macht". Erst recht nicht ein Prinz.

Die beiden Stiefschwestern hatten natürlich auch vor, den Prinzen mit Hilfe ihrer äußerlichen Schönheit zu angeln. Der Prinz als Mensch war ihnen dabei egal, auch sein Äußeres war nur zweitrangig – wichtig war die Aussicht, Prinzessin zu werden, und später vielleicht sogar Königin. Glücklicherweise war der Prinz schön anzusehen. Aber sie hätten auch um ihn gebuhlt, selbst wenn er wie Quasimodo ausgesehen hätte. Hauptsache Reichtum und Ansehen.

Aschenputtel bekommt die Hilfe der Tauben. Sie sind die Vögel der Venus, der Liebe (Turteltauben). Eros bedient sich ebenfalls der Tauben (weiße Tauben, welche auch heute noch in einigen Ländern am Hochzeitstag in einem Ritual frei gelassen werden). Und jetzt erfüllt sich auch die Hoffnung, welche Aschenputtel immer in ihrem Herzen getragen hat: sie bekommt Unterstützung aus der geistigen Welt über den Baum, der ihr ein wunderbares Kleid schenkt. Es ist silbern, wie auch die passenden Accessoires dazu. Silbern sind immer die Verlobungsringe, sie werden am linken Ringfinger getragen – links als die emotionale Seite.

Die beiden Stiefschwestern erkennen Aschenputtel nicht. Wen wundert dies, da sie ja allein auf Äußerlichkeiten Wert legen. Schlauerweise gibt sich Aschenputtel nicht zu erkennen, und so beginnt das erotische Spiel des Suchens und Findens. Den Rat der Tauben hat sie beherzigt: Mitternacht ist Schluss mit dem Zauber, und sie hat zu Hause zu sein.

Der zweite Abend verlief dann schon aufregender: das Kleid, welches sie vom Baum erhielt, war golden. Golden ist auch der Ehering, welcher am rechten Ringfinger getragen wird: rechts als die Seite des Rationalen, des Realistischen. Ab jetzt gilt es, das Leben zusammen zu meistern – mit all seinen Höhen und Tiefen.

Damit ihm die Auserwählte nicht wieder durchbrennt, lässt der Prinz die Treppenstufen mit Pech bestreichen. Doch nur der linke Schuh klebt daran, der Rest der angebeteten Schönheit ist entschwunden.

Ein Schuh! Was für eine herrliche Symbolik! Die Füße werden der Venus zugeordnet – und Millionen Frauen beweisen täglich, dass sie damit ihre Venus unterstreichen: ein riesiger Industriezweig lebt davon, die venusischen Füßchen mit den passenden Schühchen zu versorgen. Während Männer mit 3–4 Paar Schuhen auskommen, sind dies bei Frauen im Durchschnitt 30 Paar mehr.

Darüber hinaus unterliegen die Nieren und die Blase ebenfalls der Venus. Und an der Fußsohle beginnt der Nierenmeridian, und am kleinen Zeh endet der Blasenmeridian. Schuhe sind also ganz wesentlich für die Frau, nicht primär damit sie die Garderobe ergänzen, sondern weil sie die Venus unterstreichen. Noch heute gibt es den Brauch, Pfennige für die Brautschuhe zu sparen, das bringe Glück.

Und gerade so einen venusischen, zierlichen Schuh hält der Prinz nun in Händen, und wird alles versuchen, die richtige Besitzerin zu finden. Schließlich kommt er auch ins Haus von Aschenputtel und die beiden Stiefschwestern sehen die Chance ihres Lebens. Die Stiefmutter kennt keine Grenze, wenn es darum geht, ihren Töchtern den Weg in den Palast zu ebnen: sie gibt beiden ein Messer, damit sie sich die Zehen oder die Ferse abschneiden können, falls der Schuh nicht passt. Sie verstümmeln sich, und ausgerechnet auch noch die venusischen Füße, nur um den Prinzen zu gewinnen. Dabei geht es ihnen ja zu dem Zeitpunkt nicht schlecht: sie leben bereits in Saus und Braus. Aber die Aussicht, auch noch Macht und Ansehen zu erreichen, lässt sie nicht einmal vor brutaler Selbstverstümmelung zurückschrecken. Mit Hilfe der Tauben erkennt der Prinz den Betrug rechtzeitig, und führt doch noch die rechte Braut nach Hause.

In einigen Varianten des Märchens werden die beiden Stiefschwestern noch bestraft, indem die Tauben ihnen an der Hochzeit von Aschenputtel die Augen auspicken. Die böse Stiefmutter wird gar nicht mehr erwähnt. Vielleicht wurde diese Passage dem Märchen angehängt, weil man eine Bestrafung des Bösen erwartet. Aus meiner Sicht ist es schon eine harte Strafe, wenn die beiden Töchter sich auf Anraten der Mutter verstümmeln, und dann geht der Plan nicht auf. Und die beiden Töchter sind ja Zeit ihres Lebens behindert und nicht mehr in der Lage, „einfach“ durchs Leben zu gehen. Außerdem würden die Tauben des Eros wohl kaum eine solch grausame Tat verüben. Wie so oft im Märchen, hat sich das Böse selbst bestraft.

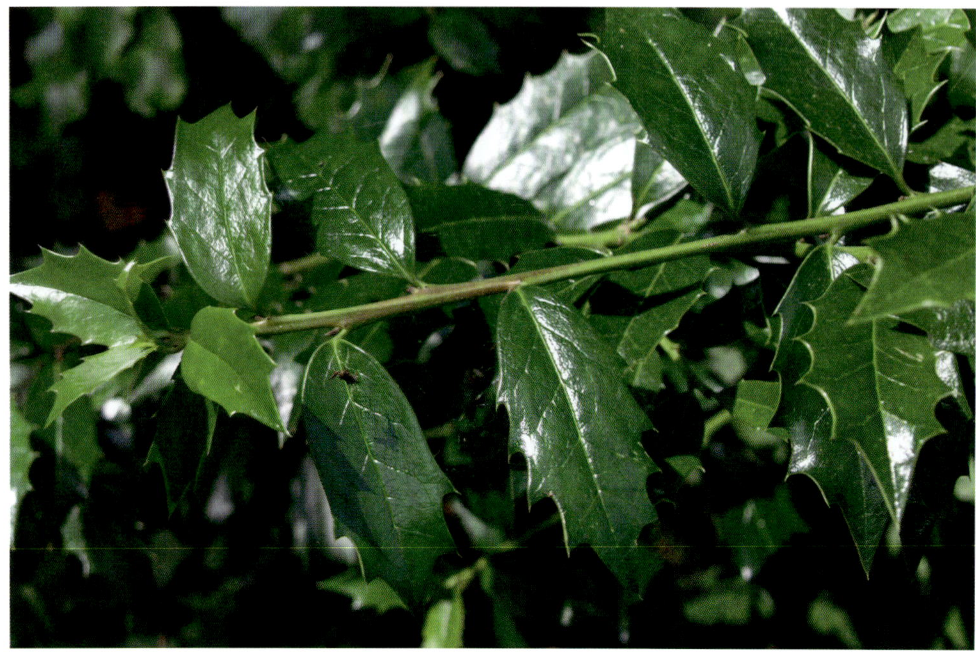

Die Blütenessenzen für das Märchen: Penstemon, Holly und Tiger Lily

Penstemon

Genau genommen benötigt Aschenputtel gar nicht wirklich eine Blütenessenz, denn sie meistert ihr Schicksal vorbildlich. Der Bartfaden Penstemon hätte sie unterstützt, ihr innere Stärke verliehen angesichts der harten Prüfungen ihres Lebens. Das Durchhaltevermögen zu stärken ist das therapeutische Feld für Penstemon, zu unterstützen, wenn man glaubt, dass man jetzt aufgeben muss, dies alles nicht mehr schafft. Aschenputtel hat es geschafft, allen Widrigkeiten getrotzt.

Holly

Die eigentlichen „Patienten" des Märchens Aschenputtel sind die Stiefschwestern und die Stiefmutter. Hass, Neid und Eifersucht auf allen Ebenen zerstört und vergiftet nicht nur sie selbst, sondern auch alle, die mit ihnen zu tun haben. Holly, die Stechpalme, ist schon als Pflanze nicht gerade ein freundliches Gewächs. Die Stiefschwestern und die Stiefmutter haben das Gefühl, zu wenig zu bekommen, sind schadenfroh, misstrauisch und jähzornig. Neid plagt sie für alles, was andere haben und sind, vor allem aber die äußerliche Schönheit, Macht und Geld. Das wollen sie auch haben – koste es, was es wolle, und wenn es die eigenen Zehen und Fersen sind.

Tiger Lily
Die Tigerlilie wäre therapeutisch für die Stief-Gruppe eine perfekte Ergänzung zu Holly gewesen. Tiger Lily ist für Menschen, die ohne Rücksicht auf andere alles durchsetzen wollen. Nur der eigene Vorteil steht im Vordergrund, das Wohl der anderen ist unwichtig. Aggressiv und feindselig zerstören sie das Miteinander in einer Gruppe. Die beiden Blüten hätten die Stieftöchter davor bewahrt, sich Zehen und Ferse abzuhacken. Sie hätten sich am Glück von Aschenputtel freuen können, und wären charismatische Herrscherinnen in ihrem eigenen Reich geworden.

Das homöopathische Mittel für das Märchen: Carcinosinum

In diesem Märchen prallen zwei Welten aufeinander, die unterschiedlicher nicht sein könnten. Einerseits die unterdrückte, graue, schmutzige und hilflose Welt des Aschenputtels, nach dem frühen Tod der Mutter herabgestoßen aus reicher Geborgenheit durch die erneute Heirat des Vaters mit einer arroganten, kalten Frau, die zwei ebenso geartete Töchter mit in diese Ehe brachte.

Diese Dialektik findet sich ganz ausgeprägt in dem aus Krebszellen hergestellten homöopathischen Mittel *Carcinosinum.* Diese Nosode vereint in sich die Grundprinzipien der *Unterdrückung, der Selbstzerstörung* und der *Frage nach der Existenzberechtigung.*

Gleich nach der Hochzeit wird Aschenputtel von ihrer Stiefmutter in die Küche verbannt um dort die niedersten Arbeiten zu verrichten und sogar das eigene Bett wurde ihr verweigert – sie musste neben dem Herd in der Asche schlafen. Durch diese *Unterdrückung des Ichs“*[2)] entwickelt sich bei dem Mädchen ein gravierender *„Mangel an Selbstbewußtsein“*[2)], was nicht verwunderlich ist. Aus diesem Mangel gerät Aschenputtel in eine Spirale von Schikanen, sie *„muss alles aushalten“*[2)] und *„ihre eigenen Bedürfnisse ignorieren“*[1)2)].

Dazu kommt der große *„Kummer“*[2)] über den Verlust der geliebten eigenen Mutter. *„Still und wortkarg“*[1)2] lässt sie es geschehen, dass die *bösartigen* Stiefschwestern sie drangsalieren, Erbsen und Linsen in die Asche werfen, die sie dann wieder herauslesen muss und sie darob auch noch verspotten, kurzum, sie bekommt das Gefühl vermittelt, *„als ob sie nichts sei, nichts richtig mache und zu nichts nütze sei“*[2)]. So wie das arme Mädchen im Märchen dargestellt wird, entsteht der Eindruck eines Menschen, der *„seine Gefühle verbirgt“*[2)] und absolut *„konfliktscheu“*[1)2)] ist.

Auch der *Carcinosinum – Patient* vermeidet gerne jede Konfrontation, er ist *„harmoniesüchtig“*[1)2)] und stellt häufig *„seine eigenen Bedürfnisse zurück“*[2)]. Dieses absolute Unterdrücken des Ichs und eigener Wünsche, vor allem beim Anschein auch nur des geringsten Widerstandes, kann dazu führen, dass die sich dadurch aufstauende (negative)

Energie sich gegen sich selbst und den eigenen Körper richtet. Diese *„Autoaggression"*[4], verbunden mit einer Art *„Märtyrermentalität"*[1] lässt Menschen, für die *Carcinosinum* ein wichtiges, hilfreiches Mittel darstellt, häufig zum Opfer von Diskriminierung und Zurücksetzung werden. Aufgrund ihrer bereits angesprochenen Harmoniesucht werden solche Menschen leicht ausgenutzt und für die *„Erfüllung der Bedürfnisse anderer"*[1] missbraucht. Dies geschieht häufig nicht einmal aus böser Absicht!

Doch *Carcinosinum – Menschen* handeln oft instinktiv nach diesem Motto – sie erwecken gerne den Eindruck, als würden sie erahnen, welche Bedürfnisse das Gegenüber gerade hat und befriedigen diese prompt. Oft geschieht es dann im Nachhinein, dass sie sich ausgenutzt, im schlimmsten Fall sogar missbraucht vorkommen. Selbst in Gesprächen scheinen diese Menschen voraus zu spüren, was der Gesprächspartner gerne hören möchte, welche Antwort er erwartet. Da dies nicht immer die Antwort oder Meinung ist, die *Carcinosinum* eigentlich geben oder vertreten würde, gelten diese Menschen oft als solche, mit denen man sich „gut" unterhalten kann, doch oft erweisen sich solche Gespräche am Ende als seicht und wenig ergiebig.

Aschenputtel erfüllt offensichtlich darüber hinaus auch noch zwei weitere grundlegende Eigenschaften von *Carcinosinum*: sie ist *„übertrieben pflichtbewusst"*[1] und äußerst *„fleißig"*[1].

So sind auch eine Reihe von Ängsten, die *Carcinosinum – Menschen* plagen, unter solchen Gesichtspunkten zu sehen. Ganz weit vorne steht hierbei die *„Angst zu versagen"*[2]. Solche Versagensängste entstehen ja häufig als Folge der Unterdrückung der eigenen Bedürfnisse in dem *„Verlangen, alle zufrieden zu stellen"*[2]. Ebenso die *„Angst, Fehler zu machen"*[1][2], welche diese Menschen immer weiter treibt in ihrem erwähnten Pflichtbewusstsein und ihrem, manchmal bis zur völligen körperlichen, seelischen und geistigen Verausgabung, führenden Fleiß.

Catherine R. Coulter schildert hierzu in ihrem Buch *Porträts homöopathischer Arzneimittel, Band II,* einen Paradefall, bei dem das Heilmittel erfolgreich angewandt wurde:

„Ein Patient, der sich wegen seit langem bestehenden Allergien und Sinusitis homöopathisch behandeln ließ, zeigte diese (oben angeführten) *Eigenarten. Trotz seiner kräftezehrenden Beschwerden glich seine hochtourige Energie einem kleinen Auto mit überdimensioniertem Motor, und er folgte einem typischen, von Krisenmanagement geprägten Lebensstil – indem er sich auf immer mehr Projekte einließ, wenn er unter Druck stand. Nicht überraschend, fühlte er, dass sein Beruf ihn aufrieb, und er war stets unzufrieden damit, dass kein Bereich seines Lebens ihm jemals Entlastung zu bieten schien".*

Viele *Carcinosinum- Typen* leiden unter körperlicher, seelischer und geistiger Überlastung. Es sind dies meist Menschen, die sich in übertriebenem Maße ihrem Beruf verschrieben haben, ohne für einen (wie auch immer gearteten Ausgleich) zu sorgen.

Fehlt dann die entsprechende Anerkennung, gleich ob finanzieller oder mentaler Art, kann dies zu einem *Carcinosinum – Zustand* führen, der den Menschen – wie Aschenputtel – das Selbstwertgefühl raubt und in ihm in das bereits erwähnte Gefühl entstehen lässt, er sei zu nichts nütze und mache alles falsch, ja er sei ein Niemand!

Hier gilt es für den Behandler, diesen *Carcinosinum – Zustand* mit einem *Natrium muriaticum – Zustand* gegenzuprüfen (siehe *Allerleirauh*). Ein wesentlicher Unterschied besteht hier in dem Nichtvorhandensein jeglicher Form von *Autoaggression* bei *Natrium* sowie dem Fehlen des Eindrucks, der Patient habe „nah am Wasser gebaut" bei *Carcinosinum.*

Wie finden wir nun einen Weg für Aschenputtel, der das unterdrückte Wesen aus seiner unwürdigen Situation führt, denn wir wissen ja:

Alle Märchen möchten **ein** Grundprinzip vermitteln: das Prinzip **Hoffnung**.

Dieser Weg wird sich bald zeigen, denn Aschenputtel *„hütet ein Geheimnis"*[2]. Als seine leibliche Mutter im Sterben lag, gab sie dem Mädchen noch den Rat, es möge auf ihr Grab ein Bäumlein pflanzen – und in diesem Bäumchen war das „Prinzip Hoffnung" verborgen. Aber auch hier, wie in so vielen Märchen, braucht es wieder Helfer, um dorthin zu gelangen. Auch hier sind diese Helfer aus dem Tierreich – was nicht verwundert, denn *Carcinosinum* hegt eine große *„Liebe zu Tieren und zur Natur"*[1]

Als eines Tages der Königssohn einen Ball veranstaltete, weil er auf Brautschau gehen wollte, wünschte sich das Mädchen sehnlichst auch dorthin zu dürfen, denn *Carcinosinum „liebt das Tanzen"*[1][2], ähnlich wie *Sepia*. Doch es wurde von den Stiefschwestern verspottet und bekam einen großen Topf Linsen, aus dem sie die schlechten herausklauben musste, während die beiden anderen Mädchen sich schön machten und zum Schloss eilten. Als Aschenputtel *„unglücklich"*[2] seine ihm zugewiesene Arbeit begann, erschienen die oben erwähnten Helferlein in Gestalt von zwei weißen Tauben und die Arbeit war schnell getan, so dass Aschenputtel hinausgehen und wenigstens von ferne zusehen konnte.

Dasselbe böse Spiel geschah am zweiten Abend, und diesmal gaben ihr die Tauben den Rat, sie möge das Bäumchen auf dem Grab ihrer Mutter schütteln – der Rest ist bekannt.

Da *Carcinosinum* sehr gut *„seine Gefühle verbergen"*[2] kann, wird ihre Teilnahme an den Bällen nicht bemerkt. Erst durch die „Schuhprobe", für die die beiden Stiefschwestern *„Autoaggression"*[4] im Sinne der *„Selbstverstümmelung"*[2] betreiben, um sie zu bestehen, wird der Fall zu einem guten Ende gebracht.

Die Nosode *Carcinosinum* wird – nach Coulter, Portraits homöopathischer Arzneimittel, Band II – aus Szirrhusgewebe der weiblichen Brust gewonnen und passt deshalb nahezu perfekt auf das fast vollständig weiblich dominierte Märchen vom *Aschenputtel*.

Waage – Venus

„Die Gänsemagd“

Es lebte einmal eine alte Königin, der war ihr Gemahl schon lange Jahre gestorben, und sie hatte eine schöne Tochter. Wie die erwuchs, wurde sie weit über Feld an einen Königssohn versprochen.

Als nun die Zeit kam, wo sie vermählt werden sollten und das Kind in das fremde Reich abreisen musste, packte ihr die Alte gar viel köstliches Gerät und Geschmeide ein, Gold und Silber, Becher und Kleinode, kurz alles, was zu einem königlichen Brautschatz gehörte, denn sie hatte ihr Kind von Herzen lieb. Auch gab sie ihr eine Kammerjungfer bei, welche mitreiten und die Braut in die Hände des Bräutigams überliefern sollte, und jede bekam ein Pferd zur Reise, aber das Pferd der Königstochter hieß Falada und konnte sprechen. Wie nun die Abschiedsstunde da war, begab sich die alte Mutter in ihre Schlafkammer, nahm ein Messerlein und schnitt damit in ihre Finger, dass sie bluteten; darauf hielt sie ein weißes Läppchen unter ließ drei Tropfen Blut hineinfallen, gab sie der Tochter und sprach: „ Liebes Kind, verwahre sie wohl, sie werden dir unterwegs nottun.“

Also nahmen sie beide voneinander betrübten Abschied. Das Läppchen steckte die Königstochter in ihren Busen vor sich, setzte sich aufs Pferd und zog nun fort zu ihrem Bräutigam. Da sie eine Stunde geritten waren, empfand sie heißen Durst und sprach zu ihrer Kammerjungfer: „Steig ab und schöpfe mir mit meinem Becher, den du für mich mitgenommen hast, Wasser aus dem Bache, ich möchte gern einmal trinken.“ – „Wenn Ihr Durst habt“, sprach die Kammerjungfer, „so steigt selber ab, legt Euch ans Wasser und trinkt, ich mag Eure Magd nicht sein.“ Da stieg die Königstochter vor großem Durst herunter, neigte sich über das Wasser im Bach und trank und durfte nicht aus dem goldenen Becher trinken. Da sprach sie: „Ach, Gott!“, da antworteten die drei Blutstropfen: „Wenn das deine Mutter wüsste, das Herz im Leibe tät ihr zerspringen.“

Aber die Königsbraut war demütig, sagte nichts und stieg wieder zu Pferd. So ritten sie etliche Meilen weiter fort, aber der Tag war warm, die Sonne stach, und sie durstete bald von neuem. Da sie nun an einen Wasserfluss kamen, rief sie noch einmal ihrer Kammerjungfer zu: „Steig ab und gib mir aus meinem Goldbecher zu trinken“, denn sie hatte alle bösen Worte längst vergessen. Die Kammerjungfer sprach aber noch hochmütiger: „Wollt Ihr trinken, so trinkt allein, ich mag nicht Eure Magd sein.“ Da stieg die Königstochter hernieder vor großem Durst, legte sich über das fließende Wasser, weinte und sprach: „Ach, Gott!“, und die Blutstropfen antworteten wiederum: „Wenn das deine Mutter wüsste, das Herz im Leibe tät ihr zerspringen.“ Und wie sie so trank und sich recht überlehnte, fiel ihr das Läppchen, worin die drei Tropfen waren, aus dem Busen und floss mit dem Wasser fort, ohne dass sie es in ihrer großen Angst merkte. Die Kammerjungfer hatte aber zugesehen und freute sich, dass sie Gewalt über die Braut bekäme; denn damit, dass diese die Blutstropfen verloren hatte, war sie schwach und machtlos geworden. Als sie nun wieder auf ihr Pferd steigen wollte, das da hieß Falada, sagte die Kammerfrau: „Auf Falada gehör ich, und auf meinen Gaul gehörst du"; und das musste sie sich gefallen lassen. Dann befahl ihr die Kammerfrau mit harten Worten, die königlichen Kleider auszuziehen und ihre schlechten anzulegen, und endlich musste sie sich unter freiem Himmel verschwören, dass sie am königlichen Hof keinem Menschen etwas davon sprechen wollte; und wenn sie diesen Eid nicht abgelegt hätte, wäre sie auf der Stelle umgebracht worden. Aber Falada sah alles an und nahm's wohl in Acht.

Die Kammerfrau stieg nun auf Falada und die wahre Braut auf das schlechte Ross, und so zogen sie weiter, bis sie endlich in dem königlichen Schloss eintrafen. Da war große Freude über ihre Ankunft, und der Königssohn sprang ihnen entgegen, hob die Kammerfrau vom Pferd und meinte, sie wäre seine Gemahlin; sie ward die Treppe hinaufgeführt, die wahre Königstochter aber musste unten stehen bleiben. Da schaute der alte König am Fenster und sah sie im Hof halten und sah, wie sie fein war, zart und gar schön; ging alsbald hin ins königliche Gemach und fragte die Braut nach der, die sie bei sich hätte und da unten im Hofe stände, und wer sie wäre? „Die hab ich mir unterwegs mitgenommen zur Gesellschaft; gebt der Magd was zu arbeiten, dass sie nicht müßig steht." Aber der alte König hatte keine Arbeit für sie und wusste nichts, als dass er sagte: „Da hab ich noch einen kleinen Jungen, der hütete die Gänse, dem mag sie helfen." Der Junge hieß Kürdchen, dem musste die wahre Braut helfen, Gänse hüten.

Bald aber sprach die falsche Braut zu dem jungen König: „Liebster Gemahl, ich bitte Euch, tut mir einen Gefallen." Er antwortete: „Das will ich gerne tun." – „Nun, so lasst den Schinder rufen und da dem Pferde, worauf ich her geritten bin, den Hals abhauen, weil es mich unterwegs geärgert hat." Eigentlich aber fürchtete sie, dass das Pferd sprechen möchte, wie sie mit der Königstochter umgegangen war. Nun war das so weit geraten, dass es geschehen und der treue Falada sterben sollte; da kam es auch der rechten Königstochter zu Ohr, und sie versprach dem Schinder heimlich ein Stück Geld, das sie ihm bezahlen wollte, wenn er ihr einen kleinen Dienst erwiese. In der Stadt war ein großes, finsteres Tor, wo sie abends und morgens mit den Gänsen durchmusste; unter das finstere Tor möchte er dem Falada seinen Kopf hin nageln, dass sie ihm doch noch mehr als einmal sehen könnte.

Also versprach das der Schindersknecht zu tun, hieb den Kopf ab und nagelte ihn unter das finstere Tor fest.

Des Morgens früh, da sie und Kürdchen unterm Tor hinaustrieben, sprach sie im Vorbeigehen: „Oh du Falada, da du hangest."

Da antwortete der Kopf: „O du Jungfer Königin, da du gangest, wenn das deine Mutter wüsste, ihr Herz tät zerspringen."

Da zogen sie still weiter zur Stadt hinaus, und sie trieben die Gänse aufs Feld. Und wenn sie auf der Wiese angekommen war, saß sie nieder und machte ihre Haare auf, die waren eitel Gold, und Kürdchen sah sie und freute sich, wie sie glänzten, und wollte ihr ein paar ausraufen. Da sprach sie: „Weh, weh Windchen, nimm Kürdchen sein Hütchen, und lass'n sich mit jagen, bis ich mich geflochten und geschnatzt und wieder aufgesatzt."

Und da kam ein so starker Wind, dass er dem Kürdchen sein Hütchen wegwehte über alle Land, und musste ihm nachlaufen. Bis es wieder kam, war sie mit dem Kämmen und Aufsetzen fertig, und er konnte keine Haare kriegen. Da war Kürdchen bös und sprach nicht mit ihr; und so hüteten sie die Gänse, bis dass es Abend ward, dann gingen sie nach Haus.

Den anderen Morgen, wie sie unter dem finsteren Tor hinaustrieben, sprach die Jungfrau: „Oh Falada, da du hangest", Falada antwortete: „O du Jungfer Königin, da du gangest, wenn das deine Mutter wüsste, das Herz tät ihr zerspringen."

Und in dem Feld setzte sie sich wieder auf die Wiese und fing an, ihr Haar auszukämmen, und Kürdchen lief und wollte danach greifen, da sprach sie schnell: „Weh, weh Windchen, nimm Kürdchen sein Hütchen, und lass'n sich mit jagen, bis ich mich geflochten und geschnatzt, und wieder aufgesatzt."

Da wehte der Wind und wehte ihm das Hütchen vom Kopf weit weg, dass Kürdchen nachlaufen musste; und als es wieder kam, hatte sie längst ihr Haar zurecht, und es konnte keins davon erwischen; und so hüteten sie die Gänse ,bis es Abend ward. Abends aber, nachdem sie heimgekommen waren, ging Kürdchen vor den alten König und sagte: „Mit dem Mädchen will ich nicht länger Gänse hüten." – „Warum denn?" fragte der alte König. „Ei, das ärgert mich den ganzen Tag." Da befahl ihm der alte König zu erzählen, wie's ihm denn mit ihr ginge. Da sagte Kürdchen: „Morgens, wenn wir unter dem finstern Tor mit der Herde durchkommen, so ist da ein Gaulskopf an der Wand, zu dem redet sie: „Falada, da du hangest", da antwortet der Kopf: „Oh du Königsjungfer, da du gangest, wenn das deine Mutter wüsste, das Herz tät ihr zerspringen."

Und so erzählte Kürdchen weiter, was auf der Gänsewiese geschähe, und wie es da dem Hute im Winde nachlaufen müsste. Der alte König befahl ihm, den nächsten Tag wieder hinauszutreiben, und er selbst, wie es Morgen war, setzte sich hinter das finstere Tor und hörte da, wie sie mit dem Haupt des Falada sprach; und dann ging er ihr auch nach in das Feld und barg sich in einem Busch auf der Wiese. Da sah er nun bald mit seinen eigenen Augen, wie die Gänsemagd und der Gänsejunge die Herde getrieben brachte, und wie nach einer Weile sie sich setzte und ihre Haare losflocht, die strahlten von Glanz. Gleich sprach sie wieder: „Weh, weh Windchen, nimm Kürdchen sein Hütchen, und lass'n sich mit jagen, bis ich mich geflochten und geschnatzt und wieder aufgesatzt."

Da kam ein Windstoß und fuhr mit Kürdchens Hut weg, dass es weit zu laufen hatte, und die Magd kämmte und flocht ihre Locken still fort, welches der alte König alles beobachtete. Darauf ging er unbemerkt zurück, und als abends die Gänsemagd heimkam, rief er sie beiseite und fragte, warum sie dem allem so täte? „Das darf ich Euch nicht sagen und darf auch keinem Menschen mein Leid klagen, denn so hab ich mich unter freiem Himmel verschworen, weil ich sonst um mein Leben gekommen wäre." Er drang in sie und ließ ihr keinen Frieden, aber er konnte nichts aus ihr herausbringen. Da sprach er: „Wenn du mir nichts sagen willst, so klag dem Eisenofen da dein Leid", und ging fort. Da kroch sie in den Eisenofen, fing an zu jammern und zu weinen, schüttete ihr Herz aus und sprach: „Da sitze ich nun von aller Welt verlassen und bin doch eine Königstochter, und eine falsche Kammerjungfer hat mich mit Gewalt dahin gebracht, dass ich meine königlichen Kleider habe ablegen müssen, und hat meinen Platz bei meinem Bräutigam eingenommen, und ich muss als Gänsemagd gemeine Dienste tun. Wenn das meine Mutter wüsste, das Herz im Leibe tät ihr zerspringen." Der alte König stand aber außen an der Ofenröhre, lauerte ihr zu und hörte, was sie sprach.

Da kam er wieder herein und hieß sie aus dem Ofen gehen. Da wurden ihr königliche Kleider angetan, und es schien ein Wunder, wie sie so schön war. Der alte König rief seinen Sohn und offenbarte ihm, dass er die falsche Braut hätte; die wäre bloß ein Kammermädchen, die wahre aber stände hier als die gewesene Gänsemagd. Der junge König war herzensfroh, als er ihre Schönheit und Tugend erblickte, und ein großes Mahl wurde angestellt, zu dem alle Leute und guten Freunde gebeten wurden.

Obenan saß der Bräutigam, die Königstochter zur einen Seite und die Kammerjungfer zur andern, aber die Kammerjungfer war verblendet und erkannte jene nicht mehr in dem glänzenden Schmuck. Als sie nun gegessen und getrunken hatten und guten Muts waren, gab der alte König der Kammerfrau ein Rätsel auf, was eine solche wert wäre, die den Herrn so und so betrogen hätte, erzählte damit den ganzen

Verlauf und fragte: „Welches Urteil ist diese würdig?" Da sprach die falsche Braut: „Die ist nichts Besseres wert, als dass sie splitternackt ausgezogen und in ein Fass gesteckt wird, das inwendig mit spitzen Nägeln beschlagen ist, und zwei weiße Pferde müssen vorgespannt werden, die sie Gasse auf Gasse ab zu Tode schleifen." – „Das bist du", sprach der alte König, „und du hast dein eigenes Urteil gefunden, und danach soll dir widerfahren." Und als das Urteil vollzogen war, vermählte sich der junge König mit seiner rechten Gemahlin, und beide beherrschten ihr Reich in Frieden und Seligkeit.

Gedanken zu „Die Gänsemagd"

Der Vater der Königstochter war schon lange gestorben – der wichtige männliche Teil der Familie, der Beschützer und Verteidiger, fehlte. Die herzensgute Mutter und Königin konnte ihrer Tochter diesen Teil nie ersetzen, denn hierfür fehlten ihr Durchsetzungsvermögen, Führungskraft, und eine natürliche Autorität, was in der Regel der König verkörperte. Für die Königstochter war die liebevolle Mutter das Beste, was ihr als Kind (vordergründig) passieren konnte. Als sie aber heranwuchs, und „weit über Feld" einem Königssohn versprochen wurde, war sie immer noch ein liebes Kind, und keine angehende Braut.

Die Königin kannte anscheinend den zukünftigen Mann ihrer Tochter noch nicht – ebenso wenig wie die Tochter selbst. Hat sie ihre geliebte Tochter an einen Königssohn verkauft? Sicherlich nicht, aber vielleicht war sie nicht in der Lage, ihre Tochter zu beschützen, und sie vor dem „Brauthandel" zu bewahren.

Nachdem das Mädchen schon ohne Vater aufwuchs, musste es jetzt auch noch die geliebte Mutter verlassen. Diese wusste von all den Gefahren und Prüfungen des Lebens, und versuchte, wenigstens symbolisch, oder auch magisch, ihrer Tochter beizustehen, indem sie drei Tropfen Blut auf ein kleines Läppchen tropfte. Drei Tropfen ihrer Seele, wodurch sie immer bei ihr sein konnte. Hätte können. Denn das Schicksal wollte es anders mit der Königstochter: sie musste alleine klarkommen, sich entwickeln und die Prüfungen meistern – und so verlor sie das Läppchen mit den Blutstropfen. Die Kammerjungfer (später wird sie als Kammerfrau bezeichnet), hat also leichtes Spiel, das sanfte Wesen zu unterdrücken, und sich selbst an deren Stelle zu setzen. Auch war der Kammerjungfer klar, dass die Königstochter nie einen Eid brechen würde, und so fühlte sie sich sicher. Bis auf das sprechende Pferd Falada. Das Pferd gehört zum männlichen Urprinzip, war also wenigstens ein tierischer männlicher Begleiter, doch konnte dieser nicht viel ausrichten gegen das egoistische und berechnende Wesen der Kammerjungfer: es wurde geschlachtet. Nur eben sein (sprechender) Kopf war verborgen im dunklen Tor: ein Trost für die zur Gänsemagd herabgewürdigte Königstochter.

Als sie am Königshof ankamen, fiel dem alten König – dem wunderbaren Patriarchen in diesem Märchen – die Königstochter auf. Ohne es zu wissen, wurde er zum väterlichen, männlichen Beschützer und Retter der Königstochter.

Doch erst einmal musste die Königstochter sich als Gänsemagd verdingen, und bekam einen pubertierenden Jungen an ihre Seite: das Kürdchen. Die kindliche Form wurde wohl absichtlich gewählt, da so ein Junge der Gänsemagd nicht zu nahekommen würde.

Wenn die Gänsemagd nun beginnt, ihre Haare zu lösen und sie zu kämmen, zeigt sie zum ersten Mal durch diese erotische Geste, dass sie erwachsen geworden ist. Das halbstarke Kürdchen ist beeindruckt, und hätte gerne ein paar der goldenen Haare, doch das muss die Gänsemagd aus zwei Gründen dringend vermeiden: zum einen ist Kürdchen noch zu jung und unreif für Erotik, zum anderen würde sie sich damit den Weg zur Königin verbauen. Also rief sie den Wind, der dem Kürdchen das Hütchen davon blies.

Das Beste, was Kürdchen tun konnte, war, alles dem alten König zu erzählen. Dieser spürte ja schon seit der Ankunft, dass etwas nicht stimmt.

Mit einer List hat er das Geheimnis erfahren, das die wahre Königstochter so lange mit sich herumtrug. Somit hat sie ihren Schwur nicht gebrochen, denn sie konnte ja nicht wissen, dass sie abgehört wurde. Und der Eisenofen war kein Mensch, sondern nur ein „Gebrauchsgegenstand". Ihm gegenüber war sie ja nicht verpflichtet zu schweigen.

Der alte, weise, gerechte und liebevolle König deckte also den Betrug auf, und die Kammerjungfer sprach ihr eigenes Todesurteil. Wie so oft, richtet sich auch hier das Böse selbst.

Hinzu kommt, dass der König die wahre Königstochter ja nicht heiraten hätte können, so lange er offiziell noch mit der Kammerjungfer verheiratet war – Betrug hin oder her. Aber so wurde doch noch alles gut, und sie lebten in Frieden und Seligkeit.

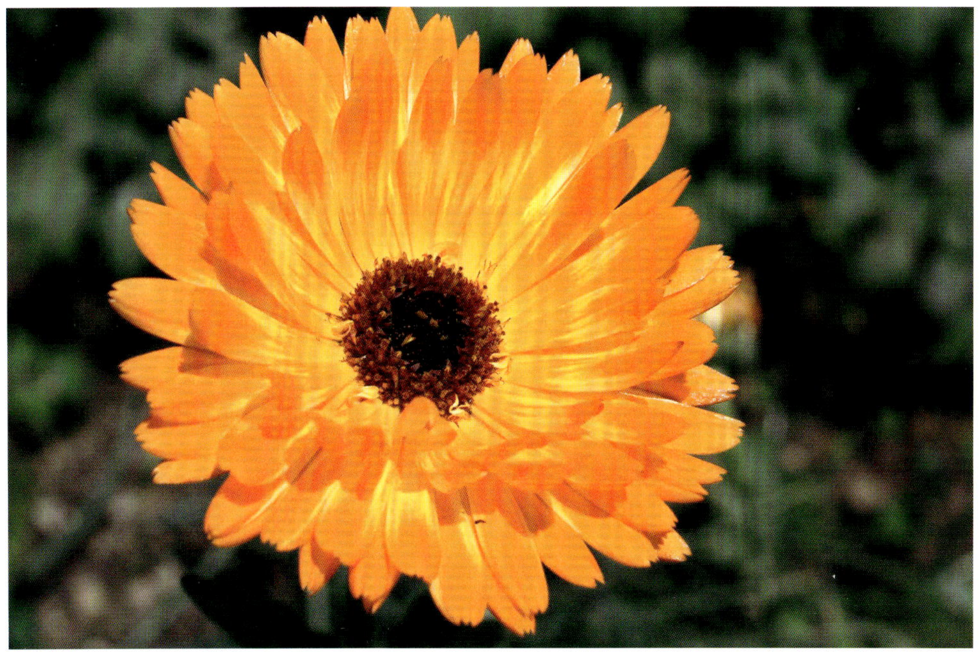

Die Blütenessenzen für das Märchen: Centaury und Calendula

Centaury

Die unterwürfige Haltung der Königstochter gegenüber der Kammerjungfer verführt geradezu zu einem „lass dir das nicht gefallen!“-Ausruf. Keine Gegenwehr, alles wird dienend und ergeben getan, was die Kammerjungfer will. Centaury, das Tausendguldenkraut, hätte der Kammerjungfer den Plan vereitelt. Centaury als **Nein**-Sager-Blütenessenz hätte der zu großen Gutmütigkeit der Gänsemagd ein Ende gesetzt. Sie hätte sich wehren können, hätte sich mit ihr auseinandergesetzt, und ihr die Grenzen aufgezeigt. Doch dann wäre das Märchen anders ausgegangen …

Calendula

Die Blütenessenz der Ringelblume wäre passend für die Kammerjungfer gewesen. Die Ringelblume vermeidet schneidende Worte, verhilft zu einer guten mündlichen Kommunikation. Die Macht der Worte war der Kammerjungfer durchaus bewusst, und sie setzte sie zu ihrem Vorteil ein. Einfühlsame, warme Worte hätten ihr den Weg zu einem erschlichenen Prinzessinnendasein ja nicht geöffnet. Meist sind daher harte, schneidende Worte Verräter, denn es geht wohl um Macht, Geld und dunkle Machenschaften.

Das homöopathische Mittel für das Märchen: Ignatia

Ignatia

Das Sternzeichen der **Waage** ist, wie das Zeichen **Stier**, dem Planeten **Venus** zugeordnet.

Im Gegensatz zum erdhaften Stier ist die Waage aber mit dem Element **Luft** verbunden und repräsentiert daher auch die feingeistigen Eigenschaften der Venus. Im Märchen von der *Gänsemagd* finden wir eine wunderbare Entsprechung zu dieser Charakteristik.

Dass die Wahl des homöopathischen Mittels auf *Ignatia* fiel, ist schnell nachzuvollziehen, wie die folgenden Darstellungen zeigen werden.

Wie die beiden Hauptakteurinnen im Märchen, Königstochter und Zofe, die unterschiedlicher nicht sein könnten, beschreibt auch das Arzneimittelbild von *Ignatia* ausgesprochen verschiedene, ja teilweise vollkommen konträre Charaktere.

Da ist einmal die Königstochter, die die geliebte Mutter und ihre Heimat verlassen muss, um sich zum (noch völlig fremden) Schloss des Prinzen zu begeben, dem sie versprochen worden war. Der Erzählung nach gewinnt man den Eindruck, sie habe ein *„feinsinniges und kultiviertes"*[2)] Wesen und man kann sich gut vorstellen, dass sie unter *„Heimweh"*[2)] leiden wird. Aber sie hat ja ihren Hengst *Falada*, der wie es meist in Märchen der Fall ist, auch sprechen kann.

Darüber hinaus hatte sie von ihrer Mutter einen Lappen mit drei Blutstropfen erhalten, der sie schützen sollte, und auch dieses Helferlein konnte – man ist geneigt zu sagen natürlich – sprechen. Diese drei Blutstropfen repräsentieren Anteile der mütterlichen Seele, der mütterlichen Fürsorge, die immer bei der Tochter sein sollten. Als sie diese beim Trinken aus dem Bach verliert, verliert sie damit auch den mütterlichen Schutz *(„Folge von Verlust der Mutter"*[2)]*)* und das Drama kann seinen Lauf nehmen.

Kleines Zwischenspiel:
„Hypertones" *Ignatia* nennt man auch gerne salopp die *„Drama-Queen"* unter den homöopathischen Arzneimitteln.

Es findet häufig Beachtung, wenn es in der Therapie darum geht, einem Menschen zu helfen, der bei geringsten Kleinigkeiten in die Luft geht, wie das von früherer Werbung dem einen oder anderen noch bekannte „HB-Männchen" oder aus einer Mücke einen Elefanten macht, denn dieses Mittel *„neigt zu Übertreibungen"*[1)].

In den Materiae Medicae spricht man in diesem Zusammenhang gerne von der Veranlagung zur *„Hysterie"*[1].

Ignatia ist daher auch eines der ersten Homöopathika, an die man bei Frauen denken sollte, die hysterektomiert wurden!

Im Märchen von der Gänsemagd finden wir in der Person der Königstochter die „hypotone" Version dieses Mittels. Sie wird geprägt durch ein stilles, in sich gekehrtes Wesen, das ihren Kummer vor der Außenwelt eher verbirgt (*„verschließt ihren Kummer und ihre Krankheit in sich"*[1]).

Aber zurück zum Drama dieses Märchens. Durch den Verlust des mütterlichen Schutzes, den die Kammerjungfer bemerkt hat, lässt diese ihre Maske fallen. *„Tückisch"*[1] und *„boshaft"*[1] befiehlt sie der Königstochter unter Morddrohung, mit ihr die Kleidung und das Pferd und damit auch die Identität zu tauschen. Diese *„Dreistigkeit"*[1] der Magd bringt der eigentlichen Braut die nächste Verlustsituation bei, nämlich den *„Verlust der eigenen Stellung"*[2]. Der *„plötzliche Wechsel im Verhalten"*[2] der Zofe, diese *„Täuschung, die Kummer und Kränkung verursacht"*[1], macht das Mädchen zwar fassungslos, doch sie nimmt dieses mit ihrem *„stillen Wesen"*[2] hin, denn echtes *Ignatia „erträgt Leiden oder Gewalttaten ohne zu klagen"*[1][2]!

Also reiten sie mit vertauschten Rollen weiter und die Königstochter *„verschließt ihren Kummer in sich"*[1]. Am Königshof angekommen, spielt die *„machthungrige"*[1] Magd ihre Rolle weiter, sie *„lügt und schwindelt*[1], dass sich die Balken biegen, sie behauptet gegenüber dem alten König sogar, dass sie ihre Begleiterin unterwegs aufgelesen hätte, um etwas Ansprache zu haben.

Das stille Mädchen aber beeindruckt den König, da er erkennt, wie *„fein und zart"*[2] sie war, denn *Ignatia „vermittelt den Eindruck, es sei von hoher Stellung"*[1].

Auf das Verlangen der *„arroganten"*[2] falschen Braut weist er sie dann aber doch an, mit dem Hütejungen Kürdchen zusammen die königlichen Gänse zu hüten.

Bald darauf verlangt die *„rachsüchtige"*[1] ehemalige Zofe von ihrem Zukünftigen, er möge doch dem Pferd *Falada* den Kopf abschlagen lassen. Die Königstochter kann zwar den Pferdemord nicht verhindern und damit den weiteren *„Verlust eines geliebten Wesens"*[2], sie kann ihr Leid nur etwas abmildern, indem sie dem Schinder Geld anbietet, damit er den Pferdekopf an dem Tor aufhängt, durch das sie täglich mit Kürdchen die Gänse auf die Weide treiben muss.

Beim Vorbeigehen spricht sie mit dem Pferdekopf: „Oh Falada, da du da hangest" und dieser antwortet ihr „O du Jungfer Königin, da du da gangest, wenn das deine Mutter wüsste, das Herz tät ihr zerspringen".

Dies bleibt dem Hütejungen nicht verborgen.

Auf der Weide öffnet sie ihr hochgeflochtenes, goldenes Haar um sich zu kämmen. Kürdchen fühlt sich davon unwiderstehlich angezogen, doch durch einen Zauberspruch lässt sie den Wind den Hut des Jungen davontragen, denn sie *„will nicht angefasst oder angesehen werden"*[1)] und ihr *„Verlangen, alleine zu sein"*[1)] ist durch den erlittenen Kummer unendlich groß.

Dem Kürdchen wird das aber bald zu bunt und er marschiert zum König um sich zu beschweren und erzählt diesem, was sich täglich beim Gang durch das Tor zuträgt. Der König befahl ihm, am nächsten Tag noch einmal die Gänse hinaus zu treiben, versteckte sich und beobachtete die Geschehnisse mit eigenen Augen.

Am Abend ruft er die Gänsemagd zu sich und dringt in sie, ihm alles zu erzählen. Doch sie trägt in sich eine tiefe *„Abneigung über ihre Beschwerden zu sprechen"*[1)] (einziges Mittel mit diesem Symptom in der Materia Medica !). Viele homöopathisch arbeitende Therapeuten kennen solche Patientinnen und Patienten (es sind ja nicht immer nur Frauen, die nach *Ignatia* verlangen), bei denen man das Gefühl hat, ihnen jede Aussage zu ihren Beschwerden buchstäblich aus der Nase ziehen zu müssen – sie können den Behandler an den Rand der Verzweiflung treiben!

Da dieser König jedoch ein sehr weiser Monarch ist und deutliche Symptome eines erlösten ***Lycopodium*** zeigt, was sich auch noch im weiteren, dramatischen, Verlauf des Märchens zeigt, hat er eine Idee. „Wenn du mir nichts sagen willst, so klag dem Eisenofen da dein Leid." Er bietet dem Mädchen sozusagen ein Surrogat an, über das sie ihr Herz erleichtern kann – was für eine kluge, weise Vorgehensweise bei Menschen, die *„ihre Probleme alleine lösen wollen und sie nicht anderen aufbürden möchten"*[1)]!

Er selbst versteckt sich draußen und hört alles über das Ofenrohr mit.

Anschließend wird die Königstochter prächtig eingekleidet und der alte, weise König offenbart seinem Sohn, was geschehen war. Als er dann beim anschließenden Festmahl der falschen Braut das Geschehene in Form eines Rätsels offenlegt und diese nach der richtigen Strafe für jemand fragt, der solches täte, spricht diese ihr eigenes Todesurteil.

Somit ist auch dem großen Verlangen von *Ignatia* nach *Gerechtigkeit* Genüge getan und das Märchen kann wie üblich mit der Erfüllung des Hoffnungsprinzips enden.

Skorpion – Pluto

„Schneewittchen"

Es war einmal mitten im Winter, und die Schneeflocken fielen wie Federn vom Himmel, da saß eine schöne Königin an einem Fenster, das hatte einen Rahmen von schwarzem Ebenholz, und nähte. Und wie sie so nähte und nach dem Schnee aufblickte, stach sie sich mit der Nadel in den Finger, und es fielen drei Tropfen Blut in den Schnee. Und weil das Rote in dem Weißen so schön aussah, so dachte sie: „Hätt' ich doch ein Kind so weiß wie Schnee, so rot wie Blut und so schwarz wie dieser Rahmen. Und bald darauf bekam sie ein Töchterlein, so weiß wie der Schnee, so rot wie das Blut und so schwarz wie Ebenholz, und darum ward es das Schneewittchen genannt.

Die Königin war die Schönste im ganzen Land, und gar stolz auf ihre Schönheit. Sie hatte auch einen Spiegel, vor den trat sie alle Morgen und fragte: „Spieglein, Spieglein, an der Wand, wer ist die schönste Frau in dem ganzen Land?" Da sprach der Spiegel allzeit: „Ihr, Frau Königin, seid die schönste Frau im Land." Und da wusste sie gewiss, dass niemand schöner auf der Welt war. Schneewittchen aber wuchs heran, und als es sieben Jahr alt war, war es so schön, dass es selbst die Königin an Schönheit übertraf, und als diese ihren Spiegel fragte: „Spieglein, Spieglein an der Wand: wer ist die schönste Frau in dem ganzen Land?" sagte der Spiegel: „Frau Königin, Ihr seid die Schönste hier, aber Schneewittchen ist noch tausendmal schöner als Ihr!" Wie die Königin den Spiegel so sprechen hörte, ward sie blass vor Neid, und von Stund an hasste sie das Schneewittchen, und wenn sie es ansah, und gedacht, dass durch seine Schuld sie nicht mehr die Schönste auf der Welt sei, kehrte sich ihr das Herz herum. Da ließ ihr der Neid keine Ruhe, und sie rief einen Jäger und sagte zu ihm: „führ das Schneewittchen hinaus in den Wald an einen weiten, abgelegenen Ort, da stich es tot, und zum Wahrzeichen bring mir seine Lunge und seine Leber mit, die will ich mit Salz kochen und essen." Der Jäger nahm das Schneewittchen und führte es hinaus, wie er aber den Hirschfänger gezogen hatte und eben zustechen wollte, da fing es an zu weinen, und bat so sehr, er möge ihm sein Leben lassen, es wollt nimmermehr zurückkommen, sondern in den Wald fortlaufen. Den Jäger erbarmte es, weil es so schön war und gedachte: die wilden Tiere werden es doch bald gefressen haben, ich bin froh, dass ich es nicht zu töten brauche, und weil gerade ein junger Frischling gelaufen kam, stach er den nieder, nahm Lunge und Leber heraus und bracht sie als Wahrzeichen der Königin mit, die kochte sie mit Salz und aß sie auf, und meinte sie hätte Schneewittchens Lunge und Leber gegessen.

Schneewittchen aber war in dem großen Wald mutterseelig allein, so dass ihm recht Angst ward und fing an zu laufen und zu laufen über die spitzen Steine, und durch die Dornen den ganzen Tag. Endlich, als die Sonne untergehen wollte, kam es zu einem kleinen Häuschen. Das Häuschen gehörte sieben Zwergen, die waren aber nicht zu

Haus, sondern in das Bergwerk gegangen. Schneewittchen ging hinein und fand alles klein, aber niedlich und reinlich: da stand ein Tischlein mit sieben kleinen Tellern, dabei sieben Löfflein, sieben Messerlein und Gäblein, sieben Becherlein und an der Wand standen sieben Bettlein neben einander frisch gedeckt. Schneewittchen war hungrig und durstig, aß von jedem Tellerlein ein wenig Gemüse und Brot, trank aus jedem Gläschen einen Tropfen Wein, und weil es so müde war, wollte es sich schlafen legen. Da probierte es die sieben Bettlein nach einander, keins war ihm aber recht, bis auf das siebente, in das legte es sich und schlief ein.

Wie es Nacht war, kamen die sieben Zwerge von ihrer Arbeit heim, und steckten ihre sieben Lichtlein an, da sahen sie, dass jemand in ihrem Haus gewesen war.

Der erste sprach: „Wer hat auf meinem Stühlchen gesessen?"
Der zweite: „Wer hat von meinem Tellerchen gegessen?"
Der dritte: „Wer hat von meinem Brötchen genommen?"
Der vierte: „Wer hat von meinem Gemüse gegessen?"
Der fünfte: „Wer hat mit meinem Gäbelchen gestochen?"
Der sechste: „Wer hat mit meinem Messerchen geschnitten?"
Der siebente: „Wer hat aus meinem Becherlein getrunken?"

Darnach sah der erste sich um und sagte: „Wer hat in mein Bettchen getreten?" Der zweite: „Ei, in meinem hat auch jemand gelegen?" und so alle weiter bis zum siebenten, wie der nach seinem Bettchen sah, da fand er das Schneewittchen darin liegen und schlafen. Da kamen die Zwerge alle gelaufen, und schrien vor Verwunderung, und holten ihre sieben Lichtlein herbei, und betrachteten das Schneewittchen, „Ei, du mein Gott, Ei du mein Gott!" riefen sie, „was ist das schön!"

Sie hatten große Freude an ihm, weckten es auch nicht auf und ließen es in dem Bettlein liegen; der siebente Zwerg aber schlief bei seinen Gesellen, bei jedem eine Stunde, da war die Nacht herum. Als nun Schneewittchen aufwachte, fragten sie es, wer es sei und wie es in ihr Haus gekommen wäre, da erzählte es ihnen, wie seine Mutter es habe wollen umbringen, der Jäger ihr aber das Leben geschenkt, und wie es den ganzen Tag gelaufen, und endlich zu ihrem Häuslein gekommen sei. Da hatten die Zwerge Mitleiden und sagten: „Wenn du unsern Haushalt versehen, und kochen, nähen, betten, waschen und stricken willst, auch alles ordentlich und reinlich halten, sollst du bei uns bleiben und soll dir an nichts fehlen; Abends kommen wir nach Haus, da muss das Essen fertig sein, am Tage aber sind wir im Bergwerk und graben Gold, da bist du allein; hüte dich nur vor der Königin und lass niemand herein."

Die Königin aber glaubte, sie sei wieder die Allerschönste im Land, trat morgens vor den Spiegel und fragte: „Spieglein, Spieglein an der Wand, wer ist die schönste Frau im ganzen Land?"

Da antwortete der Spiegel aber wieder: „Frau Königin, ihr seid die Schönste hier: aber Schneewittchen über den sieben Bergen, ist noch tausendmal schöner als Ihr!“

Als die Königin das hörte, erschrak sie und sah wohl, dass sie betrogen worden und der Jäger Schneewittchen nicht getötet hatte. Weil aber niemand, als die sieben Zwerglein in den Bergen war, da wusste sie gleich, dass es sich zu diesen gerettet hatte, und nun sann sie von neuem nach, wie sie es umbringen könnte, denn so lang der Spiegel nicht sagte, sie wär die schönste Frau im ganzen Land, hatte sie keine Ruh.

Da war ihr alles nicht sicher und gewiss genug, und sie verkleidete sich selber in eine alte Krämerin, färbte ihr Gesicht, dass sie auch kein Mensch erkannte, und ging hinaus vor das Zwergenhaus. Sie klopfte an die Tür und rief: „macht auf, macht auf, ich bin die alte Krämerin, die gute Ware feil hat.“ Schneewittchen guckte aus dem Fenster: „Was hab ihr denn?“ – „Schnürriemen, liebes Kind“, sagte die Alte und holte einen hervor, der war von gelber, roter und blauer Seide geflochten. „Willst du den haben?“ – „Ei, ja“, sprach Schneewittchen, und dachte die gute alte Frau kann ich wohl hereinlassen, die meint es redlich; riegelte also die Türe auf und handelte sich den Schnürriemen. „Aber wie bist du so schlampig geschnürt“, sagte die Alte, komm ich will dich einmal besser schnüren.“ Schneewittchen stellte sich vor sie, da nahm sie den Schnürriemen und schnürte und schnürte es so fest, dass ihm der Atem verging, und es für tot hinfiel. Darnach war sie zufrieden und ging fort.

Bald darauf war es Nacht, da kamen die sieben Zwerge nach Haus, die erschraken recht, als sie ihr liebes Schneewittchen auf der Erde liegend fanden, als wäre es tot. Sie hoben es in die Höhe, da sahen sie, dass es so fest geschnürt war, schnitten den Schnürriemen entzwei, da atmete es erst, und dann ward es wieder lebendig. „Das ist niemand gewesen, als die Königin“, sprachen sie, „die hat dir das Leben nehmen wollen, hüte dich, und lass keinen Menschen mehr herein.

Die Königin aber fragte ihren Spiegel: „Spieglein, Spieglein an der Wand, wer ist die schönste Frau in dem ganzen Land?“ Der Spiegel antwortete: „Frau Königin, Ihr seid die Schönste hier, aber Schneewittchen bei den sieben Zwergelchen ist tausendmal schöner als Ihr.“ Sie erschrak, dass das Blut ihr all zum Herzen lief, da sie sah, dass Schneewittchen wieder lebendig geworden war. Darnach sann sie den ganzen Tag und die Nacht, wie sie es doch noch fangen wollte, und machte einen giftigen Kamm, verkleidete sich in eine ganz andere Gestalt und ging wieder hinaus. Sie klopfte an die Tür, Schneewittchen aber rief: „Ich darf niemand hereinlassen“; da zog sie den Kamm hervor, und als Schneewittchen den blinken sah und es auch jemand ganz Fremdes war, so machte es doch auf, und kaufte ihr den Kamm ab. „Komm, ich will dich auch kämmen“, sagte die Krämerin, kaum aber stak der Kamm dem Schneewittchen in den Haaren, da fiel es nieder und war tot. „Nun wirst du liegen bleiben“, sagte die Königin und ihr Herz war ihr leicht geworden, und sie ging heim. Die Zwerge aber kamen zur rechten Zeit, sahen, was geschehen, und zogen den giftigen Kamm aus den Haaren, da schlug Schneewittchen die Augen auf und war wieder lebendig, und versprach den Zwergen, es wolle gewiss niemand mehr einlassen.

Die Königin aber stellte sich vor ihren Spiegel: „Spieglein, Spieglein an der Wand, wer ist die schönste Frau in dem ganzen Land?" Der Spiegel antwortete: „Frau Königin, Ihr seid die Schönste hier, aber Schneewittchen bei den sieben Zwergelchen ist tausendmal schöner als Ihr!"

Wie das die Königin wieder hörte, zitterte und bebte sie vor Zorn: „So soll das Schneewittchen noch sterben, und wenn es mein Leben kostet!" Dann ging sie in ihre heimlichste Stube, und niemand durfte vor sie kommen, und da machte sie einen giftigen, giftigen Apfel, äußerlich war er schön und rotbäckig, und jeder der ihn sah, bekam Lust dazu. Darauf verkleidete sie sich als Bauersfrau, ging vor das Zwergenhaus und klopfte an. Schneewittchen guckte und sagte: „Ich darf keinen Menschen einlassen. Die Zwerge haben es mir bei Leibe verboten." „Nun, wenn ihr nicht wollt", sagte die Bäuerin, „kann ich euch nicht zwingen, meine Äpfel will ich schon loswerden, da, einen will ich euch zur Probe schenken." – „Nein, ich darf auch nichts geschenkt nehmen, die Zwerge wollen es nicht haben." „Ihr mögt Euch wohl fürchten, da, ich will den Apfel entzweischneiden und die Hälfte essen, da den schönen roten Backen sollt Ihr haben!" Der Apfel war aber so künstlich gemacht, dass nur die rote Hälfte vergiftet war. Da sah Schneewittchen, dass die Bäuerin selber davon aß, und sein Gelüsten darnach ward immer größer, da ließ es sich endlich die andere Hälfte durchs Fenster reichen, und biss hinein, kaum aber hatte es einen Bissen im Mund, so fiel es tot zur Erde. Die Königin aber freute sich und ging nach Haus und fragte den Spiegel: „Spieglein, Spieglein an der Wand, wer ist die schönste Frau in dem ganzen Land?"

Da antwortete er: „ Ihr, Frau Königin, seid die schönste Frau im Land!" „Nun hab ich Ruhe, sprach sie, da ich wieder die Schönste im Lande bin, und Schneewittchen wird diesmal wohl tot bleiben." Die Zwerglein kamen abends aus dem Bergwerk nach Haus, da lag das liebe Schneewittchen auf dem Boden und war tot. Sie schnürten es auf und sahen, ob sie nichts Giftiges in seinen Haaren fänden, es half aber alles nichts, sie konnten es nicht wieder lebendig machen. Sie legte es auf eine Bahre, setzten sich alle sieben daran, weinten und weinten drei Tage lang, dann wollten sie es begraben, da sahen sie aber, dass es noch frisch und gar nicht wie ein Toter aussah, und dass es auch seine schönen roten Backen noch hatte. Da ließen sie einen Sarg von Glas machen, legten es hinein, dass man es recht sehen konnte, schrieben auch mit goldenen Buchstaben seinen Namen darauf und seine Abstammung, und einer blieb jeden Tag zu Haus und bewachte es.

So lang Schneewittchen lange, lange Zeit in dem Sarg und verweste nicht, war noch so weiß wie Schnee, und so rot wie Blut und wenn es die Äuglein hätte auftun können, wären sie so schwarz gewesen wie Ebenholz, denn es lag da, als wenn es schlief. Einmal kam ein junger Prinz zu dem Zwergenhaus und wollte darin übernachten, und wie er in die Stube kam und Schneewittchen in dem Glassarg liegen sah, auf das die sieben Lichtlein so recht ihren Schein warfen, konnte er sich nicht satt an seiner Schönheit sehen, und las die goldene Inschrift und sah, dass es eine Königstochter war. Da bat er die Zwerglein, sie sollten ihm den Sarg mit dem toten Schneewittchen verkaufen, die wollten aber um alles Gold nicht; da bat er sie, sie mögen es ihm schenken, er könne nicht leben ohne es zu sehen, und er wolle es so hoch halten und ehren, wie sein Liebstes auf der Welt. Da waren die Zwerglein mitleidig und gaben ihm den Sarg. Der Prinz aber ließ ihn in sein Schloss tragen, und ließ ihn in seine Stube setzen, er selber saß den ganzen Tag dabei, und konnte die Augen nicht abwenden; und wenn er ausgehen musste, und konnte Schneewittchen nicht sehen, ward er traurig, und er konnte auch keinen Bissen essen, wenn der Sarg nicht neben ihm stand. Die Diener aber, die beständig den Sarg herumtragen mussten, waren bös darüber, und einer machte einmal den Sarg auf, hob Schneewittchen in die Höhe und sagte: „um so eines toten Mädchens willen werden wir den ganzen Tag geplagt." Und gab ihm mit der Hand einen Stumpf in den Rücken. Da fuhr ihm der garstige Apfelgrütz, den es abgebissen hatte, aus dem Hals, und da war Schneewittchen wieder lebendig. Da ging es hin zu dem Prinzen, der wusste gar nicht, was er vor Freuden tun sollte, als sein liebes Schneewittchen lebendig war, und sie setzten sich zusammen an die Tafel und aßen mit Freuden.

Auf den anderen Tag ward die Hochzeit bestellt, und Schneewittchens gottlose Mutter auch eingeladen. Wie sie nun am Morgen vor den Spiegel trat und sprach: „Spieglein, Spieglein an der Wand, wer ist die schönste Frau in dem ganzen Land?" Da antwortete er: „Frau Königin, Ihr seid die Schönste hier, aber die junge Königin ist tausendmal schöner als Ihr!" Als sie das hörte, erschrak sie, und es war ihr so Angst, so Angst, dass sie es nicht sagen konnte. Doch trieb sie der Neid, dass sie auf der Hochzeit die junge Königin sehen wollte, und wie sie ankam, sah sie, dass es Schneewittchen war; da waren eiserne Pantoffeln im Feuer glühend gemacht, die musste sie anziehen und darin tanzen, und ihre Füße wurden jämmerlich verbrannt, und sie durfte nicht aufhören, bis sie sich zu Tod getanzt hatte.

Gedanken zu „Schneewittchen"

Schneewittchen gehört zu den bekanntesten Märchen. Ähnlich wie bei Aschenputtel wurde es unzählige Male verfilmt – mehr oder weniger gut.

Märchen bereiten auf das wahre Leben vor, und zeigen keine heile Welt. Es ist daher ein Fehler, die „harten" Szenen aus dem Märchen zu verbannen. Auch bei Schneewittchen geht es etwas rauer zu: eben wie im wirklichen Leben auch.

Der erste große Fehler, den die Gebrüder Grimm in ihrer Anpassung der Märchen gemacht haben, war die Umwandlung der Mutter in eine Stiefmutter. Man konnte sich nicht vorstellen, dass eine Mutter so böse sein konnte. Aber gerade **das** ist in diesem Märchen so wichtig, wie wir noch hören werden. Alles beginnt harmlos: eine schöne Königin sticht sich am Fenster, so dass 3 Tropfen Blut in den Schnee fallen. Ihr sehnlichster Wunsch ist ein Kind: so rot wie Blut, so weiß wie Schnee und so schwarz wie Ebenholz. Die Zahl 3 symbolisiert in diesem Fall 1 + 1 = 3, also das Entstehen einer Familie.

Der Wunsch wird ihr auch alsbald erfüllt, und sie bekommt ein Mädchen: so rot wie Blut, so weiß wie Schnee und so schwarz wie Ebenholz (weitere Deutung der Farben in „Schneewittchen" von Felix von Bonin).

Die wunderschöne Königin jedoch verändert sich mit der Geburt von Schneewittchen: ihre körperliche Schönheit hat gelitten. Die ersten Jahre, als Schneewittchen noch ein Kind ist, mag das noch nicht so sehr ins Gewicht fallen – sie war ja nach wie vor die Schönste im Land. Doch Schneewittchen wuchs heran, und ward gar wunderschön. Und so nahm das Drama seinen Lauf, denn der Spiegel, welcher immer knallhart die Wahrheit zeigt, das wahre Gesicht, und in unserem Fall auch spricht, teilt ihr mit, dass die eigene Tochter schöner ist als sie selbst. Für die Mutter ist dies ein Schock. Sie lebt nur im Schönheitswahn, in Äußerlichkeiten. Es gibt für sie nichts Wichtigeres, als ihre Schönheit zu bewahren – koste es, was es wolle. Die Schönheitschirurgie wäre begeistert.

Die Mutter kann es nicht ertragen, dass sie alt wird, weiß und weise. Sie weigert sich, diesen Reifungsprozess im Inneren zu vollziehen und die äußeren Zeichen des Alterns zu akzeptieren. Sie ist krankhaft eifersüchtig auf die Schönheit ihrer Tochter.

Wie hochaktuell ist doch dieses Märchen auch in unserer Zeit! Die modernen Mütter würden ihre Töchter natürlich nicht umbringen wollen, sondern sie versuchen, sich äußerlich jung zu halten, so dass sie wie eine Schwester oder Freundin der Tochter wirken. Mode und Friseur machen es möglich. Doch wie die Königin im Märchen, so verweigern letztendlich auch sie den inneren Reifungsprozess, das Älterwerden.

Die Königin im Märchen beauftragt also einen Jäger, das Schneewittchen tief in den Wald zu führen, und dort umzubringen. Als Beweis für diese Tat solle er die Lunge und die Leber mitbringen, welche sie dann gebraten und verspeist hat. Natürlich hat der Jäger das schöne Schneewittchen nicht umgebracht, sondern ein junges Wildschwein, das zufällig den Weg kreuzte. Die Königin hat also nicht Lunge und Leber von Schneewittchen verspeist, und damit wie bei der Frischzellen-Therapie ihre Schönheit und Jugend einverleibt, sondern Lunge und Leber eines Frischlings: eines erdigen, wilden Schweines.

Schneewittchen kommt schließlich auf seiner Flucht an ein kleines Haus. Es ist niemand zu Hause, und sie tritt ein. Sie wundert sich, wie sauber alles ist, wie penibel aufgeräumt wurde, und nascht nur wenig von jedem Tellerchen. Als die Zwerge kommen, schläft Schneewittchen tief und fest.

Zwerge arbeiten in der Erde, unter Tage. Sie sind zwar so klein wie die Kinder, aber trotzdem schon alt und weise. Auch schürfen sie Gold und Edelsteine, welche sie wohl zuhauf gehortet haben. Alles ist sauber und adrett, und sie legen Wert auf Pünktlichkeit. Das sind die Qualitäten des Saturn-Prinzips: die Erde, unter Tage arbeiten (Gegenspieler der Sonne), alt aussehen (Herr des Alters), und materiell orientiert (Herr der Materie), Pünktlichkeit (Herr der Zeit) und Perfektion. Die Qualitäten des Saturns bringen Ordnung und Sicherheit in das Leben von Schneewittchen. Daneben verkörpern die Zwerge natürlich das männliche Prinzip – jedoch nicht auf der erotischen oder sexuellen Ebene. Vom König selbst, also dem Vater von Schneewittchen, war bisher nichts zu hören. Was sollte er auch sagen? Dieses Problem war reine Frauensache.

Der Spiegel verriet der Königin, dass Schneewittchen immer noch die Schönste war, und wo sie zu finden sei: hinter den sieben Bergen bei den sieben Zwergen. Ihr Hass, ihr Neid und Ihre Eifersucht treibt die Königin dazu, sich als alte Krämerin zu verkleiden, und Schneewittchen aufzusuchen. Immerhin spielt sie die Rolle der **alten** Frau perfekt, die sie in Wirklichkeit niemals sein möchte. Der erste Versuch, Schneewittchen umzubringen, scheitert. Die Bänder an ihrem Mieder (Mieder = ein Attribut erwachsener Frauen) wurden von den Zwergen aufgeschnitten. Der zweite Versuch, der vergiftete Kamm, mit dem Schneewittchen die Haare verführerisch kämmen hätte können, wird von den Zwergen herausgezogen. Erst beim letzten Versuch: dem vergifteten Apfel, scheint die Königin erfolgreich zu sein.

Der Apfel gilt bei den alten Kulturen als Symbol der Fruchtbarkeit, als verführerische Frucht. Der Reichsapfel symbolisiert auch (königliche) Macht. Erst im Christentum wurde der Apfel, wie auch der Apfelbaum negativ gewertet.

Nach dem „Apfel-Anschlag" meldete der Spiegel der Königin zu ihrer vollsten Zufriedenheit: „Ihr seid die Schönste hier." Geschafft. Vorläufig.

Das tote Schneewittchen liegt im Glassarg, und ist damit unerreichbar – für eine gewisse Zeit. Doch sie verwest nicht, was ein Zeichen dafür ist, dass immer noch das Leben in ihr steckt, ähnlich wie bei der Verpuppung der Raupe zum Schmetterling. Schneewittchen braucht wie Dornröschen und viele andere Märchenfiguren eine Zeit des Rückzugs, der innerlichen Reife, während der sie nicht gestört werden sollte. Ein Glassarg ist da schon ein sicherer Hort.

Ein schöner Prinz verliebt sich unsterblich in das tote Schneewittchen, und möchte den (Vater-)Zwergen gerne den Sarg abkaufen. Abkaufen. Wie ein Auto beim Händler. Das lehnen die Zwerge strikt ab. Verkauft wird sie nicht.

Der Leser ist dann verwundert, wenn er hört, dass die Zwerge letztendlich den Sarg mit dem toten Schneewittchen her*schenken*. Doch wer genau liest, erfährt, dass der Prinz dafür ein Versprechen geben muss: dass er sie ehrt und hochachtet wie sein Liebstes. Die (Vater-)Zwerge sind zufrieden.

Als Schneewittchen wiedererwacht, freut sich der Prinz, und schon bald wird Hochzeit gefeiert.

Für die Königin war die Antwort des Spiegels auf ihre obligatorische Frage, wer die Schönste im Land sei, ein erneuter Schock. Nicht sie war es, sondern die junge Braut. Schlagartig war sie in der gleichen Panik, wie vorher mit Schneewittchen. Und natürlich folgte sie der Einladung – sie wollte ihre Widersacherin in Sachen Schönheit unbedingt sehen.

Nächster Schock: es war Schneewittchen. Man hatte bereits eiserne Pantoffel über Kohlenfeuer gestellt, in diese musste die alte Königin treten, und so lange tanzen, bis sie tot hinfiel. In Schuhe! Die Attribute der Venus (siehe auch: Aschenputtel), der Schönheit, der Verführungskunst, des Weiblichen. Sie kam also durch ein „venusisches" Kleidungsstück ums Leben, durch ein Symbol der Schönheit, welcher sie ja ihr ganzes Leben verschrieben hatte.

Die Blütenessenzen für das Märchen: Manzanita, Holly, Cerato und Fairy Lantern

Manzanita und Holly

Die Blütenessenz der Stechpalme Holly wurde bereits bei Aschenputtel erwähnt. Die Mutter von Schneewittchen bräuchte ergänzend zu dieser auch die Blütenessenz Manzanita, die Bärentraube. Mit dem Älterwerden kommt die Mutter nicht klar, weder mit dem inneren Prozess noch mit den äußerlichen Veränderungen. Sicherlich war sie eine Schönheit wie Schneewittchen, und da fällt es meist noch schwerer, die Falten, die grauen Haare, die Krampfadern und die Orangenhaut zu akzeptieren, welche sich langsam einschleichen. Manzanita ist für alle Frauen, die an ihrem Körper etwas auszusetzen haben: der Busen ist zu klein, die Beine zu kurz, die Nase schief … also nahezu jede. Die Frage ist nur, wie die Patientin damit umgeht: akzeptiert sie diese unabänderliche Tatsache, oder geht sie daran seelisch zugrunde. Manzanita hilft, den Körper so zu akzeptieren und zu lieben, wie er ist.

Vielleicht wäre es für Schneewittchen sinnvoll, diese beiden Blütenessenzen nach der Geburt ihres ersten Kindes prophylaktisch einzunehmen. Denn auch ihre Schönheit wird leiden.

Cerato

Schneewittchen ist noch sehr kindlich und unreif, als sie flieht. Es war ihr Glück, dass sie zum Haus der sieben Zwerge kam, denn diese gaben ihr Sicherheit. Schneewittchen misstraut noch ihrer eigenen Intuition, fragt für alles die Zwerge, gehorcht ihnen ein Stück weit auch. Doch kaum kommt die böse, verkleidete Mutter, schon hört sie auf diese. Cerato, die Bleiwurz, würde die Intuition, das Gespür, das innere Wissen von

Schneewittchen stärken. Wenn ihr Gefühl sagt, dass mit dem Apfel etwas nicht stimmt, dann wird sie mit Hilfe von Cerato auch nicht in diesen beißen. Egal was die alte Frau ihr sagt, und auch wenn diese in die andere Hälfte beißt. Cerato stärkt das Selbstbewusstsein, die eigene Intuition, gerade auf dem Weg ins Erwachsensein. Denn dort sind die meisten „Einflüsterungen" von außen. Und so mancher könnte sich viel Ärger ersparen, würde er oder sie auf die innere Stimme hören.

Fairy Lantern
Die Mormonentulpe hilft vor allem Mädchen, die auf der kindlichen Ebene stecken bleiben (wollen). Sie wirken auch mit 17 Jahren noch unreif und kindisch, und sind daher auch „anfällig" für den Einfluss von anderen. Fairy Lantern hätte zusammen mit Cerato das Schneewittchen gestärkt und es auf dem Weg zum Frau-Sein begleitet.

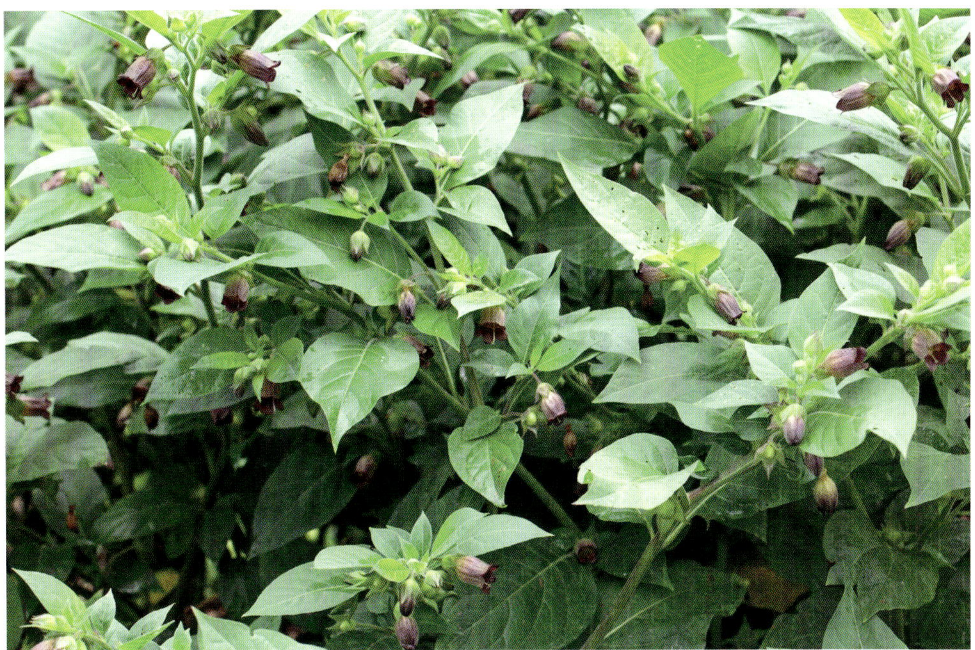

Die Pflanze für das Märchen: Belladonna

Belladonna
Als Heilpflanze kann man Belladonna, die Tollkirsche, natürlich nicht bezeichnen, denn in der Phytotherapie wird sie wegen ihrer Giftigkeit nicht verwendet, jedoch in der Homöopathie und Spagyrik mit großem Erfolg.

Zu Kriegszeiten galt sie bei Erwachsenen gelegentlich als Alkoholersatz, um einen ähnlichen Rausch zu erzeugen. Für ein Kind kann schon eine einzige Beere tödlich sein.

Doch die Symbolik von Belladonna passt so wunderbar zu Schneewittchen, dass dies einige Sätze wert ist. Bella Donna, die schöne Frau, bezeichnet schon im Namen das Grundproblem von Schneewittchens Mutter. Sie wollte eine Bella Donna bleiben. Hierzu haben sich die Damen der Antike einen Tropfen der Belladonna in das Auge geträufelt, wodurch die Pupille sich erweiterte. Das blendete zwar unangenehm, doch der Blick war irritierend und betörend, und die Männer konnten ihm nicht entkommen. Ähnlich dem Blick der Todesgöttin Atropos, von der sie auch den botanischen Namen erhalten hat: Atropa Belladonna. Hatte man von der Frucht genascht, so weiteten sich ebenfalls die Pupillen, und eine Röte stieg ins Gesicht. Auch die Tonsillen schwollen an, und Hände wie Füße wurden kalt. Es ist schwer anzunehmen, dass der Apfel für Schneewittchen mit Belladonna vergiftet war. Er hatte so schöne rote Backen (Röte im Gesicht), und er blieb ihr im Hals (geschwollene Tonsillen) stecken. Atropos in ihrer Schönheit und eisigen Kälte (Hände und Füße) hatte ihr Werk getan.

Die homöopathischen Mittel für das Märchen: Silicea und Scorpio

Silicea

Ein erster Gedanke bei der Mittelfindung zu diesem Märchen führt natürlich zu dem Homöopathikum *Scorpio australis*.

Doch *Scorpio* verfolgt einen wesentlich radikaleren Weg, als dies im Märchen Schneewittchen der Fall ist.

Vielleicht darf hier eine persönliche Erfahrung zu diesem Mittel erzählt werden: *Vor einigen Jahren war meine Frau Mitglied in einem homöopathischen Arbeitskreis. Von diesem wurden gelegentlich homöopathische Arzneimittel verschickt, damit die Mitglieder diese einer sogenannten „Blindprüfung“ unterziehen konnten, d. h. man bekam ein Röhrchen mit Globuli zugesandt, ohne mitgeteilt zu bekommen, um welches Mittel es sich handelte.*

Solch ein Röhrchen kam eines Tages zu uns. Meine Frau hatte beim Öffnen des Briefes ein „ungutes Gefühl“ und wollte die Prüfung nicht durchführen. Also sagte sie zu dem Mittel: „Ich werde dich ***nicht*** *prüfen!“ und legte das Röhrchen in die Handtasche.*

Im Laufe der nächsten Tage entwickelte sich in unserer Familie eine aggressive Stimmung, einer ging auf den anderen los (verbal!) einschließlich unserer damals 8-jährigen Tochter und keiner war in der Lage, zu reflektieren, was hier passierte.

Zu dieser Zeit waren wir auch an einem Wochenende nach Vorarlberg zu einem Familienfest eingeladen. In dieser eigentlich fröhlichen Runde saßen wir angespannt, würdigten uns kaum eines Blickes und konnten nur mit den anderen Familienmitgliedern einigermaßen „normal" kommunizieren.

Auf der Heimfahrt auf einer Landstraße durch die bergige Vorarlberger Region ergab sich im Auto ein – wieder einmal – sehr heftiger Wortwechsel zwischen meiner Frau und mir und ich ertappte mich bei dem Gedanken: „Wenn ich jetzt geradeaus fahre, stürzen wir mindestens 100 Meter in die Tiefe und das ist gut so!" Bei dieser Überlegung verspürte ich nicht die geringste Emotion.

Zu Hause angekommen, konnte ich darüber mit meiner Frau sprechen, und sie kam Gott sei Dank auf die Idee, dass dies mit dem Mittel zu tun haben könnte, das in ihrer Handtasche lag. Sie entfernte es endgültig aus dem Haus in die Mülltonne, und innerhalb von zwei Tagen herrschte wieder ein normales, harmonisches Miteinander, wie das bei uns üblich ist.

Auf Anfrage bei dem Arbeitskreis erfuhren wir, dass es sich um ***Scorpio*** *gehandelt hatte".*

Der herrschende Planet von **Skorpion** ist der **Pluto** mit dem Grundthema „stirb und werde", doch ist diesem Tierkreiszeichen nicht das **Feuer** als Element zugeordnet sondern das **Wasser** (siehe das Kapitel „Archetypen").

Das Element Wasser steht aber nicht – wie Feuer – dem zerstörerischen Prinzip nahe, es repräsentiert viel mehr die emotionale Seite in den Entsprechungen der Elemente, deshalb harmoniert auch *Silicea* wesentlich besser mit diesem Märchen.

Wenn homöopathische Therapeuten an *Silicea* denken, fallen ihnen spontan meist Begriffe wie *„zerbrechlich, empfindsam, makellos"*[1)] ein. Zu dieser *Makellosigkeit* passt die Farbe *Weiß*. Es kommen Bilder von *Schnee und Eis, Glas* und man denkt an *Silicea* bei *Verletzungen (vor allem Stichverletzungen)* und *Verhärtungen.*

Wenn wir uns mit *Silicea* dem Märchen von *Schneewittchen* nähern, werden wir uns mit weiteren, wesentlichen Merkmalen dieses Homöopathikums beschäftigen und dessen Spannungsbogen offenlegen.

Bereits mit dem zweiten Satz des Märchens befinden wir uns mitten in der *Silicea – Thematik.* Eine Königin saß am Fenster mit schwarzem Ebenholzrahmen und nähte. Dabei *stach* sie sich in den Finger und es fielen drei Tropfen Blut in den *Schnee.*

Zu *Silicea* finden wir in der Materia Medica den Begriff der *„Verletzlichkeit"*[2)], der sowohl auf der körperlichen wie auch auf der seelischen Ebene zutreffend für dieses Mittel ist.

Sie bekommt ein Kind, genau so, wie sie es sich gewünscht hatte: weiß wie Schnee, mit Haaren, schwarz wie Ebenholz und einem Mund, rot wie Blut.

Diese Königin hatte aber einen *„großen Anspruch an sich und ihre Attraktivität"*[4] und dachte, dass sie selbst die Allerschönste im ganzen Land wäre *(„ist sich selbst am Wichtigsten"*[1])! Um das jeden Tag bestätigt zu bekommen, besitzt sie einen sprechenden *Spiegel*[2].

Aber als das Kind heranwächst, wird es zu einer Schönheit, die sogar die seiner Mutter übertrifft. Und das bekommt diese auch noch vom Spiegel bestätigt: „... aber Schneewittchen ist noch tausendmal schöner als Ihr"!

Da *Silicea „keinen Widerspruch verträgt"*[1] fängt sie an, das Kind zu hassen und sinnt darauf, es töten zu lassen (*„Verlangen, zu töten"*[1]). Ab hier bekommen wir die Härte aufgezeigt, die dieses Homöopathikum in sich trägt. Dass dem so ist, ist nicht verwunderlich, denn Quarz (Siliciumoxid) gehört mit zu den härtesten, natürlich vorkommenden Materialien.

Die *„kaltherzige"*[2] Königin beauftragt einen Jäger, Schneewittchen in den Wald zu führen und es dort zu erstechen. Doch dieser ist von der Schönheit des Kindes, seiner *„sanften, milden"*[1] Art berührt und lässt es entkommen. Schneewittchen läuft in den Wald und muss dort über *„spitze"* Steine und durch *„Dornen"* sich kämpfen auf der Suche nach *„Wärme und Geborgenheit"*[2], die es dringend benötigt als *„Folge von emotionaler Vernachlässigung durch die Mutter*[2].

Auch hier finden wir wieder eine enge Verbindung zu *Silicea* – die ausdrücklich als „spitz" beschriebenen Steine sowie die Dornen. Auf körperlicher Ebene wird *Silicea* ja häufig angewandt, um Splitter und Schiefer auszutreiben oder Verhärtungen (Keloide, Tumoren) aufzulösen.

Coulter bezeichnet das Mittel gar als „homöopthisches Skalpell" (Portraits homöopathischer Arzneimittel, Band II).

Was muss das für eine Qual für ein *„verletzliches"*[2], *„schreckhaftes"*[1] und *„äußerst empfindsames*[1][2] Kind sein – mutterseelenallein im dunklen Wald!

Doch endlich findet es so etwas wie Schutz und Geborgenheit – das Häuschen der sieben Zwerge.

Sie ist begeistert! In dem Häuschen findet sie alles so vor, wie es sich eine *Silicea-Persönlichkeit* nur wünschen kann – alles ist *„reinlich und sorgfältig"*[2] aufgeräumt, und da sie hungrig, durstig und müde ist, nimmt sie von jedem Teller einen Bissen, aus jedem Becher ein Schlückchen und weil sie nur über eine *„mangelnde Entschlußkraft"*[1] verfügt, muss sie auch in jedem Bettchen probeliegen, bis sie das Richtige findet und sich schlafen legt.

Als die Königin durch ihren penetrant ehrlichen Spiegel erfährt, dass Schneewittchen noch am Leben ist und „hinter den sieben Bergen bei den sieben Zwergen" Zuflucht gefunden hat, ist sie außer sich vor Wut! *„Hinterlistig"*[1], wie sie ist, erwacht in ihr wiederum dieses Verlangen zu töten, und sie geht – als „Krämerin" verkleidet – zu dem Zwergenhaus.

Sie bietet dem Mädchen prächtige Bänder für ihr Mieder an. Trotz der Warnung der sieben Zwerge, niemandem die Türe zu öffnen, geht dieses *„achtlos gegen sich selbst"*[1] hinaus und legt sie sich an. Die verkleidete Königin behauptet daraufhin *„scheinheilig"*[1], die Bänder seien nicht richtig gebunden und bietet ihr an, diese „richtig" zu binden. Dabei schnürt sie sie so fest, dass Schneewittchen wie tot umfällt.

Doch die Zwerge kommen rechtzeitig und retten das Mädchen.

Die Königin erfährt darüber wieder durch ihren Spiegel und versucht es diesmal mit einem vergifteten Kamm. Sie überredet das Kind, sich von ihr kämmen zu lassen und sticht sie dabei mit dem spitzen Kamm, so dass das Gift seine Wirkung tun kann. Hier kommt der **Skorpion** ins Spiel, denn womit tötet das Spinnentier? Mit seinem Giftstachel.

Aber auch dieser Versuch misslingt – wieder sind die sieben Helferlein zur Stelle und holen Schneewittchen ins Leben zurück.

Erst beim dritten Versuch (aller guter und wohl auch böser Dinge sind drei!) gelingt scheinbar das Attentat. Schneewittchen beißt von der vergifteten Seite des angebotenen Apfels ab und fällt tot um. Zufrieden kehrt die Königin in ihr Schloss zurück und bekommt auch prompt vom Spiegel die Bestätigung, dass nun wieder sie die Allerschönste im Lande sei.

Diesmal können die Zwerge nicht helfen, sie sind nur erstaunt, dass das Mädchen auch nach drei Tagen noch frisch und rosig aussieht und bahren es in einem *silizistischen Glassarg* auf. Nach einiger Zeit taucht der unvermeidliche Prinz auf, sieht Schneewittchen in dem Glassarg, *„abgetrennt von der Welt"*[2], verliebt sich trotz ihrer *„Erstarrung"*[2] unsterblich in sie – und der Rest ist Geschichte.

Silicea ist eines der „frostigsten" Mittel in der Materia Medica. Deshalb ist es nur folgerichtig, dass die Mutter von Schneewittchen, die ja viele der negativen Elemente dieses Arzneimittels repräsentiert, dadurch bestraft wird, dass sie sich in glühenden Schuhen zu Tode tanzen muss.

Zudem wird bei der Herstellung von Glas der so wesentliche Quarzsand bis zum Glühen erhitzt, um formbar zu werden – der Tod stellt für den Menschen die höchste und ultimative Transformationsstufe und Läuterung dar.

Schütze – Jupiter

„Tischlein deck dich, Goldesel und Knüppel aus dem Sack“

Vor Zeiten war ein Schneider, der drei Söhne hatte und nur eine einzige Ziege. Aber die Ziege, weil sie alle zusammen mit ihrer Milch ernährte, musste ihr gutes Futter haben und täglich hinaus auf die Weide geführt werden. Die Söhne taten das auch nach der Reihe. Einmal brachte sie der älteste auf den Kirchhof, wo die schönsten Kräuter standen, ließ sie da fressen und herumspringen. Abends, als es Zeit war heimzugehen, fragte er: „Ziege, bis du satt?“ Die Ziege antwortete: „Ich bin so satt, ich mag kein Blatt: meh, meh!“

„So komm nach Hause“, sprach der Junge, fasste sie am Strickchen, führte sie in den Stall und band sie fest. „Nun“, sagte der alte Schneider, „hat die Ziege ihr gehöriges Futter?“ – „Oh“, antwortete der Sohn, „die ist so satt, sie mag kein Blatt.“ Der Vater aber wollte sich selbst überzeugen, ging hinab in den Stall, streichelte das liebe Tier und fragte: „Ziege, bist du satt?“ Die Ziege antwortete: „Wovon soll ich satt sein? Ich sprang nur über Gräbelein und fand kein einzig Blättelein: meh! meh!“

„Was muss ich hören!“ rief der Schneider, lief hinauf und sprach zu dem Jungen: „Ei, du Lügner, sagst, die Ziege wäre satt, und hast sie hungern lassen?“ Und in seinem Zorn nahm er die Elle von der Wand und jagte ihn mit Schlägen hinaus.

Am andern Tag war die Reihe am zweiten Sohn, der suchte an der Gartenhecke einen Platz aus, wo lauter gute Kräuter standen, und die Ziege fraß sie rein ab. Abends, als er heim wollte, fragte er: „Ziege, bist du satt?“ Die Ziege antwortete: „Ich bin so satt, ich mag kein Blatt, meh, meh!“

„So komm nach Haus“, sprach der Junge, zog sie heim und band sie im Stall fest. „Nun“, sagte der alte Schneider, „hat die Ziege ihr gehöriges Futter?“ – „Oh“, antwortete der Sohn, „die ist so satt, sie mag kein Blatt.“ Der Schneider wollte sich darauf nicht verlassen, ging hinab in den Stall und fragte: „Ziege, bist du auch satt?“ Die Ziege antwortete: „Wovon sollt ich satt sein? Ich sprang nur über Gräbelein, und fand kein einzig Blättelein: meh, meh!“

„Der gottlose Bösewicht!“ schrie der Schneider, „so ein frommes Tier hungern zu lassen!“, lief hinauf und schlug mit der Elle den Jungen zur Haustüre hinaus.

Die Reihe kam jetzt an den dritten Sohn, der wollte seine Sache gut machen, suchte Buschwerk mit dem schönsten Laube aus und ließ die Ziege daran fressen. Abends, als er heim wollte, fragte er: „Ziege, bist du auch satt?" Die Ziege antwortete: „Ich bin so satt, ich mag kein Blatt, meh, meh!"

„So komm nach Haus", sagte der Junge, führte sie in den Stall und band sie fest. „Nun", sagte der alte Schneider, „hat die Ziege ihr gehöriges Futter?" – „Oh", antwortete der Sohn, „die ist so satt, die mag kein Blatt." Der Schneider traute nicht, ging hinab und fragte: „Ziege, bist du auch satt?" Das boshafte Tier antwortete: „Wovon sollt ich satt sein? Ich sprang nur über Gräbelein, und fand kein einzig Blättelein, meh, meh!" „Oh, die Lügenbrut!" rief der Schneider, „einer so gottlos und pflichtvergessen wie der andere! Ihr sollt mich nicht länger zum Narren halten!" Und vor Zorn ganz außer sich sprang er hinauf und gerbte dem armen Jungen mit der Elle den Rücken so gewaltig, dass er zum Haus hinaus sprang.

Der alte Schneider war nun mit seiner Ziege allein. Am anderen Morgen ging er hinab in den Stall, liebkoste die Ziege und sprach: „Komm, mein liebes Tierlein, ich will dich selbst zur Weide führen". Er nahm sie am Strick und brachte sie zu grünen Hecken und unter Schafrippe und was sonst die Ziegen gerne fressen. „Da kannst du dich einmal nach Herzenslust sättigen", sprach er zu ihr und ließ sie weiden bis zum Abend. Da fragte er: „Ziege, bist du satt?" Sie antwortete: „Ich bin so satt, ich mag kein Blatt, meh, meh!"

„So komm nach Haus", sagte der Schneider, führte sie in den Stall und band sie fest. Als er wegging, kehrte er sich noch einmal um und sagte: „Nun bist du doch einmal satt!" Aber die Ziege machte es ihm nicht besser und rief: „Wovon soll ich satt sein? Ich sprang nur über Gräbelein und fand kein einzig Blättelein: meh, meh!"

Als der Schneider das hörte, stutzte er und sah wohl, dass er seine drei Söhne ohne Ursache verstoßen hatte. „Wart'", rief er, „du undankbares Geschöpf, dich fort zu jagen ist noch zu wenig; ich will dich zeichnen, dass du dich unter ehrbaren Schneidern nicht mehr darfst sehen lassen." In einer Hast sprang er hinauf, holte sein Bartmesser, seifte der Ziege den Kopf ein und schor sie so glatt wie eine flache Hand. Und weil die Elle zu ehrenvoll gewesen wäre, holte er die Peitsche und versetzte ihr solche Hiebe, dass sie in gewaltigen Sprüngen davonlief.

Der Schneider, als er so ganz einsam in seinem Hause saß, verfiel in große Traurigkeit und hätte seine Söhne gerne wieder gehabt, aber niemand wusste, wo sie hingeraten waren. Der Älteste war zu einem Schreiner in die Lehre gegangen; da lernte er fleißig und unverdrossen, und als seine Zeit herum war, dass er wandern sollte, schenkte ihm der Meister ein Tischchen, das gar kein besonderes Ansehen hatte und von gewöhnlichem Holz war; aber es hatte eine gute Eigenschaft. Wenn man es hinstellte und sprach: „Tischlein, deck dich", so war das gute Tischchen auf einmal mit einem sauberen Tüchlein bedeckt, und stand da ein Teller, und Messer und Gabel daneben, und Schüsseln mit Gesottenem und Gebratenem, so viel Platz hatten, und ein großes Glas mit rotem Wein leuchtete, dass einem das Herz lachte. Der junge Gesell dachte: Damit hast du genug für dein Lebtag, zog guter Dinge in der Welt umher und bekümmerte sich gar nicht darum, ob ein Wirtshaus gut oder schlecht und ob etwas darin zu finden war oder nicht. Wenn es ihm gefiel, so kehrte er gar nicht ein, sondern im Felde, im Wald, auf einer Wiese, wo er Lust hatte, nahm er sein Tischchen vom Rücken, stellte es vor sich und sprach: „Tischlein, deck dich“, so war alles da, was sein Herz begehrte. Endlich kam es ihm in den Sinn, er wollte zu seinem Vater zurückkehren, sein Zorn würde sich gelegt haben, und mit dem Tischchen deck dich würde er ihn gerne wieder aufnehmen.

Es trug sich zu, dass er auf dem Heimweg abends in ein Wirtshaus kam, das mit Gästen angefüllt war; sie hießen ihn willkommen und luden ihn ein, sich zu ihnen zu setzen und mit ihnen zu essen, sonst würde er schwerlich noch etwas bekommen. „Nein“, antwortete der Schreiner, „die paar Bissen will ich auch nicht vor dem Munde nehmen, lieber sollt ihr meine Gäste sein.“ Sie lachten und meinten, er treibe seinen Spaß mit ihnen. Er aber stellte sein hölzernes Tischchen mitten in die Stube und sprach: „Tischchen, deck dich!“ Augenblicklich war es mit Speisen besetzt, so gut, wie sie der Wirt nicht hätte herbeischaffen können und wovon der Geruch den Gästen lieblich in die Nase stieg. „Zugegriffen, liebe Freunde“, sprach der Schreiner, und die Gäste, als sie sahen, wie es gemeint war, ließen sich nicht zweimal bitten, rückten heran, zogen ihre Messer und griffen tapfer zu. Und was sie am meisten verwunderte, wenn eine Schüssel leer geworden war, so stellte sich gleich von selbst eine volle an ihren Platz. Der Wirt stand in einer Ecke und sah dem Dinge zu; er wusste gar nicht, was er sagen sollte, dachte aber: Einen solchen Koch könntest du in deiner Wirtschaft wohl brauchen. Der Schreiner und seine Gesellschaft waren lustig bis in die späte Nacht, endlich legten sie sich schlafen, und der junge Geselle ging auch zu Bett und stellte sein Wünschtischchen an die Wand. Dem Wirt aber ließen seine Gedanken keine Ruhe; es fiel ihm ein, dass in seiner Rumpelkammer ein altes Tischchen stände, das gerade so aussähe; das holte er ganz sachte herbei und vertauschte es mit dem Wünschtischchen. Am Morgen zahlte der Schreiner sein Schlafgeld, packte sein Tischchen auf, dachte gar nicht daran, dass er ein falsches hätte, und ging seiner Wege. Zu Mittag kam er bei seinem Vater an, der ihn mit großer Freude empfing.

„Nun, mein lieber Sohn, was hast du gelernt?“ sagte er zu ihm.

„Vater, ich bin Schreiner geworden". – „Ein gutes Handwerk", erwiderte der Alte, „aber was hast du von deiner Wanderschaft mitgebracht?" – „Vater, das Beste, was ich mitgebracht habe, ist das Tischchen". Der Schneider betrachtete es von allen Seiten und sagte: „Daran hast du kein Meisterstück gemacht, das ist ein altes und schlechtes Tischchen." „Aber es ist ein Tischchen deck dich", antwortete der Sohn, „wenn ich es hinstelle und sage ihm, es sollte sich decken, so stehen gleich die schönsten Gerichte darauf und ein Wein dabei, der das Herz erfreut. Ladet nur alle Verwandten und Freunde ein, die sollen sich einmal laben und erquicken, denn das Tischchen macht sie alle satt."

Als die Gesellschaft beisammen war, stellte er sein Tischchen mitten in die Stube und sprach: „Tischchen, deck dich". Aber das Tischchen regte sich nicht und blieb so leer wie ein anderer Tisch, der die Sprache nicht versteht. Da merkte der arme Geselle, dass ihm das Tischchen vertauscht war, und schämte sich, dass er wie ein Lügner dastand. Die Verwandten aber lachten ihn aus und mussten ungetrunken und ungegessen wieder heimwandern. Der Vater holte seine Lappen wieder herbei und schneiderte fort, der Sohn aber ging bei einem Meister in die Arbeit.

Der zweite Sohn war zu einem Müller gekommen und bei ihm in die Lehre gegangen. Als er seine Jahre herum hatte, sprach der Meister: „Weil du dich wohl gehalten hast, so schenke ich dir einen Esel von einer besonderen Art; er zieht nicht den Wagen und trägt auch keine Säcke" – „Wozu ist er denn nütze?" fragte der junge Geselle. „Er speit Gold", antwortete der Müller, „wenn du ihn auf ein Tuch stellst und sprichst „Bricklebrit", so speit dir das gute Tier Goldstücke aus, hinten und vorn."

„Das ist eine schöne Sache", sprach der Geselle, dankte dem Meister und zog in die Welt. Wenn er Gold nötig hatte, brauchte er nur zu seinem Esel „Bricklebrit" zu sagen, so regnete es Goldstücke, und er hatte weiter keine Mühe, als sie von der Erde aufzuheben. Wo er hinkam, war ihm das Beste gut genug und je teurer, je lieber, denn er hatte immer einen vollen Beutel. Als er sich eine Zeit in der Welt umgesehen hatte, dachte er: Du musst deinen Vater aufsuchen; wenn du mit dem Goldesel kommst, so wird er seinen Zorn vergessen und dich gut aufnehmen. Es trug sich zu, dass er in das gleiche Wirtshaus geriet, in welchem seinem Bruder das Tischchen vertauscht war. Er führte seinen Esel an der Hand, und der Wirt wollte ihm das Tier abnehmen und anbinden, der junge Geselle aber sprach: „Gebt euch keine Mühe, meinen Grauschimmel führe ich selbst in den Stall und binde ihn auch selbst an, denn ich muss wissen, wo er steht". Dem Wirt kam das verwunderlich vor, und er meinte, einer, der seinen Esel selbst besorgen müsste, hätte nicht viel zu verzehren. Als der Fremde in die Tasche griff, zwei Goldstücke herausholte und sagte, er sollte nur was Gutes für ihn einkaufen, so machte er große Augen, lief und

suchte das Beste, das er auftreiben konnte. Nach der Mahlzeit fragte der Gast, was er schuldig wäre; der Wirt wollte die doppelte Kreide nicht sparen und sagte, noch ein paar Goldstücke müsste er zulegen. Der Geselle griff in die Tasche, aber sein Gold war eben zu Ende. „Wartet einen Augenblick, Herr Wirt", sprach er, „ich will nur gehen und Gold holen", nahm aber das Tischtuch mit. Der Wirt wusste nicht, was das heißen sollte, war neugierig, schlich ihm nach, und da der Gast die Stalltüre zuriegelte, so gucke er durch ein Astloch. Der Fremde breitete unter dem Esel das Tuch, rief „Bricklebrit", und augenblicklich fing das Tier an, Gold zu speien von hinten und vorn, dass es ordentlich auf die Erde herabregnete. „Ei der tausend", sagte der Wirt, „da sind die Dukaten bald geprägt! So ein Geldbeutel ist nicht übel!" Der Gast bezahlte seine Zeche und legte sich schlafen, der Wirt aber schlich in der Nacht herab in den Stall, führte den Münzmeister weg und band einen andern Esel an seine Stelle. Den folgenden Morgen in der Frühe zog der Geselle mit seinem Esel ab und meinte, er hätte seinen Goldesel. Mittags kam er bei seinem Vater an, der sich freute, als er ihn wiedersah, und ihn gerne aufnahm. „Was ist aus dir geworden, mein Sohn?" fragte der Alte. „Ein Müller, lieber Vater", antwortete er. „Was hast du von deiner Wanderschaft mitgebracht?" – „Weiter nichts als einen Esel". – „Esel gibt's hier genug", sagte der Vater, „da wäre mir doch eine gute Ziege lieber gewesen." – „Ja", antwortete der Sohn, „aber es ist kein gemeiner Esel, sondern ein Goldesel: wenn ich sage „Bricklebrit", so speit Euch das gute Tier ein ganzes Tuch voll Goldstücke. Laßt nur alle Verwandte herbeirufen, ich mache sie alle zu reichen Leuten". – „Das lass ich mir gefallen", sagte der Schneider, „dann brauch ich mich mit der Nadel nicht weiter zu quälen", sprang selbst fort und rief die Verwandten herbei. Sobald sie beisammen waren, hieß sie der Müller Platz machen, breitete sein Tuch aus und brachte den Esel in die Stube. „Jetzt gebt acht", sagte er und rief „Bricklebrit", aber es waren keine Goldstücke, was herabfiel, und es zeigte sich, dass das Tier nichts von der Kunst verstand, denn es bringt's nicht jeder Esel so weit. Da machte der arme Müller ein langes Gesicht, sah, dass er betrogen war, und bat die Verwandten um Verzeihung, die so arm heimgingen, als sie gekommen waren. Es blieb nichts übrig, der Alte musste wieder nach der Nadel greifen und der Junge sich bei einem Müller verdingen.

Der dritte Bruder war zu einem Drechsler in die Lehre gegangen, und weil dies ein kunstreiches Handwerk ist, musste er am längsten lernen. Seine Brüder aber meldeten ihm in einem Brief, wie schlimm es ihnen ergangen wäre und wie sie der Wirt noch am letzten Abend um ihre schönen Wünschdinge gebracht hätte. Als der Drechsler nun ausgelernt hatte und wandern sollte so schenkte ihm sein Meister, weil er sich so wohl gehalten, einen Sack und sagte: „Es liegt ein Knüppel darin". – „Den Sack kann ich umhängen, und er kann mir gute Dienste leisten, aber was soll der Knüppel darin? Der macht ihn nur schwer". „Das will ich dir sagen", antwortete der Meister, „hat dir jemand etwas zuleid getan, so sprich nur „Knüppel aus dem Sack", so springt dir der Knüppel heraus unter die Leute und tanzt ihnen so lustig auf dem Rücken herum, dass sie sich acht Tage lang nicht regen und bewegen können; und eher lässt er nicht ab, als bis zu sagst „Knüppel in den Sack". Der Geselle dankte ihm, hing den Sack um und wenn ihm jemand zu nahe kam und auf den Leib wollte, so sprach er: „Knüppel aus dem Sack", alsbald sprang der Knüppel heraus und klopfte einem nach dem andern den Rock oder Wams gleich auf dem Rücken aus und wartete nicht erst, bis er ihn ausgezogen hatte; und das ging so geschwind, dass, eh sich's einer versah, die Reihe schon an ihm war. Der junge Drechsler langte zur Abendzeit in dem Wirtshaus an, wo seine Brüder waren betrogen worden. Er legte seinen Ranzen vor sich auf den Tisch und fing an zu erzählen, was er alles Merkwürdiges in der Welt gesehen habe. „Ja", sagte er, „man findet wohl ein Tischchen deck dich, einen Goldesel und dergleichen: lauter gute Dinge, die ich nicht verachte; aber das ist alles nichts gegen den Schatz, den ich mir erworben habe und mit mir da in meinem Sack führe." Der Wirt spitzte gleich die Ohren: Was in aller Welt mag das sein? Dachte er, der Sack ist wohl mit lauter Edelsteinen angefüllt; den sollte ich billig auch noch haben, denn aller guten Dinge sind drei. Als Schlafenszeit war, streckte sich der Gast auf die Bank und legte seinen Sack als Kopfkissen unter. Der Wirt, als er meinte, der Gast läge in tiefem Schlaf, ging herbei, rückte und zog ganz sachte und vorsichtig an dem Sack, ob er ihn vielleicht wegziehen und einen andern unterlegen könnte. Der Drechsler aber hatte schon lange darauf gewartet; wie nun der Wirt eben einen herzhaften Ruck tun wollte, rief er: „Knüppel aus dem Sack". Alsbald fuhr das Knüppelchen heraus, dem Wirt auf den Leib, und rieb ihm die Nähte, dass es eine Art hatte. Der Wirt schrie zum Erbarmen, aber je lauter er schrie, desto kräftiger schlug der Knüppel ihm den Takt dazu auf dem Rücken, bis er endlich erschöpft zur Erde fiel. Da sprach der Drechsler: „Wenn du das Tischchen deck dich und den Goldesel nicht wieder herausgibst, so soll der Tanz von neuem angehen." – „Ach, nein", rief er Wirt ganz kleinlaut, „ich gebe alles gerne wieder heraus, lasst nur den verwünschten Kobold wieder in den Sack kriechen". Da sprach der Geselle: „ich will Gnade vor Recht ergehen lassen, aber hüte dich vor Schaden!" Dann rief er: „Knüppel, in den Sack!" und ließ ihn ruhen.

Der Drechsler zog am andern Morgen mit dem Tischchen deck dich und dem Goldesel heim zu seinem Vater. Der Schneider freute sich, als er ihn wiedersah, und fragte auch ihn, was er in der Fremde gelernt hätte. „Lieber Vater", antwortete er, „ich bin ein Drechsler geworden". – „Ein kunstreiches Handwerk", sagte der Vater, „was hast du von deiner Wanderschaft mitgebracht?" „Ein kostbares Stück, lieber

Vater“, antwortete der Sohn, „einen Knüppel aus dem Sack“. – „Was!“ rief der Vater, „einen Knüppel! Das ist der Mühe wert! Den kannst du dir von jedem Baume abhauen.“ – „Aber einen solchen nicht, lieber Vater: sage ich ***Knüppel aus dem Sack****, so springt der Knüppel heraus und macht mit dem, der es nicht gut mit mir meint, einen schlimmen Tanz und lässt nicht eher nach, als bis er auf der Erde liegt und um gut Wetter bittet. Seht Ihr, mit diesem Knüppel habe ich das Tischchen deck dich und den Goldesel wieder herbeigeschafft, die der diebische Wirt meinen Brüdern abgenommen hatte. Jetzt lasst sie beide rufen und ladet alle Verwandten ein, ich will sie speisen und tränken und will ihnen die Taschen noch mit Gold füllen“. Der alte Schneider wollte nicht recht trauen, brachte aber doch die Verwandten zusammen. Da deckte der Drechsler ein Tuch in die Stube, führte den Goldesel herein und sagte zu seinem Bruder: „Nun, lieber Bruder, sprich mit ihm“. Der Müller sagte: „Bricklebrit“, und augenblicklich sprangen die Goldstücke auf das Tuch herab, als käme ein Platzregen, und der Esel hörte nicht eher auf, als bis sie alle so viel hatten, dass sie nicht mehr tragen konnten. Dann holte der Drechsler das Tischchen und sagte: „Lieber Bruder, nun sprich mit ihm“. Und kaum hatte der Schreiner „Tischlein, deck dich“ gesagt, so war es gedeckt und mit den schönsten Schüsseln reichlich besetzt. Da ward eine Mahlzeit gehalten, wie der gute Schneider noch keine in seinem Hause erlebt hatte, und die ganze Verwandtschaft blieb beisammen bis in die Nacht, und waren alle lustig und vergnügt. Der Schneider verschloss Nadel und Zwirn, Elle und Bügeleisen in einen Schrank und lebte mit seinen drei Söhnen in Freude und Herrlichkeit.*

Gedanken zu „Tischlein deck dich, Goldesel und Knüppel aus dem Sack“

Dieses Märchen ist amüsant zu lesen. Vor allem dann, wenn der Knüppel aus dem Sack kommt, und dem bösen Wirt eins drüberzieht. Und natürlich der Gedanke an ein Tischchen, das sich immer mit den köstlichsten Speisen deckt. Am verlockendsten aber ist der Goldesel, der den märchenhaften Lottogewinn symbolisieren dürfte …

Ein Schneider (gleichgesetzt mit arm und fleißig) hat drei Söhne. Von einer Frau oder der Mutter der 3 Kinder ist im ganzen Märchen nicht die Rede. Es handelt sich also um eine reine Männersache. Den einzigen weiblichen Anteil vertritt die Ziege – wenig ehrenhaft für die Damenwelt, da sie verlogen und hinterlistig ist. Immerhin versorgt sie mit ihrer Milch die ganze Familie (sehr mondhaft, klassisch mütterlich). Doch durch ihre Verlogenheit provoziert sie die Vertreibung der drei Söhne. Das ist nicht unbedingt negativ zu werten, denn es war wohl an der Zeit, dass die drei ihren eigenen Weg finden sollten. Als der Vater die Hinterlist der Ziege bemerkt, ist es schon zu spät: die drei sind bereits auf Wanderschaft.

Aus Wut auf die Ziege, und auf das, was sie mit ihrer Bosheit angerichtet hat, schert der Schneider den Kopf der Ziege kahl und verjagt sie. Das ist wahrlich eine harte Strafe, denn die Haare sind ein Symbol unserer Identität, unsere Haartracht sagt sehr viel über uns aus. Sie gibt auf der weiblichen Seite das Symbol der erotischen Verführung, der Schönheit und der Weiblichkeit, auf der männlichen Seite das Symbol für Potenz, Kraft und Stärke. Die Ziege ist in diesem Märchen, wie ganz allgemein, dem weiblichen Prinzip zugeordnet, und zeigt die wenig schmeichelhaften negativen Seiten der Venus.

Der erste Sohn zieht also in die Welt und versucht sein Glück bei einem Schreiner. Nach der Lehre ist der Schreiner sehr zufrieden, und schenkt ihm ein Tischlein – das Tischlein deck dich. Was für ein großzügiges Geschenk! Der erste Sohn ist stolz darauf und freut sich schon auf die Reaktion des Vaters – er möchte ihn beeindrucken, wie fast jeder Sohn den Vater, oder die Eltern allgemein beeindrucken möchte. Auf dem Weg nach Hause allerdings muss er in einem Wirtshaus rasten, und der Wirt vertauscht heimlich das Tischlein. Der erste Sohn hat das Tischlein deck dich nur für eigene Zwecke benutzt, wohl kaum hat er sich übermäßig eingedeckt, und den Rest weggeworfen. Auch wollte er das Essen nicht verkaufen. Anders der Wirt, der mit dem Tischlein deck dich schon die Dollarzeichen in den Augen hatte. Sparte er damit doch schon mal das Gehalt eines Kochs, und machte traumhaften Profit, denn er musste ja nicht mal einkaufen.

Als der erste Sohn nun nach Hause kam und voller Stolz sein Tischlein zeigt, wird gleich die ganze Verwandtschaft eingeladen, damit sie sehen können, zu was es der erste Sohn gebracht hat. Und dann diese Blamage! Wie muss sich der erste Sohn gefühlt haben?

Der zweite Sohn machte eine Müllerlehre und bekam am Ende seiner Lehre schließlich einen Esel: den Goldesel. Der zweite Sohn lässt den Goldesel nur so viel Dukaten produzieren, wie er selbst benötigt. Er bekommt keinen Größenwahn, kauft sich kein Schloss und keine vergoldete Kutsche mit edlen Pferden. Nur sehr, sehr wenige Menschen kommen mit großen, *unerwarteten* Geldgewinnen zurecht. Wie aktuelle Statistiken beweisen, gehen die meisten dadurch unter.

Auch der zweite Sohn kommt zum (geldgierigen) Wirt, der – nachdem er die Golddukaten sieht – auch gleich das Doppelte für das Zimmer verlangt. Und es ist schon fast zu erwarten, dass der Wirt den Esel auch vertauscht, um in Saus und Braus zu leben.

Also erwartet auch den zweiten Sohn eine niederschmetternde Blamage: denn der Esel verrichtet nur sein Geschäft auf dem ausgebreiteten Laken.

Beide Söhne wollten nicht nur sich selbst, sondern auch die Verwandtschaft beglücken – wie ein großzügiger König, wie Jupiter.

In ihrer Verzweiflung schreiben die beiden an ihren Bruder, den dritten Sohn, und schildern ihm die Situation. Der dritte Bruder macht seine Lehre bei einem Drechsler, und bekommt als Lohn einen Knüppel im Sack. Wie beim Tischlein deck dich und beim Goldesel, so ist auch beim Knüppel aus dem Sack ein Zauberwort nötig, damit es funktioniert. Etwa wie ein Passwort im Internet. Und wehe dem, dessen Passwort/Zauberwort gestohlen wird.

Der dritte Sohn landet auch beim Wirt, weiß aber von dessen Gier und Rücksichtslosigkeit. Und genau im richtigen Moment bekommt der Wirt, was er verdient: ordentlich Haue.

Letztendlich wird also alles gut, und der Vater und seine 3 Söhne leben glücklich und zufrieden, und sind großzügig gegenüber der Verwandtschaft und Freunden.

Der Schluss des Märchens aus der Sammlung der Gebrüder Grimm zeigt die doch recht ungewöhnliche Geschichte von der Ziege in der Höhle. Unserer Meinung nach ist sie einfach dazu gebastelt, denn sie hat keinen direkten Bezug zum Märchen.

Die Blütenessenzen für das Märchen: Hounds Tounge und Trillium

Hound's Tongue

Das Tischlein-deck-dich wäre der Traum aller Hausfrauen, Mütter, Köchinnen, und sicherlich vieler alleinstehender Herren. Immer feines Essen. Die Prüfung in diesem Märchen ist: trotz des Angebots Maß halten zu können. Der Wirt kann es nicht, er sieht darin den finanziellen Vorteil, doch auch viele Besitzer eines Tischlein-deck-dich hätten ihre Dosierungsprobleme. Zu verführerisch sind der Duft der Speisen und der Wein im Glas, und viele würden nachgeben, träge, niedergedrückt und abgestumpft werden, da nur noch das Essen, die Materie, eine Rolle spielen würde. Die große Hundszunge hilft uns, eben dieses Maß zu halten, genießen zu können, ohne unserem Körper zu schaden. Das Essen mit Freude und Dankbarkeit genießen – das ist die Lehre des ersten Teils des Märchens. Unterstützt werden wir hierbei von Hound's Tongue. Eine herrliche Symbolik: die Hundezunge. Wenn ein Hund um eine Leckerei bettelt, dann hängt er die Zunge heraus und der Speichel tropft. Eben Hound's Tongue.

Trillium

Der Goldesel scheint der Lottogewinn in den Märchen zu sein. So oft man Geld benötigt, muss man nur das Zauberwort zum Esel sagen, und schon liegen die Golddukaten auf dem Laken. Immerhin ist es ein Esel. Und Esel waren und sind immer noch Arbeitstiere, so dass die Dukaten scheinbar schwer erarbeitet werden mussten – vom Esel. Ein anderer ist nun der Nutznießer. So lehrt dieses Märchen auf zwei Arten den

Umgang mit Geld/Gold: zum einen wie beim Tischlein-deck-dich das Maß zu halten, zum anderen gerade weil es ein Geschenk (ein Erbe) ist, auch Achtung vor dem Geber und seiner geleisteten Arbeit zu haben. Der Wirt symbolisiert wieder einmal die negative Seite, indem er mit dem Goldesel seine Reichtümer noch mehr vergrößern will. Er verkörpert Trillium, die Dreiblattlilie, in treffender Weise. Er ist machtliebend, egoistisch und habgierig. Geld und Gold kann er nicht genug haben, und sein Wesen ist so kalt und hart wie die Dukaten. Würde er Trillium einnehmen, wäre er großzügig mit seinem Reichtum, könnte ihn mit vielen Bedürftigen teilen, und wäre mit dem, was er hat, zufrieden.

Knüppel aus dem Sack

Das ist natürlich kein Name einer Blütenessenz. Der dritte Teil des Märchens erinnert daran, dass man sich wehren muss, auch mal mit einem Knüppel. Dieser Knüppel erzeugt ja nur blaue Flecken, anders als die Pistolen in den Medien. Gerade in der heutigen modernen Zeit scheint dieser Hinweis der Wehrhaftigkeit überholt. Doch es ist ein Urbedürfnis des Menschen, das, was er besitzt zu verteidigen, oder das, was ihm gestohlen wurde zurückzuholen. Wehrhafte Pflanzen sind alle Mars-Pflanzen, wie die Brennnessel oder die Distel. Fehlt einem Patienten die Wehrhaftigkeit, so kann man ihn mit diesen Pflanzen gut unterstützen (siehe auch: von einem der auszog, das Fürchten zu lernen).

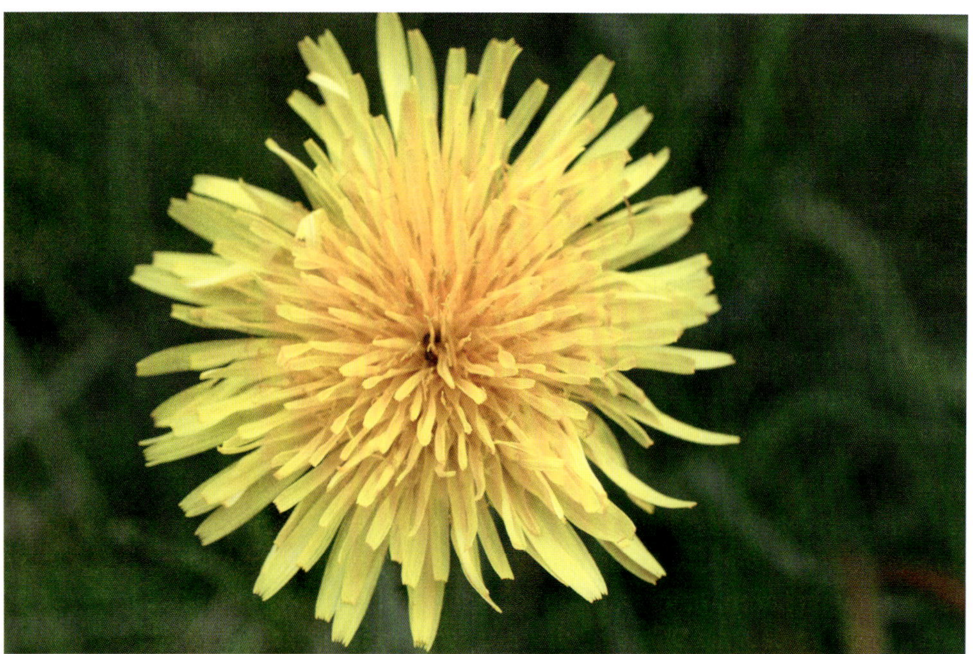

Die Pflanze für das Märchen: Taraxacum officinalis

Taraxacum officinale

Taraxacum officinale, der Löwenzahn, bezieht sich auf den ersten Teil des Märchens. Als großer Entgifter in der Naturheilkunde, vereint er mehrere Aufgaben in einer Pflanze: seine Wurzel sprengt selbst Steinplatten und Teerdecken, also alles Verhärtete, sei es nun im Geist (Sturheit) oder im Körper (Steinleiden). Das gezähnte Blatt zeigt das Durchsetzungsvermögen und die Wehrhaftigkeit. Der Löwenzahn fördert den Gallenfluss, wenn einem die Galle übergeht, genauso wie die Entgiftung der Leber über die Galle. Die gelbe Blüte symbolisiert neben der Gallenfarbe auch die Sonne, das Licht und die Fröhlichkeit, die zu diesen Menschen zurückkehrt, deren Lebensinhalt sich auf Essen und Trägheit reduziert hat.

Das homöopathische Mittel für das Märchen: Medorrhinum

Medorrhinum

In seinem gesamten Spannungsbogen, aber auch in einer Reihe von Details, erzählt dieses Märchen auf wunderbare, teilweise auch vergnügliche Art und Weise eine *Medorrhinum – Geschichte* par excellence.

Eine Anmerkung vorab sei gestattet:

Einige Leser werden sich sicher noch an den großartigen Film „Alexis Sorbas" erinnern, in dem Anthony Quinn so eindrücklich und mitreißend diesen unglaublich *medorrhinischen* Hauptakteur spielt. Wer immer sich ein übergeordnetes Gesamtbild dieser wichtigen Nosode machen möchte, dem sei der Genuss dieses Filmes und auch der begleitenden Filmmusik von Mikis Theodorakis empfohlen, dessen Titelmelodie längst zum Urbegriff des Sirtaki geworden ist. Zudem finden sich darin ebenso präsent die sonnenhaften Jupiteraspekte, die den Jüngern des Sternbildes *Schütze* (meist) so vorzüglich zu eigen sind.

Da wir in allen unseren so wunderbaren Arzneien nicht nur die positiven Aspekte finden, sondern auch die negativen Anteile berücksichtigen müssen, dürfen diese in dieser Darstellung nicht fehlen und werden auch in der Chronologie deutlich, da sie gleich am Anfang des Märchens aufgezeigt werden.

Doch wenden wir uns nun der Märchengeschichte „Vom Tischlein deck dich" zu.

Bereits der Titel bringt uns einen wesentlichen *Medorrhinum-Aspekt* vor Augen – den der „*Fülle*"[2)]. Diese wird im Verlauf der Erzählung zum vorherrschenden Thema – sei es der Überfluss an Essen und Trinken durch das Zaubertischlein, der reichliche Strom an Goldstücken, den der Esel produziert oder durch die zahlreichen kräftigen Hiebe, die der hilfreiche Knüppel austeilt.

Viele *Medorrhinum*-Typen lieben und leben diese Fülle.

Sie wirken daher meist *„offen, vital und extrovertiert"*[1], sie lieben das Leben und verstehen es, diesem vorwiegend positive Aspekte abzugewinnen – für sie ist im wahrsten Sinne „das Glas halb voll".

Allerdings finden wir hier auch die *„Aufschneider"*[1], also die Menschen, die ihre Extrovertiertheit übertreiben und sich dann oft in Situationen wiederfinden, denen sie nicht Herr werden. Doch *Medorrhinum* wäre nicht Medorrhinum, wenn es sich nicht durch wohlgesetzte Worte aus den meisten unangenehmen Lagen wieder herausreden könnte.

Dabei handelt es sich bei dieser Arznei nicht um die *lycopodisch* geprägte Prahlerei und Aufschneiderei, wie sie der Hauptakteur im Märchen vom „Tapferen Schneiderlein" an den Tag legt, sondern um eine naive, oft gedankenlose Großspurigkeit, die auf der dem *Medorrhinum*-Charakter zugrunde liegenden Eigenschaft der *„Großzügigkeit und Großherzigkeit"*[2] beruht und so wunderbar zum Archetypus des *Jupiters* passt! Hier sei noch einmal der Film „Alexis Sorbas" angesprochen, in dessen Verlauf sich Anthony Quinn nach einer versoffenen und verhurten Woche in der peinlichen Lage befindet, seinem Auftraggeber und Freund beichten zu müssen, dass er das komplette Geld verschleudert hatte, das zum Kauf von Baumaterial gedacht war.

Leider sehen sich manche *Medorrhinum*-Menschen *„nicht in der Lage, die Verantwortung für das Leben zu übernehmen"*[1], ja sie haben sogar oft *„Angst davor"*[1]! Dies zeugt von einer gewissen *„Unreife"*[2], die sich auch im Märchen vom „Tischlein deck dich" zeigt, und die meist einher geht mit einer gehörigen Portion *„Arglosigkeit"*[2], wie sie die drei Söhne des Schneiders zeigen, wenn sie ihre erworbenen Schätze sorglos in der Öffentlichkeit präsentieren.

Doch versuchen wir, die Geschichte chronologisch aufzuarbeiten: Sie beginnt nämlich mit der Darstellung eines Wesenszuges dieses Arzneimittels, der häufig nur unausgeprägt und latent vorhanden ist, jedoch bei der Aufbereitung von *„Medorrhinum"* nicht fehlen darf, da er durchaus bei der Mittelfindung hilfreich sein kann.

Das Märchen erzählt ja zunächst von den Schwierigkeiten, die die Söhne des Schneiders mit der Ziege haben. Deren Charakter wird in einer Art und Weise erzählt, die ihn als ausgesprochen *„boshaft"*[1] zeigt. Das Tier fällt bei der Befragung nach seinem Befinden durch die Söhne und den Schneider von *„einem Extrem ins andere"*[2], als sie den Söhnen berichtet, „ich bin so satt, ich mag kein Blatt" – dem Schneider gegenüber jedoch behauptet „Wovon soll ich satt sein? Ich sprang nur über Gräbelein und fand kein einzig Blättelein".

Auch diese Boshaftigkeit kann einem *Medorrhinum-Charakter* also zu eigen sein. Sie ist aber selten so ausgeprägt wie bei der Ziege und äußert sich häufig in der Vorliebe dieser Menschen für etwas derbe Scherze, gerne auch auf Kosten anderer.

Erst als der Schneider seine Söhne fortgejagt hatte und selbst der Heimtücke der Ziege zum Opfer gefallen war, fiel es ihm wie Schuppen von den Augen und er jagte die Ziege vom Hof. Daraufhin fiel er in tiefe Traurigkeit, als er erkannte, was er seinen Söhnen angetan hatte und es überwältigte ihn eine *„tiefe Sehnsucht nach der fehlenden Hälfte"*[2)], wie es die Materia Medica so blumig beschreibt. Doch die Söhne sind fort und der alleingebliebene Schneider hadert mit dem Schicksal.

Die Söhne jedoch machen sich auf, um in der Ferne ihr Glück zu finden – ein zutiefst *Jupiter / Schützen-haftes* Unterfangen, nennt dieses Sternzeichen ebenso wie der herrschende Planet Eigenschaften sein eigen, die perfekt dazu passen. Der *Schütze-Mensch* zeigt sich häufig als *„neugierig, mit großer Sehnsucht nach der Ferne und dem Abenteuer und einem ausgeprägten Freiheits- und Unabhängigkeitsdrang"*[6)], Grundzüge, die auch dem Arzneimittel *Medorrhinum* zuzuschreiben sind – der *Medorrhinum-Typus* ist darüber hinaus gerne jemand, der alles *„ausprobieren"*[2)] möchte.

Der älteste Sohn findet Lohn und Brot bei einem Schreiner. Dort zeigt er sich als gelehrig und fleißig und wird mit dem Geschenk eines wundersamen Tischchens aus der Lehre entlassen, das sich auf den Zuruf „Tischlein deck dich" mit den wunderbarsten Speisen und Getränken füllt. Mit diesem fantastischen Geschenk auf dem Rücken macht er sich auf den Weg zu seinem Vater, da er sicher war, dieser würde nicht mehr zornig sein und ihn mit diesem Tischlein voller Freude wieder aufnehmen.

Als er abends in ein überfülltes Wirtshaus kommt und Gefahr läuft, nichts mehr zu essen zu bekommen, nimmt er in seiner Naivität das Tischlein, stellt es mitten in die Wirtsstube und lässt es Mengen an Speisen und Getränken auffahren. In seinem *medorrhinischen „Geltungsbedürfnis und seiner Großzügigkeit"*[2)] lädt er alle ein, an dem frugalen Mahl teilzunehmen.

Dies ist ein zutiefst *medorrhinischer, jupiterhafter* Wesenszug, der hier perfekt abgebildet wird und den wir auch im Film „Alexis Sorbas" erleben dürfen – *Medorrhinum* liebt und lebt die *„Fülle"*[2)] und hegt ein tiefes *„Verlangen danach, Eindruck zu machen"*[2)].

Dieses Wundertischchen weckt natürlich die „*Begierde*"[2)] des Wirtes und er tauscht es nachts heimlich gegen ein normales Tischchen aus. Arglos schultert der Schreinergeselle das falsche Tischlein und macht sich auf den Weg nach Hause, wo er vom Vater mit offenen Armen empfangen wird. Die große Enttäuschung, als das Tischlein nicht funktioniert und er vor der gesamten Verwandtschaft blamiert dasteht, ist nachvollziehbar und er wird als „*Angeber*"[2)] ausgelacht.

Der zweite Sohn wird nach seiner erfolgreich absolvierten Lehre bei einem Müller sogar mit einem Goldesel belohnt, der auf das Stichwort „Bricklebrit" auf ein Tuch Goldstücke absondert, „hinten und vorn" wie der Müller erklärt. Der Geselle nützt dies auf seinem Weg durch die Welt auch reichlich aus und gönnt sich mit seinem immer vollen Geldbeutel nur das Beste und lebt *medorrhinische Fülle* in Saus und Braus. Aber auch er sehnt sich nach seinem Vater und gerät auf dem Weg nach Hause in das gleiche Wirtshaus wie sein älterer Bruder. Dort beobachtete der Wirt, wie der Goldesel in Anspruch genommen wurde und tauscht diesen gegen einen „normalen" Esel aus.

Da der Müllergeselle ganz offensichtlich nicht „*echt und unecht unterscheiden kann*"[1)], zieht er am nächsten Morgen mit dem Grautier los, um seinen Vater angenehm zu überraschen.

Auch er wird herzlich aufgenommen und zur Vorführung des „Goldesels" die gesamte Verwandtschaft eingeladen – doch wie bei seinem älteren Bruder geht die Sache schief und auch er wird verspottet. In diesen Begebenheiten zeigt sich eine weitere wichtige Grundeigenschaft von *Medorrhinum.* Das Mittel kann völlig entgegengesetze Reaktionen hervorrufen, in diesem Fall trifft wohl am besten „*himmelhoch jauchzend – zu Tode betrübt*"[2)] die Stimmungslage der beiden Brüder.

Der jüngste der Brüder war zu einem Drechsler in die Lehre gekommen. Diese dauerte länger als die der anderen Brüder und so konnten ihn diese durch einen Brief informieren, was ihnen der Wirt Schlimmes angetan hatte.

Auch der Jüngste bekam zum Abschied ein Geschenk – einen Sack mit einem Knüppel darin, der auf den Zuruf „Knüppel aus dem Sack" heraus hüpfte und die Bösewichte verdrosch. Gezielt machte sich der Drechslergeselle auf den Heimweg und kehrte in dem Gasthaus des besagten Wirtes ein. Beim Abendessen erzählte er „*angeberisch*"[2)] jedem, der es hören wollte oder nicht, von dem Schatz, den er in seinem Sack mitführte.

Dann legte er sich auf die Bank, den Sack unter seinem Kopf, und tat so, als ob er schliefe. Prompt versuchte der Wirt, auch diesen vermeintlich wertvollen Beutel zu stehlen und durfte umgehend die unangenehme Bekanntschaft des Knüppels machen. Weichgeklopft ergab er sich in sein Schicksal, rückte das „Tischlein deck Dich“ und den „Goldesel“ heraus und der junge Bursche kehrte mit den wundersamen Geschenken nach Hause zurück.

Und wie nicht anders zu erwarten, endet dieses Märchen in dem, hauptsächlich das Arzneimittelbild von *Medorrhinum* prägenden, rauschenden Fest mit Freunden und Verwandten und lässt noch einmal die wesentlichen Merkmale dieser wertvollen Arznei aufleben: *Fülle, Großzügigkeit und Großherzigkeit!*

Steinbock – Saturn

„Vom Fischer und seiner Frau“

Es war einmal ein Fischer und seine Frau, die wohnten zusammen in einer kleinen Fischerhütte, dicht an der See, und der Fischer ging alle Tage hin und angelte: und er angelte und angelte.

So saß er auch einmal mit seiner Angel und sah immer in das klare Wasser hinein: und so saß er nun und saß.

Da ging die Angel auf Grund, tief hinunter, und als er sie heraufholte, da holte er einen großen Butt heraus. Da sagte der Butt zu ihm: „Hör mal, Fischer, ich bitte dich, lass mich leben; ich bin kein richtiger Butt, ich bin ein verwunschener Prinz. Was hilft dir's, wenn du mich totmachst? Ich würde dir doch nicht recht schmecken! Setz' mich wieder ins Wasser und lass mich schwimmen.“ – „Nun“, sagte der Mann, „du brauchst nicht so viele Worte zu machen; einen Butt, der sprechen kann, werde ich doch wohl schwimmen lassen.“ Damit setzte er ihn wieder in das klare Wasser; da ging der Butt auf den Grund und ließ einen langen Streifen Blut hinter sich. Da stand der Fischer auf und ging zu seiner Frau in die kleine Hütte.

„Mann“, sagte die Frau, „hast du heute nichts gefangen?“ – „Nein“, sagte der Mann, „ich fing einen Butt, der sagte, er wäre ein verwunschener Prinz, da hab' ich ihn wieder schwimmen lassen.“ – „Hast du dir denn nichts gewünscht?“ fragte die Frau. „Nein“, sagte der Mann, „was sollte ich mir denn wünschen?“ – „Ach“, sagte die Frau, „das ist doch übel, immer hier in der Hütte zu wohnen, die stinkt und ist so eklig. Du hättest uns doch ein kleines Häuschen wünschen können. Geh noch mal hin und ruf ihn! Sag ihm, wir wollen ein kleines Häuschen haben, er tut das gewiss.“ – „Ach“, sagte der Mann, „was soll ich da noch mal hingehen?“ – „Ach“, sagte die Frau, „du hattest ihn doch gefangen und hast ihn wieder schwimmen lassen: er tut das gewiss. Geh gleich hin!“ Der Mann wollte noch nicht recht, wollte aber auch seiner Frau nicht zuwiderhandeln und ging an die See.

Als er dorthin kam, war die See ganz grün und gelb und gar nicht mehr so klar. So stellte er sich hin und sagte: „Manntje, Manntje, Timpe Te, Buttje, Buttje in der See, mine Frau de Ilsebill, will nich so as ik wol will.“

Da kam der Butt angeschwommen und sagte: „Na, was will sie denn?“ – „Ach“, sagte der Mann, „ich hatte dich doch gefangen. Nun sagt meine Frau, ich hätt' mir doch was wünschen sollen. Sie mag nicht mehr in ihrer Hütte wohnen, sie will gern ein kleines Häuschen“. – „Geh nur hin“, sagte der Butt, „sie hat es schon.“

Da ging der Mann hin, und seine Frau saß nicht mehr in der kleinen Fischerhütte; an ihrer Stelle stand jetzt ein Häuschen, und seine Frau saß vor der Türe auf einer Bank. Da nahm ihn seine Frau bei der Hand und sagte zu ihm: „Komm nur herein, sieh, nun ist das doch viel besser." Da gingen sie hinein, und in dem Häuschen war ein kleiner Vorplatz und eine kleine, saubere Stube und Kammer, wo jedem sein Bett stand, und Küche und Speisekammer, alles aufs Beste mit Gerätschaften versehen und aufs Schönste aufgestellt, Zinnzeug und Messing, was ebenso dazu gehört. Und dahinter war auch ein kleiner Hof mit Hühnern und Enten und ein kleiner Garten mit Grünzeug und Obst. „Sieh", sagte die Frau, „ist das nicht nett?" – „Ja", sagte der Mann, „so soll es bleiben; nun wollen wir recht vergnügt leben." – „Das wollen wir uns bedenken", sagte die Frau. Dann aßen sie etwas und gingen zu Bett.

So ging das wohl nun acht oder vierzehn Tage; da sagte die Frau: „Hör', Mann, das Häuschen ist auch gar zu eng, und der Hof und der Garten ist so klein; der Butt hätt' uns auch wohl ein größeres Haus schenken können. Ich möchte wohl in einem großen steinernen Schloss wohnen. Geh hin zum Butt, er soll uns ein Schloss schenken." – „Ach, Frau", sagte der Mann, „das Häuschen ist ja gut genug; wozu wollen wir in einem Schloss wohnen?" – „Ach was", sagte die Frau, „geh du nur hin, der Butt kann das schon tun." – „Nein, Frau", sagte der Mann, „der Butt hat uns erst das Häuschen gegeben; ich mag nun nicht schon wieder kommen, den Butt könnte das verdrießen." – „Geh doch", sagte die Frau, „er kann das recht gut und tut es auch gern; geh du nur hin."

Dem Mann war sein Herz so schwer, und er wollte nicht; er sagte zu sich selber: „Das ist nicht recht." Aber er ging doch hin.

Als er an die See kam, war das Wasser ganz violett und dunkelblau und grau und dick, und gar nicht mehr so grün und gelb; doch war es noch still. Da stellte er sich nun hin und sagte: „Manntje, Manntje, Timpe Te, Buttje, Buttje in der See, mine Frau, de Ilsebill, will nich so, as ik wol will."

„Na, was will sie denn?" sagte der Butt. „Ach", sagte der Mann, halb betrübt, „sie will in einem großen steinernen Schloss wohnen." „Geh nur hin, sie steht vor der Tür", sagte der Butt.

Da ging der Mann hin und dachte, er wollte nach Haus gehen; als er aber dahin kam, da stand dort ein großer steinerner Palast, und seine Frau stand oben auf der Treppe und wollte hineingehen; da nahm sie ihn bei der Hand und sagte: „Komm nur herein!" Damit ging er mit ihr hinein, und in dem Schloss war eine große Diele mit einem Estrich aus Marmor, und da waren so viele Bediente, die rissen die großen Türen auf, und die Wände waren alle blank und mit schönen Tapeten versehen, und in den Zimmern lauter goldene Stühle und Tische, und kristallene Kronleuchter hingen von der Decke, und alle Stuben und Kammern waren mit Fußdecken belegt; und das Essen und der allerbeste Wein stand auf den Tischen, als ob sie brechen wollten. Und hinter dem Hause war auch ein großer Hof mit einem Pferde- und Kuhstall, und Kutschwagen – alles vom besten; auch war da ein großer herrlicher Garten mit den schönsten Blumen und feinen Obstbäumen, und ein herrlicher Park, wohl eine halbe Meile lang; da waren Hirsche und Rehe und Hasen drin und alles, was man sich nur wünschen mochte. „Na", sagte die Frau, „ist das nun nicht schön?" – „Ach ja", sagte der Mann, „so soll es auch bleiben; nun wollen wir auch in dem schönen Schloss wohnen und zufrieden sein." – „Das wollen wir uns bedenken", sagte die Frau, „und wollen es beschlafen." Darauf gingen sie zu Bett.

Am andern Morgen wachte die Frau zuerst auf; es war eben Tag geworden, und sah von ihrem Bett aus das herrliche Land vor sich liegen. Der Mann dehnte und reckte sich noch, da stieß sie ihn mit dem Ellenbogen in die Seite und sagte: „Mann, steh auf und guck mal aus dem Fenster. Sieh, könnten wir nicht König werden über das ganze Land? Geh hin zum Butt, wir wollen König sein!" – „Ach, Frau", sagte der Mann, „warum wollen wir König sein? Ich mag nicht König sein." – „Nun", sagte die Frau, „willst du nicht König sein, so will ich König sein. Geh hin zum Butt, ich will König sein." – „Ach, Frau", sagte der Mann, „was willst du König sein? Das mag ich ihm nicht sagen." – „Warum nicht?" sagte die Frau, „geh augenblicklich hin, ich muss König sein." Da ging der Mann hin und war ganz bedrückt, dass seine Frau König werden wollte. „Das ist und ist nicht recht", dachte der Mann. Er wollte nicht hingehen, ging aber doch hin.

Und als er an die See kam, da war die See ganz schwarzgrau, und das Wasser quoll so von unten herauf und stank auch ganz faul. Da stellte er sich hin und sagte: „Manntje, Manntje, Timpe Te, Buttje, Buttje in der See, mine Frau, de Ilsebill, will nich so, as ik wol will."

„Na, was will sie denn?" sagte der Butt. „Ach", sagte der Mann, „sie will König werden." – „Geh nur hin, sie ist es schon", sagte der Butt. Da ging der Mann hin, und als er zu dem Palast kam, da war das Schloss viel größer geworden, mit einem Turm und herrlichem Zierrat daran; und die Schildwache stand vor dem Tor, und da waren so viele Soldaten und Pauken und Trompeten. Und als er in das Haus kam, da war alles von purem Marmor und Gold, und samtene Decken und große goldene Quasten. Da gingen die Türen von dem Saal auf, wo der ganze Hofstaat war, und seine Frau saß auf einem hohen Thron von Gold und Diamanten und hatte eine große goldene Krone auf und das Zepter in der Hand von purem Gold und Edelstein. Und auf beiden Seiten von ihr standen sechs Jungfrauen in einer Reihe, immer eine einen Kopf kleiner als die andere.

Da stellte er sich nun hin und sagte: „Ach Frau, bist du nun König?" – „Ja", sagte die Frau, „nun bin ich König." Da stand er nun und sah sie an, und als er sie nun eine Zeitlang so angesehen hatte, sagte er: „Ach, Frau, was steht dir das gut, dass du nun König bist! Nun wollen wir uns auch nichts mehr wünschen." – „Nein, Mann", sagte die Frau und war ganz unruhig, „mir wird schon Zeit und Weile lang, ich kann das nicht mehr aushalten! Geh hin zum Butt; König bin ich, nun muss ich auch noch Kaiser werden!" „Ach, Frau", sagte der Mann, „warum willst du Kaiser werden?" – „Mann", sagte sie, „geh zum Butt, ich will Kaiser sein!" – „Ach, Frau", sagte der Mann, „Kaiser kann er nicht machen, ich mag dem Butt das nicht sagen; Kaiser ist nur einmal im Reich; Kaiser kann der Butt nicht machen."

„Was", sagte die Frau, „ich bin König, und du bist doch mein Mann; willst du gleich hingehn? Gleich geh hin! Kann er Könige machen, so kann er auch Kaiser machen; ich will und will Kaiser sein! Gleich geh hin!" Da musste er hingehen. Als der Mann aber hinging, war ihm ganz bang; und als er so ging, dachte er bei sich: „das geht und geht nicht gut: Kaiser ist zu unverschämt, der Butt wird's am Ende leid."

Indes kam er an die See. Da war die See noch ganz schwarz und dick und fing an, so von unten herauf zu schäumen, dass sie Blasen warf, und es ging so ein Wirbelwind über die See hin, dass sie sich nur so drehte. Und den Mann ergriff ein Grauen. Da stand er nun und sagte: „Manntje, Manntje, Timpe Te, Buttje, Buttje in der See, mine Frau de Ilsebill, will nich so, as ik wol will."

„Na, was will sie denn?" sagte der Butt. „Ach, Butt", sagte er „meine Frau will Kaiser werden." – „Geh nur hin", sagte der Butt, „sie ist es schon." Da ging der Mann hin, und als er ankam, da war das ganze Schloss von poliertem Marmor mit Figuren aus Alabaster und goldenen Zierraten. Vor der Tür marschierten die Soldaten, und sie bliesen Trompeten und schlugen Pauken und Trommeln. Aber in dem Hause, da gingen die Barone und Grafen und Herzöge um, grad so, als ob sie Diener wären. Die machten ihm die Türen auf, die vor lauter Gold waren. Und als er hereinkam, da saß seine Frau auf einem Thron, der war von einem Stück Gold und war wohl zwei Meilen hoch; und sie hatte eine große goldene Krone auf, die war drei Ellen hoch und mit Brillanten und Karfunkelsteinen besetzt. In der einen Hand hatte sie das Zepter und in der anderen den Reichsapfel, und auf beiden Seiten neben ihr, da standen die Trabanten so in zwei Reihen, immer einer kleiner als der andere, von dem allergrößten Riesen, der war zwei Meilen hoch, bis zu dem allerwinzigsten Zwerg, der war so groß wie mein kleiner Finger. Und vor ihr standen so viele Fürsten und Herzöge. Da trat nun der Mann zwischen sie und sagte: „Frau, bist du nun Kaiser?" – „Ja", sagte sie, „ich bin Kaiser". Da stellte er sich nun hin und besah sie sich recht, und als er sie so eine Zeitlang angesehen hatte, da sagte er: „Ach, Frau, wie steht dir das schön, dass

du Kaiser bist.“ – „Mann“, sagte sie, „was stehst du da? Ich bin nun Kaiser; nun will ich aber auch Papst werden, geh hin zum Butt!“ – „Ach, Frau“, sagte der Mann, „was willst du denn nicht noch alles? Papst kannst du nicht werden; den Papst gibt's nur einmal in der Christenheit – das kann er doch nicht machen.“ – „Mann“, sagte sie, „ich will Papst werden, geh gleich hin, ich muss heut noch Papst werden“. – „Nein, Frau“, sagte der Mann, „das mag ich ihm nicht sagen; das geht nicht gut aus, das ist zu viel verlangt, zum Papst kann dich der Butt nicht machen.“ – „Mann, schwatz' kein dummes Zeug!“ sagte die Frau, „kann er Kaiser machen, so kann er auch einen Papst machen. Geh sofort hin; ich bin Kaiser, und du bist doch mein Mann. Willst du wohl hingehen?“ Da wurde ihm ganz bang zumute, und er ging hin. Ihm war aber ganz flau, er zitterte und bebte, und die Knie und Waden schlotterten ihm. Und da strich so ein Wind über das Land, und die Wolken flogen, und es wurde so düster wie gegen den Abend zu; die Blätter wehten von den Bäumen, und das Wasser ging hoch und brauste so, als ob es kochte, und platschte an das Ufer, und in der Ferne sah er die Schiffe, die gaben Notschüsse ab und tanzten und sprangen auf den Wogen. Doch der Himmel war in der Mitte noch so ein bisschen blau; aber an den Seiten, da zog es so recht rot auf wie ein schweres Gewitter. Da ging er ganz verzagt hin und stand da in seiner Angst und sagte: „Manntje, Manntje, Timpe Te, Buttje, Buttje in der See, mine Frau, de Ilsebill, will nich so, as ik wol will.“

„Na, was will sie denn?“ sagte der Butt. „Ach“, sagte der Mann, „sie will Papst werden.“ – „Geh nur hin, sie ist es schon“, sagte der Butt.

Da ging er hin, und als er ankam, da war da wie eine große Kirche, von lauter Palästen umgeben. Da drängte er sich durch das Volk; inwendig war aber alles mit tausend und abertausend Lichtern erleuchtet, und seine Frau war ganz in Gold gekleidet und saß auf einem noch viel höheren Thron und hatte drei große, goldene Kronen auf, und um sie herum, da war so viel geistlicher Staat, und zu beiden Seiten von ihr, da standen zwei Reihen Lichter, das größte so dick und groß wie der allergrößte Turm, bis zu dem allerkleinsten Küchenlicht. Und all die Kaiser und Könige, die lagen vor ihr auf den Knien und küssten ihr den Pantoffel. „Frau“, sagte der Mann und sah sie so recht an, „bist du nun Papst?“ – „Ja“, sagte sie, „ich bin Papst“. Da ging er hin und sah sie recht an, und da war ihm, als ob er die helle Sonne sähe. Als er sie so eine Zeitlang angesehen hatte, sagte er: „Ach, Frau, wie gut steht dir das, dass du Papst bist!“ Sie saß aber ganz steif wie ein Baum und rührte und regte sich nicht. Da sagte er: „Frau, nun sei zufrieden, dass du Papst bist; nun kannst du doch nichts mehr werden.“ – „Das will ich mir bedenken“, sagte die Frau. Damit gingen sie beide zu Bett; aber sie war nicht zufrieden, und die Gier ließ sie nicht schlafen. Sie dachte immer, was sie noch werden könnte.

Der Mann schlief gut und fest, er hatte am Tag viel laufen müssen; die Frau aber konnte gar nicht einschlafen und warf sich die ganze Nacht von einer Seite auf die andere und dachte immer darüber nach, was sie wohl noch werden könnte, und konnte sich doch auf nichts mehr besinnen. Indessen wollte die Sonne aufgehen, und als sie das Morgenrot sah, setzte sie sich aufrecht im Bett hin und sah starr da hinein. Und als sie aus dem Fenster die Sonne so heraufkommen sah: „Ha", dachte sie, „kann ich nicht auch die Sonne und den Mond aufgehen lassen?" – „Mann", sagte sie und stieß ihm mit dem Ellenbogen in die Rippen, „wach auf, geh hin zum Butt; ich will werden wie der liebe Gott." Der Mann war noch ganz schlaftrunken; aber er erschrak so, dass er aus dem Bett fiel. Er meinte, er hätte sich verhört, und rieb sich die Augen aus und sagte: „Ach Frau, was sagst du?" – „Mann", sagte sie, „wenn ich nicht die Sonne und den Mond kann aufgehen lassen – das kann ich nicht aushalten, und ich habe dann keine ruhige Stunde mehr, dass ich sie nicht selbst kann aufgehen lassen." Dabei sah sie ihn ganz böse an, dass ihm ein Schauder überlief. „Gleich geh hin; ich will werden wie der liebe Gott". – „Ach, Frau", sagte der Mann und fiel vor ihr auf die Knie, „das kann der Butt nicht. Kaiser und Papst kann er machen; ich bitte dich, geh in dich und bleibe Papst." Da kam die Bosheit über sie; die Haare flogen ihr so wild um den Kopf und sie schrie: „Ich halte das nicht aus! Und ich halte das nicht länger aus! Willst du hingehen?" Da zog er sich die Hosen an und lief davon wie von Sinnen.

Draußen aber ging der Sturm und brauste, dass er kaum auf den Füßen stehen konnte. Die Häuser und die Bäume wurden umgeweht, und die Berge bebten, und die Felsenstücke rollten in den See, und der Himmel war ganz pechschwarz, und es donnerte und blitzte, und die See ging in so hohen schwarzen Wogen, wie Kirchtürme und Berge, und oben hatten sie alle eine weiße Schaumkrone. Da schrie er, und er konnte sein eigenes Wort nicht hören: „Manntje, Manntje, Timpe Te, Buttje, Buttje in der See, mine Frau, de Ilsebill, will nich so, as ik wol will."

„Na, was will sie denn?" sagte der Butt, „Ach", sagte er, „sie will werden wie der liebe Gott." – „Geh nur hin, sie sitzt schon wieder in der Fischerhütte." Da sitzen sie noch bis auf den heutigen Tag.

Gedanken zu „Vom Fischer und seiner Frau"

Vom Fischer und seiner Frau ist ein so ganz anderes Märchen: kein wundervolles Happy-End, kein wirklicher Bösewicht, keine Nachbarn, keine Kinder, keine anderen Menschen: nur die beiden und der Butt.

Im alltäglichen Trott geht der Fischer an die See und angelt. Beziehungsweise: er setzt sich neben die Angel und wartet. Was für gestresste Mitmenschen entspannend ist,

ist für den Fischer wohl erfüllender Alltag. Jeden Tag das gleiche. Seine Frau wartet – wohl total gelangweilt – zu Hause in dem kleinen Häuschen, welches in vielen Varianten des Märchens als Pisspott bezeichnet wird, und langweilt sich wohl genauso. Es passiert nichts. Bis auf jenen Tag, als der Fischer den Butt an Land zieht, und dieser sich als verwunschener Prinz outet. Was für eine Gelegenheit zur Wende im Leben von beiden! Aber es sieht so aus, als wären beide nicht interessiert, an ihrer Situation etwas zu verändern. Der Butt darf zurück in die Tiefen der See und sich dort im Sand verbuddeln, und der Fischer angelt. Die einzige, die in dieser Begegnung eine Chance wittert, ist die Frau des Fischers. Aber nicht sie selbst geht in Aktion, sondern ihr Mann, den sie mit immer noch größeren Wünschen zum Butt schickt. Dieser will sich weigern, tut es aber **ihr** zuliebe. Nicht für sich. Er ändert nichts, ja er will nichts ändern: was er ja auch immer wieder kundtut. Die Frau spricht ab dem Wunsch, König zu sein, nur noch für sich, und nicht mehr für ihren Mann. Auch die männliche Bezeichnung **König** bleibt. Vielleicht wäre es die Rolle für den Mann gewesen, hätte ihn endlich aus seiner lethargischen Meerglotzerei neben der Angel befreit, hätte ihm alle Türen geöffnet. Doch er wollte nicht. Seine Frau bekommt noch viele Wünsche erfüllt – letztendlich durch ihn, und wird aber nicht zufriedener, sondern böse. Spontan empfindet man dies als Undankbarkeit. Aber es lässt tiefer blicken: denn all das, was sich die Frau wirklich wünscht, ist nicht in der materiellen Welt zu finden. Und je mehr sie von der materiellen Seite erhält, umso enttäuschter ist sie, da es sie nicht wirklich erfüllt. Für beide wäre es sicherlich hilfreich gewesen, ihre Ehe zu bereichern. Nicht mit Gut und Geld, sondern mit Zweisamkeit, herzlicher Liebe, Leidenschaft, gemeinsamen Plänen und Ideen, gemeinsamen Projekten. Der Fischer aber war unbeweglich, starr, wie der kalte Winter im Steinbock, und seine Frau suchte Zufriedenheit in materiellen Dingen, was ebenfalls dem Steinbock und Saturn unterliegt.

Sie kamen nicht in die Pötte, und landeten wieder im Pott. Auch der Butt passt so wunderbar in dieses Dreiergespann, denn er ist aus dem gleichen Holz geschnitzt: er tut nichts, er ergibt sich in sein Schicksal, anstatt die unglaubliche Chance zu nutzen, daraus zu entfliehen. Er erfüllt Wünsche, obwohl der Fischer ihm nicht geholfen hat, seine Verwünschung zu besiegen. Er belohnt den Fischer und seine Frau, obwohl die nichts für ihn getan haben: außer ihm das Leben geschenkt. Ein trauriges, dunkles Leben in der Tiefe des Meeres. Als Butt. Als Plattfisch. Weiter kann man im Meer nicht sinken. Vielleicht wäre es besser gewesen, der Fischer hätte den Butt erschlagen – und dann wäre der Prinz vielleicht vor ihm gestanden. Aber so hat er ihn in sein feuchtes, dunkles Verlies zurückgeschickt. Und selbst als er immer wieder auftaucht, sagt er nichts, schreit er nicht um Hilfe und Erlösung. Am Ende ist also alles wie am Anfang.

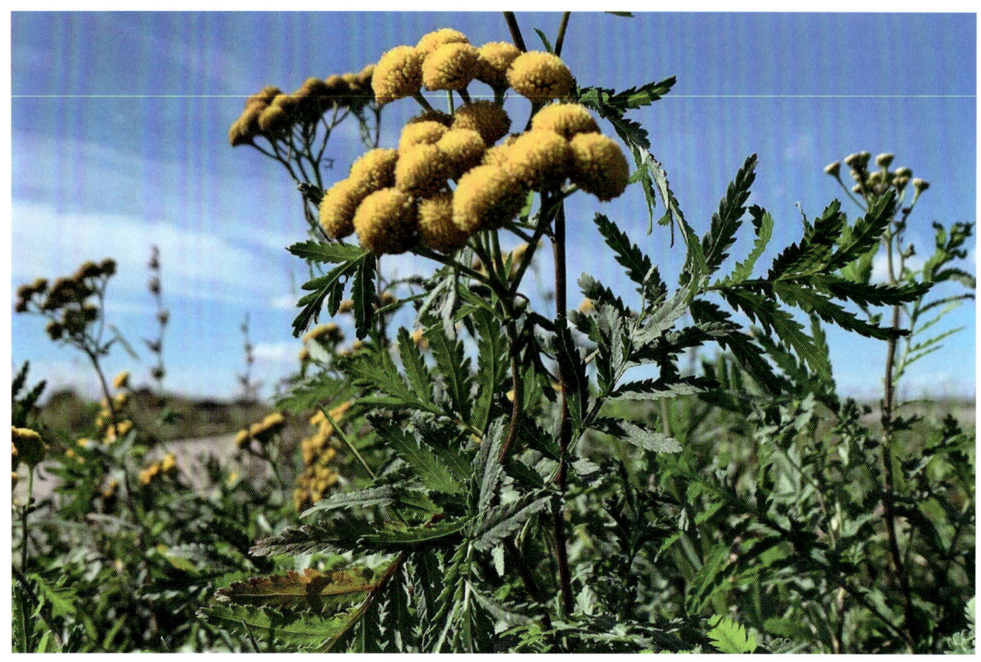

Die Blütenessenzen für das Märchen: Tansy und Cayenne

Tansy

Für den Butt und den Fischer die absolut passende Blütenessenz. Tansy, der Rainfarn, für all jene, die zwar wüssten, was zu tun wäre, aber nicht handeln. Tansy würde ihnen helfen, ihre Lethargie und Antriebslosigkeit zu durchbrechen, dem Leben eine Wende zu geben. Die einzige, die sich im Märchen bewegt, ist die Frau des Fischers – allerdings in die falsche Richtung. Sie ist es, die spürt, dass das mit dem Butt eine Riesenchance ist, reduziert es allerdings auf die materielle Seite, um letztendlich zu spüren, dass dies nicht erfüllend ist.

Cayenne

Der Schotenpfeffer würde Pfeffer geben. Er hätte allen dreien geholfen, etwas zu verändern, vor allem aber dem Fischer. In der festgefahrenen Situation war er zwar nicht so sehr glücklich, doch was verändern wollte er auch nicht. Nur nicht anstrengen, und wer weiß, was kommt. Lieber blieb er beim gewohnten Alten, als zu etwas Neuem aufzubrechen.

Das homöopathische Mittel für das Märchen: Graphites

Graphites

Der planetarische Regent des Sternzeichens Steinbock ist der Saturn. Dieser galt in der „alten" Astrologie als der Grenzplanet, der das bis dahin bekannte Universum nach außen abschloss. Deshalb werden die in jüngerer Zeit entdeckten Planeten Neptun, Pluto und Uranus auch als „transsaturnale" Planeten bezeichnet.

Zum Saturn gehört das Metall Blei. Dieses führt uns in der Folge zur homöopathischen Mittelfindung von *Graphites.* Abgeleitet von der Bezeichnung Blei wird unter anderem der *Blei-stift.*

Gott sei Dank besteht dessen Mine nicht wirklich aus diesem hochgiftigen Metall – er hätte sonst kaum zu dieser unglaublich breiten Verwendung geführt, auf die sich z. B. eine ganze Herstellerdynastie gründet. Die Mine dieses universellen Schreib- und Zeichengerätes besteht aus **Graphit**, das auch als *Blei-glanz* oder *Reiß-blei* bezeichnet wird. *Hahnemann* empfiehlt, zur Herstellung des Homöopathikums *Graphites* ausschließlich die Mine *„eines englischen Bleistifts höchster Qualität"* zu verwenden.

Die Eigenschaften, die die homöopathische Aufbereitung dieses Minerals zeigen, finden sich in vielen Details im Märchen *Vom Fischer und seiner Frau* wieder.

Eine übergeordnete Betrachtung eines *Graphites-Typus* hat *Andreas Krüger*, einer der begnadetsten Homöopathen und Wortebilder-Maler der *Samuel-Hahnemann-Schule* in Berlin übermittelt. In einem seiner Seminare beschrieb er einen *Graphites-Patienten* mit den Worten: „Er (der Graphitestyp) erinnert mich häufig an die Karikatur eines Kranfahrers oder Baggerführers – eher füllig, leicht ins Schwitzen geratend, oft mit unreiner Haut, bekleidet gerne mit einem (nicht immer sauberen) Trägerunterhemd und eher träge und wortkarg... Graphites sollte in der Repertorisation immer starke Beachtung finden, wenn es sich bei einem Patienten um jemand handelt, der aus seiner ursprünglichen Herkunftsschicht aufgestiegen ist und eine Position bekleidet, die die meisten Menschen mit solchem Hintergrund nicht erreichen würden."

Seideneder beschreibt dies in seiner Materia Medica als *„Folge von Verlassen seiner Gesellschaftsschicht"*[1].

Um solch einen Aufstieg hin zu bekommen, braucht es neben einer Portion Glück und starkem Willen auch einen *"starken Ehrgeiz"*[1)2)], wie ihn die Frau des Fischers an den Tag legt. Allerdings legt sie bei der Verfolgung ihres Planes keine besonders starke Tatkraft an den Tag – sie delegiert dies an ihren Mann und zeigt sich selbst eher *„faul und behäbig"*[2] und hegt offensichtlich eine große *„Abneigung gegen Arbeit"*[1] – im Märchen sitzt sie nur herum und erteilt Befehle.

Wenn wir uns das Märchen und die Typisierung der beiden Hauptcharaktere vor Augen führen, würde man als erstes vermutlich den Fischer als die Figur sehen, die in erster Linie *Graphiteszüge* ihr eigen nennt.

Im Märchen heißt es „der Fischer ging alle Tage hin (an das Meer) und angelte: und er angelte und angelte – und so saß er nun und saß". Er repräsentiert das typische *„einfache Gemüt"*[2], wirkt das ganze Märchen hindurch eher *„passiv und entscheidungsschwach"*[2] und er *„sagt nicht seine Meinung"*[1)2)].

In diese Rubrik passt unbedingt auch eine Symptomatik, bei der *Graphites* sogar als *einziges Mittel* beschrieben wird *„langsam beim Fassen eines Entschlusses"*[1] – beim Fischer könnte man auch so weit gehen zu behaupten, ihm fehle eine eigene Entschlusskraft völlig! Als er eines Tages einen großen Butt (= **Heil**butt) an der Angel hatte, beweist er eine weitere wesentliche Grundeigenschaft dieses Mittels. *Graphites-Menschen* können unendlich *„gutmütig"*[2] und *„hilfsbereit"*[2] sein und lässt ihn wieder frei.

Ganz anders seine Frau!

Sie repräsentiert in nahezu perfekter Form eine andere Seite von *Graphites.* Wir haben schon ihren starken *Ehrgeiz* erwähnt, der dem Fischer offenbar völlig fremd ist. Darüber hinaus offenbart sie in herausragender Weise eine wesentliche, negative Seite von *Graphites: „Unzufriedenheit"*[1]! Ihre nahezu grenzenlose Unersättlichkeit zeigt sie schon gleich nachdem ihr erster Wunsch nach einem schönen Häuschen erfüllt wurde, als sie auf die Bemerkung des Fischers, das sei schön und so solle es bleiben, mit dem Satz antwortet: „Das wollen wir uns bedenken."

Im Laufe der Geschichte wird sie *„unverschämt"*[1] und *„taktlos"*[1] und entwickelt einen *„Größenwahn"*[1)2)], der sich bis zur Wahnidee steigert, sie *„sei eine hochgestellte Persönlichkeit"*[1]. Dabei geht sie *„lästig und nervig"*[2] vor und drängt ihren Mann immer wieder dazu, den Butt um mehr und noch mehr anzubetteln.

Dieser reagiert darauf typisch für *Graphites:* Trotzdem er anderer Meinung ist („das ist nicht recht"), zeigt er *„Solidarität und Treue"*[2] und dackelt immer wieder an die See, um nach dem Butt, und damit nach dem verwunschenen Prinzen, der sich hinter dem Fisch verbirgt, zu rufen und ihm die immer verwegeneren Wünsche seiner Frau zu vermitteln, auch wenn er dabei *„voller Sorgen"*[1] darüber ist, wie der Butt darauf reagieren wird.

Aber auch dieser scheint vom *Graphites-Virus* befallen zu sein. Denn trotz steigendem Zorn (sichtbar an der immer drohender werdenden Verfärbung des Meeres und dem immer stürmischer wehenden Wind) zeigt er anfangs ein *„weiches Gemüt"*[2] und erfüllt *„gutmütig und hilfsbereit"*[2] die immer wahnwitzigeren Forderungen.

Wir haben am Anfang bereits erwähnt, dass ein *Graphites-Zustand* zutreffen kann, wenn ein Mensch seine ursprüngliche Herkunftsschicht verlässt und in eine (meist höhere) aufsteigt. Dies kann eine natürliche Entwicklung sein.

Bei Personen, bei denen solch ein Aufstieg harmonisch verläuft, die also durch Intelligenz, aber auch durch „*Ehrgeiz*“[1)] und Fleiß erworben wird, werden die Symptomatiken nicht so stark ausgeprägt sein und ein Behandlungsbedarf oft nur kurz bestehen. Haben wir es aber mit Personen zu tun wie der Frau des Fischers, der Ilsebill, die ihren Aufstieg bis zum gottähnlichen Zustand aus „*Größenwahn*“[2)] erzwingen will und dabei vollkommen „*taktlos und unverschämt*“[1)2)] vorgeht, kann eine homöopathische Therapie durchaus einen langen Weg nehmen, diese Begleitung aber auch für den zu behandelnden Menschen eine große Erleichterung darstellen.

Im Märchen kommt es, wie es kommen muss: am Ende übertreibt die „*gierige*“[2)] Frau ihre Forderungen nach immer mehr und beide landen wieder in ihrem „Pisspott“. Wir haben es bei diesem Märchen also mit einem Gleichnis zu tun, wohin „*Ich-Hypertrophie*“[2)] führen kann.

Es entspricht daher einem der grundsätzlichen Leitprinzipien, nach denen Märchen konzipiert sind – es vermittelt eine Lebensweisheit und eine Verhaltensweise, die so nicht erstrebenswert ist und zeigt, in typisch märchenhafter Dramaturgie, die logischen Konsequenzen, die aus einer Nichtbeachtung erwachsen.

Dadurch wird es in perfekter Form zum Steinbock-Märchen – der Steinbock folgt gerne dem karmischen Gesetz, das besagt: "Du erntest, was du säst, alles, was du tust, hat Konsequenzen."

Hierzu passt auch wunderbar eine Geschichte aus der griechischen Mythologie. Diese handelt von einem Steinbock, der immer im Gebirge steht und aufs Meer blickt. Irgendwann überwältigt ihn die Sehnsucht nach diesem Meer und er springt von seinem Berg aus direkt hinein. Als er unten ankommt, wird ihm plötzlich bewusst, dass er gar nicht schwimmen kann! Er hat allerdings Glück im Unglück – zwei Nixen tauchen wie aus dem Nichts auf und ziehen ihn wieder an Land.

Wassermann – Uranos

„Rumpelstilzchen“

Es war einmal ein Müller, der war arm, aber er hatte eine schöne Tochter. Nun traf es sich, dass er mit dem König zu sprechen kam, und um sich ein Ansehen zu geben, sagte er zu ihm: „Ich habe eine Tochter, die kann Stroh zu Gold spinnen.“ Der König sprach zum Müller: „Das ist eine Kunst, die mir wohlgefällt; wenn deine Tochter so geschickt ist, wie du sagst, so bring sie morgen in mein Schloss, da will ich sie auf die Probe stellen.“ Als nun das Mädchen zu ihm gebracht ward, führte er es in eine Kammer, die ganz voll Stroh lag, gab ihr Rad und Haspel und sprach: „Jetzt mache dich an die Arbeit, und wenn du diese Nacht durch bis morgen Früh dieses Stroh nicht zu Gold versponnen hast, so musst du sterben.“ Darauf schloss er die Kammer selbst zu, und sie blieb allein darin.

Da saß nun die arme Müllerstochter und wusste um ihr Leben keinen Rat; sie verstand gar nichts davon, wie man Stroh zu Gold spinnen könnte, und ihre Angst war immer größer, dass sie endlich zu weinen anfing. Da ging auf einmal die Türe auf, und trat ein kleines Männchen herein und sprach: „Guten Abend, Jungfer Müllerin, warum weint sie so sehr?“ – „Ach“, antwortete das Mädchen, „ich soll Stroh zu Gold spinnen und verstehe das nicht.“ Sprach das Männchen: „Was gibst du mir, wenn ich dir's spinne?“ – „Mein Halsband“, sagte das Mädchen. Das Männchen nahm das Halsband, setzte sich vor das Rädchen, und schnurr, schnurr, schnurr, dreimal gezogen, war die Spule voll. Dann steckte es eine andere auf, und schnurr, schnurr, schnurr, dreimal gezogen, war auch die zweite voll; und so ging's fort bis zum Morgen, da war alles Stroh versponnen, und alle Spulen waren voll Gold. Bei Sonnenaufgang kam der König, und als er das Gold erblickte, erstaunte er und freute sich, aber sein Herz war nur noch goldgieriger. Er ließ die Müllerstochter in eine andere Kammer voll Stroh bringen, die noch viel größer war, und befahl ihr, das auch in einer Nacht zu spinnen, wenn ihr das Leben lieb wäre. Das Mädchen wusste sich nicht zu helfen und weinte, da ging abermals die Türe auf, und das kleine Männchen erschien und sprach: „Was gibst du mir, wenn ich dir das Stroh zu Gold spinne?“ – „Meinen Ring von dem Finger“, antwortete das Mädchen. Das Männchen nahm den Ring, fing wieder an zu schnurren mit dem Rade und hatte bis zum Morgen alles Stroh zu glänzendem Gold gesponnen. Der König freute sich über die Maßen bei dem Anblick, war aber noch immer nicht des Goldes satt, sondern ließ die Müllerstochter in eine noch größere Kammer voll Stroh bringen und sprach: „Die musst du noch in dieser Nacht verspinnen; gelingt dir's aber, so sollst du meine Gemahlin werden.“ – Wenn's auch eine Müllerstochter ist, dachte er, eine reichere Frau finde ich in der ganzen Welt nicht. Als das Mädchen allein war, kam das Männlein zum dritten Mal wieder und sprach: „Was gibst du mir, wenn ich dir noch diesmal das Stroh spinne?" – „Ich habe nichts mehr, das ich geben könnte", antwortete das Mädchen. „So versprich mir, wenn du Königin wirst, dein erstes Kind." Wer weiß, wie das noch geht, dachte die Müllerstochter und wusste sich auch in der Not nicht anders zu helfen; sie versprach also dem Männchen, was es verlangte, und das Männchen spann dafür noch einmal das Stroh zu Gold. Und als am Morgen der König kam und alles fand, wie er gewünscht hatte, so hielt er Hochzeit mit ihr, und die schöne Müllerstochter war eine Königin.

Über ein Jahr brachte sie ein schönes Kind zur Welt und dachte gar nicht mehr an das Männchen. Da trat es plötzlich in ihre Kammer und sprach: „Nun gib mir, was du versprochen hast." Die Königin erschrak und bot dem Männchen alle Reichtümer des Königreichs an, wenn es ihr das Kind lassen wollte; aber das Männchen sprach: „Nein, etwas Lebendes ist mir lieber als alle Schätze der Welt." Da fing die Königin so an zu jammern und zu weinen, dass das Männchen Mitleiden mit ihr hatte: „Drei Tage will ich dir Zeit lassen", sprach es, „wenn du bis dahin meinen Namen weißt, so sollst du dein Kind behalten."

Nun besann sich die Königin die ganze Nacht über auf alle Namen, die sie jemals gehört hatte, und schickte einen Boten über Land, der sollte sich erkundigen weit und breit, was es sonst noch für Namen gäbe. Als am andern Tag das Männchen kam, fing sie an mit Kaspar, Melchior, Balzer und sagte alle Namen, die sie wusste, nach der Reihe her, aber bei jedem sprach das Männlein: „So heiß ich nicht." Den dritten Tag kam der Bote wieder zurück und erzählte: „Neue Namen habe ich keinen einzigen finden können, aber wie ich an einen hohen Berg um die Waldecke kam, wo Fuchs und Hase sich gute Nacht sagen, da sah ich da ein kleines Haus, und vor dem Haus brannte ein Feuer, und um das Feuer sprang ein gar zu lächerliches Männchen, hüpfte auf einem Bein und schrie: „Heute back ich, morgen brau' ich. Übermorgen hol ich der Königin ihr Kind; Ach wie gut, dass niemand weiß, dass ich Rumpelstilzchen heiß!"

Da könnt ihr denken, wie die Königin froh war, als sie den Namen hörte, und als bald hernach das Männlein hereintrat und fragte: „Nun, Frau Königin, wie heiß ich?" fragte sie erst: „Heißt du Kunz?" – „Nein." – „Heißt du Heinz?" – „Nein." „Heißt du etwa Rumpelstilzchen?"

„Das hat dir der Teufel gesagt, das hat dir der Teufel gesagt", schrie das Männlein und stieß mit dem rechten Fuß vor Zorn so tief in die Erde, dass es bis an den Leib hineinfuhr, dann packte es in seiner Wut den linken Fuß mit beiden Händen und riss sich selbst mitten entzwei.

Gedanken zu „Rumpelstilzchen"

Was für ein wilder, ungehobelter Kerl, dieses Rumpelstilzchen – oder?

Wieder einmal fehlt am Anfang des Märchens die Mutter. Man kann nur mutmaßen, was mit ihr geschehen ist. Es sieht danach aus, als wäre die Tochter alleine mit ihrem Vater, dem Müller. Angeblich war er arm, und sein „Reichtum" bestand allein in seiner schönen Tochter. Wegen seiner Gier nach Anerkennung und Aufmerksamkeit lässt er seine schöne Tochter ins offene Messer laufen: er behauptet, sie könne Stroh zu Gold spinnen. Schönheit alleine reicht ja nicht aus, um einen König zu beeindrucken – aber Gold! Er verschachert seine Tochter an den König, wohl wissend, dass die Tochter das Talent zum Spinnen von Gold gar nicht besitzt. Er überlässt sie ihrem Schicksal, sonnt sich vielleicht kurz in der staunenden Anerkennung des Königs und verschwindet dann von der Bildfläche.

Schon am ersten Abend wird die Tochter in eine Kammer voll Stroh (eigenhändig!) vom König eingesperrt, sie solle das Stroh bis zum nächsten Morgen zu Gold spinnen. Ansonsten würde sie ihr Leben verlieren. Trübe Aussichten, doch es naht die Rettung: plötzlich erscheint ein kleines Männlein im Raum, und fragt, wieso sie so sehr weint. Durch welche Türe kam das kleine Männlein? Und es fragt mitleidig nach dem Grund der Tränen! Das sind wahrlich keine klassisch männlichen Eigenschaften, ansonsten hätte es die Türe mit der Brechstange aufgebrochen und zur schönen Müllerstochter gesagt, sie sei eine Heulsuse. Diesen weiblichen Zügen des Rumpelstilzchens werden wir noch öfter begegnen. Das kleine Männlein kann das Stroh zu Gold spinnen, und nimmt dafür die Halskette. Etwas paradox: da spinnt das Rumpelstilzchen einen ganzen Raum voller Gold, und nimmt dafür nur die Halskette: also minimale Menge Gold im Tausch gegen maximale Menge Gold. Er hat scheinbar kein Interesse an der Materie, aber an der Halskette – dem klassischen Schmuck der Frauen.

Doch statt der Rettung durch den materiell orientierten König wird sie von ihm in eine weitere Kammer gesperrt, und wieder erscheint das Rumpelstilzchen. Dieses Mal bekommt es den Ring, das Zeichen von Partnerschaft und Verbundenheit, die immerwährend ist (der Ring hat weder Anfang noch Ende). Er verbündet sich so mit ihr, und dafür spinnt er wieder Stroh zu Gold. Er spinnt am Spinnrad – auch nicht gerade klassisch männlich. Am nächsten Tag erhält die schöne Müllerstochter die größtmögliche Drohung: der König würde sie zu seiner Gemahlin machen, wenn sie auch diese Kammer voller Stroh in einer Nacht zu Gold spinnt. Wie er selbst sagt, bekommt er keine reichere Frau, und so nimmt er sie zur Frau, auch wenn sie nur eine einfache Müllerstochter ist. Der König und der Müller sind sich ähnlich. Dem Müller geht es um Anerkennung, dem König um Geld. Das wirklich wahre weibliche Wesen wird nicht geschätzt.

Nun wird es aber eng für die Königstochter: sie besitzt nichts mehr, was sie dem Rumpelstilzchen geben könnte. Geprägt von Vater und König verspricht sie dem kleinen Männlein alle Reichtümer des Königreiches, doch damit lässt sich das Rumpelstilzchen nicht locken. Es will etwas **Lebendiges**, das erste Kind der künftigen Königin, keine tote Materie. Sie hatte keine Wahl, als ihm dies zu versprechen. Hätte ein Mann das Kind genommen, oder die königlichen Reichtümer? Also wieder ein urweiblicher Beweggrund.

Und prompt steht das Rumpelstilzchen am Wochenbett der Königin und verlangt das Kind. Der Albtraum einer jeden Mutter, und so kämpft auch die Königin um ihr Kind. Rumpelstilzchen hat **Mitleid**, und gibt ihr noch eine Chance: wenn sie in drei Tagen seinen Namen weiß, darf sie das Kind behalten. Mit der Geburt des Kindes erwachen in der ehemaligen Müllerstochter die weiblichen Kräfte, die Kräfte der Urmutter, der Natur. Bis dahin versteht sie noch nicht, dass das Rumpelstilzchen diese weiblichen Urkräfte symbolisiert, ihr hilft, zu ihrer weiblichen Kraft zurückzukehren.

In einer der Erzählungen von Rumpelstilzchen ist es der König selbst, der sich auf den Weg macht, Namen zu sammeln, um letztendlich sein Kind zu retten. Diese Variante ist die wünschenswerteste, denn das würde bedeuten, dass der materiell orientierte König seiner Frau und der Mutter seines Kindes hilft, sich ihr zuwendet, und auch tatsächlich den Namen des Rumpelstilzchens erfährt. Da sei ein „lächerliches Männlein" um ein Feuer gesprungen. Diese Bezeichnung finden wir in jeder Erzählung des Rumpelstilzchens. Natürlich war es für einen Mann ein lächerliches Männlein: kleinwüchsig, haust im Wald, lebt von der Natur, hat keine großartigen Besitztümer außer einer windschiefen Hütte oder einer Höhle (die direkte Behausung in der Mutter Erde).

Als nun die Königin ihn beim Namen nennt, wird das Rumpelstilzchen wild (nicht böse!). Wenn ich etwas beim Namen nennen kann, ist es personifiziert, also erkannt. Und so rennt das Rumpelstilzchen in den Wald und weit davon, und ward nie wiedergesehen.

Das ist einer der ältesten Schlussakkorde des Märchens, und der wohl ursprünglichste. Das Rumpelstilzchen war ja nicht böse, im Gegenteil! Es war immer treu zur Stelle. Es hat der Müllerstochter das Leben gerettet und ihr den Weg zur Königin geebnet. Warum sollte es sich am Ende in zwei Stücke reißen, oder explodieren? Es muss weiterziehen, denn sicherlich warten noch viele Königinnen auf seine Hilfe.

Die Blütenessenz für das Märchen: Pomegranate

Pomegranate

Wenn wir die Frauen der früheren Zeiten betrachten, belächeln wir ihre Lebensweise, die Abhängigkeit vom Ehemann, der Familie, der Gemeinschaft. Es wäre jedoch interessant, diese

Damen zu fragen, wie sie sich als Frau fühlen? Sicherlich wären wir modernen Frauen mehr als überrascht: denn sie lebten als Frau, sie waren in ihrem (ursprünglichen, archetypischen) Element. Waren Sie dadurch unglücklich? Pomegranate, der Granatapfel, verleiht uns Frauen das Gefühl, eine tolle, starke Frau zu sein, lässt uns gerne eine Frau sein. Die Emanzipationsbewegung hat Pomegranate nicht überflüssig gemacht, sondern sie wird mehr denn je benötigt. Wie die Müllerstochter, so sind auch viele moderne Frauen zu sehr vom männlichen Urprinzip geprägt, und verstehen Emanzipation als Annäherung an die männlichen „Aufgaben", anstatt sie das weibliche Urprinzip und seine erfüllenden Aufgaben stärken und wertschätzen.

Die Müllerstochter hätte mit der Hilfe von Pomegranate ihre wahren weiblichen Qualitäten erkannt, und wäre mit dem König gar nicht erst mitgegangen.

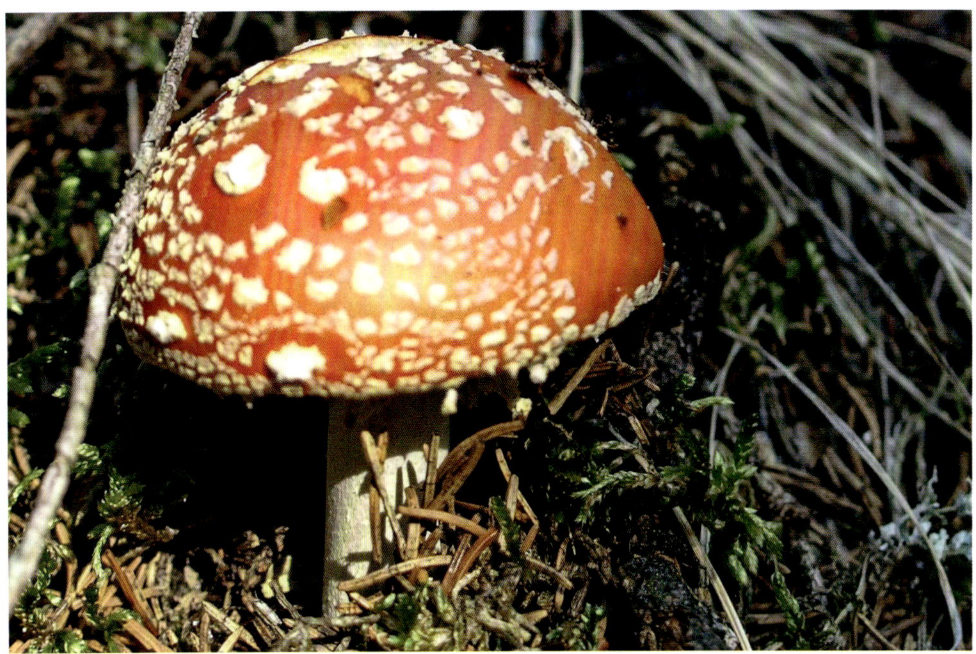

Das homöopathische Mittel für das Märchen: Agaricus musc.

Agaricus Muscarius
Ein Männlein steht im Walde auf einem Bein,
Es trägt von lauter Purpur ein Mäntelein.
Sag, wer mag das Männlein sein,
Das da steht im Wald allein,
Mit dem purpurroten Mäntelein?

Wie ließe sich der *Fliegenpilz* oder *Agaricus muscarius* besser typisieren, als mit einem Kinderlied?

Ist doch ein wichtiges Symptom dafür, bei einer Repertorisation an *Agaricus* als homöopathisches Similimum zu denken, die Rubrik *„reimt, dichtet, spricht oft in Reimen"*[1)2)]!

Was uns wiederum nahtlos zu **Rumpelstilzchen** führt.

Ich weiß natürlich nicht, wie es dem einzelnen Leser geht – aber wenn ich an dieses Märchen denke, ist es die Szene, die mir als erstes ins Bewusstsein kommt, in der ein zwergenhaftes Männlein auf einem Bein um ein Feuer hüpft und ruft:

„Heute back' ich,
Morgen brau' ich,
Übermorgen hole ich der Königin ihr Kind;
Ach wie gut, dass niemand weiß,
Dass ich Rumpelstilzchen heiß'!"

Eigentlich ist damit schon (fast) alles gesagt, was *Agaricus* und das Märchen vom Rumpelstilzchen miteinander verbindet. Aber es gibt noch so viele Übereinstimmungen zwischen beiden, dass es sich durchaus lohnt, genauer hinzuschauen und dadurch das Arzneimittelbild vom *Fliegenpilz* in all seinen Facetten darzustellen.

Doch zuvor bleibt noch eine Frage zu klären:
Weshalb haben wir gerade dieses Märchen dem Sternbild *Wassermann* zugeordnet? Schuld daran hat nicht zuletzt der Planet, der im Wassermann zu Hause ist – der *Uranus*.

Er ist der erste der transsaturnalen Planeten, der entdeckt wurde – Ende des 18.Jahrhunderts, etwa zur Zeit der französischen Revolution. *Claus Riemann* schreibt in seinem wunderbaren Buch *„Der tiefe Brunnen"*: „... historisch gesehen war er der große Revolutionär in der Astrologie." Er durchbricht die Begrenztheit der materiellen Welt, verkörpert durch den *Saturn*, und öffnet den geistigen Blick für das Transformierte, Individualisierte und Freie – ganz wie ein Vogel, der in den Himmel fliegt (*Uranos* bedeutet *Himmel* im Griechischen).

Und schon sind wir wieder bei *Agaricus*! Einer der häufigsten Träume, von denen *Agaricus – Patienten* berichten, ist der Traum, fliegen zu können (*„Gefühl vom Fliegen"*[2)]) und dadurch die Zwänge des Irdischen hinter sich lassen zu können.

Der Fliegenpilz wird zudem ganz häufig – vor allem in seiner psychoaktiven Wirkung – als Mittel beschrieben, um Zugang zur Unterwelt und der Welt der Zwerge zu erlangen. So schreibt *Christian Rätsch* in seinem ultimativen Werk *Enzyklopädie der psychoaktiven Pflanzen* (AT-Verlag, Aarau / Schweiz, 4. Aufl. 1999, S. 639) davon, dass nach dem Genuss von Agaricus „*auffällig häufig von Visionen von Reisen in die Welt der Zwerge ...*" berichtet wird.

Und ist nicht die Darstellung des *Rumpelstilzchens* in diesem Märchen die Paradeform des Zwerges?

Die Erzählung beginnt mit einer Situation, die oft als Auslöser für einen *Agaricus-Zustand* beschrieben wird: Ein Mensch gerät in einen „*Minderwertigkeitszustand, verspricht dabei irgendetwas, in auswegloser Situation*"[1)].

Bezeichnend für den Müller, der dem König unbedingt seine Tochter andrehen will und daher behauptet, sie könne Stroh zu Gold spinnen. Vielleicht wird er dabei „*geleitet von der fixen Idee von Größe und Macht*"[1)], die er dadurch erreichen möchte. Da alle Herrscher immer Geld und Gold brauchen können, nimmt der König dieses verrückte Angebot dankend an und schon bald sitzt die Müllerstochter in einer Kammer voll Stroh und soll daraus „*Gold machen*"[2)]!

Sie ist völlig „*desorientiert und nicht zu klaren Gedanken fähig, weil sie aus den gewohnten Verhältnissen gerissen*"[1)] wurde. Sie „*lamentiert und klagt*"[1)] und ist komplett hoffnungslos, da sie nicht weiß, wie sie die „*Erwartungen erfüllen*"[2)] soll. Es tritt ein Zustand der vollständigen „*Überforderung, wenn mehr geleistet werden soll, als möglich ist*"[1)] ein und man könnte sich durchaus vorstellen, dass sie dadurch in eine Art „*Hellsichtigkeit*[1)] gerät, in dem sie „*Visionen von Zwergen, die das ‚Heilmittel' nennen*"[1)] bekommt.

Und haste nicht – kannste nicht – schon steht so ein Zwerg als „*Heilmittel*" in der Kammer und macht ihr ein Angebot, das sie nicht ausschlagen kann. Er spinnt das ganze Stroh in Windeseile zu Gold, nimmt als Dank das (lächerlich wertlose) Halsband und ist wieder verschwunden.

Der König ist am nächsten Morgen sichtlich angetan, als er das ganze Gold erblickt, aber in seiner Habgier bricht er „*boshaft*"[1)] und „*egoistisch*"[1)] sein Versprechen, die Müllerstochter zu heiraten und steckt diese in eine noch größere Strohkammer.

In ihrem Wunsch, die an sie gestellten „*Erwartungen zu erfüllen*"[2)] nimmt sie erneut „*Verbindung mit dem Elementarwesen*"[1)] Rumpelstilzchen auf und auch diesmal erfüllt dieses ihr Ansinnen.

Als am dritten Tag aber die Kammer noch größer wird, stellt der Zwerg am Ende der Nacht seine wirkliche Forderung nach dem Erstgeborenen der zukünftigen Königin. In ihrer Not sagt sie zu und als nach einem Jahr ein Kind geboren wird und tatsächlich plötzlich das Männchen vor ihr steht und nach dem Erstgeborenen verlangt, beginnt sie lauthals zu *„jammern"*[1)]. Das Rumpelstilzchen gibt ihr daraufhin drei Tage, um seinen wirklichen Namen herauszufinden.

Bei *Agaricus* gibt es sogar hierfür ein Symptom: *„Das Verlangen danach, erkannt zu werden"*[2)].

Man kann dieses Symptom durchaus dahingehend interpretieren, dass Menschen, für die *Agaricus* ein passendes Heilmittel darstellt, ein großes Verlangen nach An-Erkennung verspüren! Hierzu passt auch bestens die bereits angesprochene Angewohnheit, gerne *in Reimen* zu sprechen und sich dadurch aus der Masse der Anderen heraus zu heben.

Die verzweifelte Königin ersann alle möglichen Namen, die ihr nur einfielen und trug sie jeden Abend dem Männlein vor, das aber immer nur antwortete: „So heiß ich nicht!"

Die ehemalige Müllerstochter hatte aber Boten ins ganze Land ausgesandt, um alle Namen zu erforschen, die es gab. Einer von diesen kam am dritten Tag zurück und berichtete Erstaunliches. Er erzählte, dass er tief im Wald ein merkwürdiges Kerlchen gesehen habe, das *„sich kindisch benahm"*[2)], wie wild um ein *„Feuer herumhüpfte"*[2)] und laut Folgendes *„reimte"*[1)2)]: „Heute back' ich, morgen brau' ich, übermorgen hol ich der Königin ihr Kind – ach wie gut, dass niemand weiß, dass ich Rumpelstilzchen heiß!"

Als der dritte Tag kam und das Männchen wieder vor der Königin auftauchte und sie ihn mit seinem richtigen Namen konfrontierte, verfiel er in *„Jähzorn"*[1)] und *„gewalttätige Raserei"*[2)] gegen sich selbst und riss sich selbst entzwei.

Agaricus muscarius ist ein sehr wichtiges und großes Homöopathikum, das meistens in höheren Potenzen zur Anwendung kommt, da die meisten Verordnungen dieses Heilmittels aufgrund psychischer und / oder psychosomatischer Problematiken vorgenommen werden. Hier ist mit Sicherheit auch die große Stärke dieses Pilzes zu sehen.

Aber auch bei zwei Erkrankungen, die sich auf der körperlichen Ebene manifestieren (auch wenn hier ebenso die psychosomatische Betrachtung mit einfließen muss), kann mit *Agaricus* häufig wunderbar geholfen werden: bei *Tics,* diesen willentlich kaum beeinflussbaren Muskelzuckungen (gerne im Gesicht) und bei dem schweren Krankheitsbild der *Chorea Huntington*, bei dem durchaus beachtenswerte Linderungen erreicht werden können.

Zum Kapitelende möchte ich noch einige Fakten zum Fliegenpilz anbringen, nicht zuletzt, um diesen ins rechte Licht zu setzen. Auf vielen Bauernhöfen war es bis ins 20. Jahrhundert gute Sitte, Fliegenpilze zu sammeln, in Milch zu kochen und diesen Sud in Schalen im Kuhstall zu verteilen, denn es war altes Wissen, dass die Fliegen ganz gierig darauf waren – auch wenn diese das Getränk überhaupt nicht vertrugen und reihenweise zu Tode kamen. Dieser Brauch gab dem Pilz auch seinen deutschen Namen.

Dass Agaricus zu den psychoaktiven Pilzen zählt, ist unbestritten. Seine halluzinogene Wirkung äußert sich anfangs meist in einer gesteigerten Wahrnehmung (Laute, Gerüche, Licht) sowie in wechselnden Schlaf- Wachrhythmen *(Rätsch, Enzyklopädie der psychoaktiven Pflanzen, 1999)*. Wie bei nahezu allen psychoaktiven Drogen hängt es vor allem von der Einstellung dessen ab, der diese zu sich nimmt, ob der Rausch als angenehm oder unangenehm empfunden wird. In seinem Werk zitiert Rätsch *Theodore Schurr (Aboriginal Siberian Use of Amanita muscaria, 1995)*: „Die psychoaktiven Alkaloide und Substanzen in *Amanita muscaria* wirken als Agonisten der normalen Neurotransmitter des Gehirns, zerstören die Koordination zwischen dem Katecholamin- und dem Serotoninsystem und haben eine halluzinogene Wirkung ähnlich der, die durch die Einnahme von LSD ... erzeugt wird."

Es gibt Berichte, dass sich die nordischen Wikinger diesen Effekt zunutze machten, indem sie am Vorabend einer Schlacht bzw. eines Raubzuges mit Fliegenpilz versetztes Bier tranken um dadurch die berüchtigte Furchtlosigkeit dieser Krieger zu erreichen.

Zudem wird vermutet, dass *Agaricus* auch ein wichtiger Bestandteil der geheimnisvollen *Hexensalbe* sei und wesentlich dazu beitrug, die Hexenbesen flugfähig zu machen (*„Träume, fliegen zu können"*, s. o.)

Über die Giftigkeit des Pilzes gehen die Meinungen auseinander. So wird in älteren Pilzbüchern immer wieder betont, der Fliegenpilz sei tödlich giftig. in der jüngeren toxikologischen Literatur wird jedoch kein einziger Fall einer tödlichen Vergiftung aufgeführt *(Rätsch, S. 639)*

Allerdings gilt auch hier – wie für alle Drogen – die paracelsische Grundweisheit: *„Allein die Dosis machts, dass ein Ding ein Gift oder ein Heilmittel werde."*

Fische – Neptun

„Schneeweißchen und Rosenrot“

Eine arme Witwe, die lebte einsam in einem Hüttchen, und vor dem Hüttchen war ein Garten, darin standen zwei Rosenbäumchen, davon trug das eine weiße, das andere rote Rosen; und sie hatte zwei Kinder, die glichen den beiden Rosenbäumchen, und das eine hieß Schneeweißchen und das andere Rosenrot. Sie waren aber so fromm und gut, so arbeitsam und unverdrossen, als je zwei Kinder auf der Welt gewesen sind; Schneeweißchen war nur stiller und sanfter als Rosenrot. Rosenrot sprang lieber in den Wiesen und Feldern umher, suchte Blumen und fing Sommervögel. Schneeweißchen aber saß daheim bei der Mutter, half ihr im Hauswesen oder las ihr vor, wenn nichts zu tun war. Die beiden Kinder hatten einander so lieb, dass sie sich immer an den Händen fassten, sooft sie zusammen ausgingen, und wenn Schneeweißchen sagte: „Wir wollen uns nie verlassen“, so antwortete Rosenrot: „Solange wir leben nicht“, und Mutter setzte hinzu: „Was das eine hat, soll's mit dem andern teilen.“ Da liefen sie im Walde allein umher und sammelten rote Beeren, aber kein Tier tat ihnen etwas zuleid, sondern sie kamen vertraulich herbei; das Häschen fraß ein Kohlblatt aus ihren Händen, das Reh graste an ihrer Seite, der Hirsch sprang ganz lustig vorbei, und die Vögel blieben auf den Ästen sitzen und sangen, was sie nur wussten. Kein Unfall traf sie, wenn sie sich im Walde verspätet hatten und die Nacht sie überfiel, da legten sie sich nebeneinander auf das Moos und schliefen, bis der Morgen kam, und die Mutter wusste das und hatte ihretwegen keine Sorge. (Einmal, als sie im Walde übernachtet hatten und das Morgenrot sie aufweckte, da sahen sie ein schönes Kind in einem weißen glänzenden Kleid neben ihrem Lager sitzen. Es stand auf und blickte sie ganz freundlich an, sprach aber nichts und ging in den Wald hinein. Und als sie sich umsahen, so hatten sie ganz nahe bei einem Abgrunde geschlafen und wären gewiss hineingefallen, wenn sie in der Dunkelheit noch ein paar Schritte weitergegangen wären. Die Mutter aber sagte ihnen, das müsse der Engel gewesen sein, der gute Kinder bewache).

Schneeweißchen und Rosenrot hielten das Hüttchen der Mutter so reinlich, dass es eine Freude war, hineinzuschauen. Im Sommer besorgte Rosenrot das Haus und stellte der Mutter jeden Morgen, ehe sie aufwachte, einen Blumenstrauß vors Bett, darin war von jedem Bäumchen eine Rose. Im Winter zündete Schneeweißchen das Feuer an und hing den Kessel an den Feuerhaken, und der Kessel war von Messing, glänzte also wie Gold, so rein war er gescheuert. Abends, wenn die Flocken fielen sagte die Mutter: „Geh, Schneeweißchen, und schieb den Riegel vor“, und dann setzten sie sich an den Herd, und die Mutter nahm die Brille und las aus einem großen Buche vor, und die beiden Mädchen hörten zu, saßen und spannen; neben ihnen lag ein Lämmchen auf dem Boden, und hinter ihnen auf einer Stange saß ein weißes Täubchen und hatte seinen Kopf unter den Flügel gesteckt.

Eines Abends, als sie so vertraulich beisammen saßen, klopfte jemand an die Türe, als wollte er eingelassen sein. Die Mutter sprach: „Geschwind, Rosenrot, mach auf, es wird ein Wanderer sein, der Obdach sucht." Rosenrot ging und schob den Riegel weg und dachte, es wäre ein armer Mann; aber der war es nicht, es war ein Bär, der seinen dicken schwarzen Kopf zur Türe hereinstreckte. Rosenrot schrie laut und sprang zurück, das Lämmchen blökte, das Täubchen flatterte auf, und Schneeweißchen versteckte sich hinter der Mutter Bett. Der Bär aber fing an zu sprechen und sagte: „Fürchtet euch nicht, ich tue euch nichts zuleid, ich bin halb erfroren und will mich nur ein wenig bei euch wärmen." – „Du armer Bär", sprach die Mutter, „leg dich ans Feuer und gib nur acht, dass dir dein Pelz nicht brennt." Dann rief sie: „Schneeweißchen, Rosenrot, kommt hervor, der Bär tut euch nichts, er meint's ehrlich." Da kamen sie beide heran, und nach und nach näherten sich auch das Lämmchen und Täubchen und hatten keine Furcht vor ihm. Der Bär sprach: „Ihr Kinder, klopft mir den Schnee ein wenig aus dem Pelzwerk", und sie holten den Besen und kehrten dem Bär das Fell rein; er aber streckte sich ans Feuer und brummte ganz vergnügt und behaglich. Nicht lange, so wurden sie ganz vertraut und trieben Mutwillen mit dem unbeholfenen Gast. Sie zausten ihm das Fell mit den Händen, setzten ihre Füßchen auf seinen Rücken und walgerten ihn hin und her, oder sie nahmen eine Haselrute und schlugen auf ihn los, und wenn er brummte, so lachten sie. Der Bär ließ sich's aber gerne gefallen, nur wenn sie's gar zu arg machten, rief er: „Lasst mich am Leben, ihr Kinder! Schneeweißchen, Rosenrot, schlägst dir den Freier tot."

Als Schlafenszeit war und die andern zu Bett gingen, sagte die Mutter zu dem Bär: „Du kannst in Gottes Namen da am Herde liegen bleiben, so bist du vor Kälte und dem bösen Wetter geschützt." Sobald der Tag graute, ließen ihn die beiden Kinder hinaus, und er trabte über den Schnee in den Wald hinein. Von nun an kam der Bär jeden Abend zu der bestimmten Stunde, legte sich an den Herd und erlaubte den Kindern, Kurzweil mit ihm zu treiben, so viel sie wollten; und sie waren so gewöhnt an ihn, dass die Türe nicht eher zugeriegelt wird, als bis der schwarze Gesell angelangt war.

Als das Frühjahr herangekommen und draußen alles grün war, der Bär eines Morgens zu Schneeweißchen sagte: „Nun muss ich fort und den ganzen Sommer nicht wiederkommen." – „Wo gehst du denn hin, lieber Bär?" fragte Schneeweißchen. „Ich muss in den Wald und meine Schätze vor den bösen Zwergen hüten; im Winter, wenn die Erde gefroren ist, müssen sie wohl unten bleiben und können sich nicht durcharbeiten, aber jetzt, wenn die Sonne die Erde aufgetaut und erweckt hat, da brechen sie durch, steigen herauf, suchen und stehlen; was einmal in ihren Händen ist und in ihren Höhlen liegt, das kommt so leicht nicht wieder ans Tageslicht." Schneeweißchen war ganz traurig über den Abschied, und als es ihm die Tür aufriegelte und der Bär sich hinaus drängte, blieb er an dem Türhaken hängen, und ein Stück seiner Haut riss auf, und da war es Schneeweißchen, als hätte es Gold durchschimmern sehen; aber es war seiner Sache nicht gewiss. Der Bär lief eilig davon und war bald hinter den Bäumen verschwunden.

Nach einiger Zeit schickte die Mutter die Kinder in den Wald, Holz zu sammeln. Da fanden sie draußen einen großen Baum, der lag gerade auf dem Boden, und an dem Stamme sprang zwischen dem Gras etwas auf und ab; sie konnten aber nicht unterscheiden, was es war. Als sie näherkamen, sahen sie einen Zwerg mit einem alten, verwelkten Gesicht und einem ellenlangen, schneeweißen Bart. Das Ende des Bartes war in eine Spalte des Baumes eingeklemmt, und der Kleine sprang hin und her wie ein Hündchen an einem Seil und wusste nicht, wie er sich helfen sollte. Er glotzte die Mädchen mit seinen roten feurigen Augen an und schrie: „Was steht ihr da! Könnt ihr nicht herbeigehen und mir Beistand leisten?“ – „Was hast du angefangen, kleines Männchen?“ fragte Rosenrot. „Dumme, neugierige Gans“, antwortete der Zwerg, „den Baum habe ich mir spalten wollen, um kleines Holz in der Küche zu haben; bei den dicken Klötzen verbrennt gleich das bisschen Speise, das unsereiner braucht, der nicht so viel hinunterschlingt als ihr, grobes, gieriges Volk. Ich hatte den Keil schon glücklich hineingetrieben, und es wäre alles nach Wunsch gegangen; aber das verwünschte Holz war zu glatt und sprang unversehens heraus, und der Baum fuhr so geschwind zusammen, dass ich meinen schönen weißen Bart nicht mehr herausziehen konnte; nun steckt er drin, und ich kann nicht fort. Da lachen die albernen, glatten Milchgesichter! Pfui, was seid ihr garstig!“ Die Kinder gaben sich alle Mühe; aber sie konnten den Bart nicht herausziehen, er steckte zu fest. „Ich will laufen und Leute herbeiholen“, sagte Rosenrot. „Wahnsinnige Schafsköpfe“, schnarrte der Zwerg, „wer wird gleich Leute herbeirufen, ihr seid mir schon um zwei zu viel: fällt euch nichts Besseres ein?“ – „Sei nur nicht ungeduldig“, sagte Schneeweißchen, „ich will schon Rat schaffen“, holte sein Scherchen aus der Tasche und schnitt das Ende des Bartes ab. Sobald der Zwerg sich frei fühlte, griff er nach einem Sack, der zwischen den Wurzeln des Baumes steckte und mit Gold gefüllt war, hob ihn heraus und brummte vor sich hin: „Ungehobeltes Volk, schneidet mir ein Stück von meinem stolzen Barte ab! Lohn's euch der Kuckuck!“ Damit schwang er seinen Sack auf den Rücken und ging fort, ohne die Kinder nur noch einmal anzusehen.

Einige Zeit danach wollten Schneeweißchen und Rosenrot Fische angeln. Als sie nahe bei dem Bach waren, sahen sie, dass etwas wie eine große Heuschrecke nach dem Wasser zu hüpfte, als wollte es hineinspringen. Sie liefen heran und erkannten den Zwerg. „Wo willst du hin?“ fragte Rosenrot, „du willst doch nicht ins Wasser?“ – „Solch ein Narr bin ich nicht“, schrie der Zwerg, „seht ihr nicht, der verwünschte Fisch will mich hineinziehen?“ Der Kleine hatte dagesessen und geangelt, und unglücklicherweise hatte der Wind seinen Bart mit der Angelschnur verflochten; als gleich darauf ein großer Fisch anbiss, fehlten dem schwachen Geschöpf die Kräfte, ihn herauszuziehen; der Fisch behielt die Oberhand und riss den Zwerg zu sich hin. Zwar hielt er sich an allen Halmen und Binsen, aber das half nicht viel, er musste den Bewegungen des Fisches folgen und war in beständiger Gefahr, ins Wasser gezogen zu werden. Die Mädchen kamen zu rechter Zeit, hielten ihn fest und versuchten den Bart von der Schnur loszumachen, aber vergebens, Bart und Schnur waren fest ineinander verwirrt. Es blieb nichts anders übrig, als das Scherchen hervorzuholen, und den Bart abzuschneiden, wobei ein kleiner Teil dessen verloren ging. „Ist das eine Methode, einem das Gesicht zu schänden? Nicht genug, dass ihr mir den Bart unten abgestutzt habt, jetzt schneidet ihr mir den besten Teil davon ab; ich darf mich vor den Meinigen gar nicht sehen lassen." Dann holte er einen Sack Perlen, der im Schilf lag, und ohne ein Wort weiter zu sagen, schleppte er ihn fort und verschwand hinter einem Stein.

Es trug sich zu, dass bald hernach die Mutter die beiden Mädchen zu der Stadt schickte, Zwirn, Nadeln, Schnüre und Bänder einzukaufen. Der Weg führte sie über eine Heide, auf der hier und da mächtige Felsstücke zerstreut lagen. Da sahen sie einen großen Vogel in der Luft schweben, der langsam über ihnen kreiste, sich immer tiefer herabsenkte und endlich nicht weit bei einem Felsen niederstieß. Gleich darauf hörten sie einen durchdringenden, jämmerlichen Schrei. Sie liefen herzu und sahen mit Schrecken, dass der Adler ihren alten Bekannten, den Zwerg gepackt und ihn forttragen wollte. Die mitleidigen Kinder hielten das Männchen fest und zerrten sich so lange mit dem Adler herum, bis er seine Beute fahren ließ. Als der Zwerg sich von dem ersten Schreck erholt hatte, schrie er mit seiner kreischenden Stimme: „Konntet ihr nicht säuberlicher mit mir umgehen? Gerissen habt ihr an meinem Röckchen, dass es überall zerfetzt und durchlöchert ist, unbeholfenes, täppisches Gesindel, das ihr seid!" Dann nahm er einen Sack mit Edelsteinen und schlüpfte wieder unter den Felsen in seine Höhle. Die Mädchen waren an seinen Undank schon gewöhnt, setzten ihren Weg fort und verrichteten ihr Geschäft in der Stadt. Als sie beim Heimweg wieder an die Heide kamen, überraschten sie den Zwerg, der auf einem reinlichen Plätzchen seinen Sack mit Edelsteinen ausgeschüttet und nicht gemeint hatte, dass so spät noch jemand daherkommen würde. Die Abendsonne schien über die glänzenden Steine, die schimmerten und leuchteten prächtig in allen Farben, dass die Kinder stehenblieben und sie betrachteten. „Was steht ihr da und habt Maulaffen feil!" schrie der Zwerg und sein aschgraues Gesicht ward zinnoberrot vor Zorn. Er wollte mit seinen Scheltworten fortfahren, als sich ein lautes Brummen hören ließ und ein schwarzer Bär aus dem Walde herbeitrabte. Erschrocken sprang der Zwerg auf; aber er konnte nicht mehr zu seinem Schlupfwinkel gelangen, der Bär war schon in seiner Nähe. Da rief er in Herzensangst: „Lieber Herr Bär, verschont mich, ich will Euch alle meine Schätze geben; all die schönen Edelsteine, die da liegen. Schenkt mir das Leben! Was habt Ihr an mir kleinem schmächtigen Kerl? Ihr spürt mich nicht zwischen den Zähnen; da, die beiden gottlosen Mädchen packt, das sind für Euch zarte Bissen, fett wie junge Wachteln, die fresst in Gottes Namen." Der Bär kümmerte sich nicht um seine Worte, gab dem boshaften Geschöpf einen einzigen Schlag mit der Tatze und es regte sich nicht mehr. Die Mädchen waren fortgesprungen, aber der Bär rief ihnen nach: „Schneeweißchen und Rosenrot, fürchtet euch nicht, wartet, ich will mit euch gehen." Da erkannten sie seine Stimme und blieben stehen, und als der Bär bei Ihnen war, fiel plötzlich die Bärenhaut ab, und er stand da als ein schöner Mann und war ganz in Gold gekleidet. „Ich bin eines Königs Sohn", sprach er, „und war von dem gottlosen Zwerg, der mir meine Schätze gestohlen hatte, verwünscht, als ein wilder Bär in dem Walde zu laufen, bis ich durch seinen Tod erlöst würde. Jetzt hat er seine wohlverdiente Strafe empfangen."

Schneeweißchen ward mit ihm vermählt und Rosenrot mit seinem Bruder, und sie teilten die großen Schätze miteinander, die der Zwerg in seiner Höhle zusammengetragen hatte. Die alte Mutter lebte noch lange Jahre ruhig und glücklich bei ihren Kindern. Die zwei Rosenbäumchen aber nahm sie mit, und sie standen vor ihrem Fenster und trugen jedes Jahr die schönsten Rosen, weiß und rot.

Gedanken zu „Schneeweißchen und Rosenrot"

Eine arme Witwe wohnt mit ihren beiden hübschen (Venus-)töchtern allein im Wald. Auch hier fehlt, wie so oft in den Märchen, der Vater als der männliche Archetypus. Folglich ist das Leben von den Dreien auch sehr positiv weiblich ausgerichtet: sie lieben sich allesamt, sie achten die Mutter, machen ihr Freude, sind gerne in der Natur, sammeln Früchte und Beeren im Wald, und alle Tiere sind ihnen wohlgesonnen. Mehr Venus geht nicht.

Aber eines Abends, als die drei wieder harmonisch zusammen in der warmen Stube sitzen, klopft es an die Türe, und das männliche Urprinzip steckt seinen Kopf herein – ein Bär. Gutgläubig hat die Mutter die Türe öffnen lassen, so als gäbe es nichts Böses auf der Welt. Doch selbst das kleine Lämmchen (ein frommes Lamm sein) und die Taube (Zeichen für Frieden und Harmonie), erschrecken sich fast zu Tode und verstecken sich wie die beiden Mädchen. Die Mutter glaubt dem Bären alles, was er sagt, und lädt ihn ein, am Feuer Platz zu nehmen. Man kann dies für jämmerlich naiv halten, oder einfach nur freundlich. Jedenfalls schien die Mutter zu spüren, dass sich hinter dem Bärenfell das männliche Urprinzip versteckt hielt. Immerhin war jetzt jemand da, der das Haus beschützt, oder sich bei Bedarf durchsetzt – diese Eigenschaft fehlte den drei Damen vollkommen.

Die zärtlichen, ungezwungenen, scherzhaften Balgereien der beiden Mädchen mit dem Bären sind ein wunderbares Bild für Zärtlichkeiten, die nicht zielgerichtet sind, einfach nur zum Genuss von körperlicher Nähe. Einzig der Bär verrät mit dem Satz „... Schneeweißchen und Rosenrot, schlägst dir den Freier tot", dass sie zwar nicht mehr so grob sein sollten, aber auch ein „Freier" vor ihnen im Bärenfell am Kamin lag.

Erst im Frühling kommt Bewegung in die Geschichte, als der Bär in die Wälder zieht, um seine Schätze zu retten. Es erwacht die Natur, das Leben, und auch die Mädchen sind wieder in Wald und Flur unterwegs. Dort treffen Sie auf einen Zwerg, augenscheinlich männlich, der mit seinem Bart in einem Holzklotz gefangen war. Der Zwerg in diesem Märchen symbolisiert die negative Seite der sonst freundlichen Naturwesen. Er ist grimmig und schlecht gelaunt, sieht alt aus und statt eines Dankes, oder vielleicht ein paar Goldstücken aus dem Säckchen, hat er nur Schelte und Beleidigungen parat. Der Zwerg ist geizig, und materiell orientiert (Saturn). Die Schätze hat er einem König gestohlen (Jupiter), und versteckt sie nun unter der Erde. Vermutlich glaubt er, diese Schätze seien sein Eigentum, da die Zwerge ja die Hüter der Schätze der Erde sind.

Schneeweißchen und Rosenrot lassen ihn schimpfen, und sind auch nicht beleidigt. Kurze Zeit später sehen sie den gleichen griesgrämigen Zwerg wieder: diesmal ist sein Bart in eine Angelschnur verwickelt, und er wird fast von dem Fisch in das Wasser gezogen. Der Fisch als Symbol des Fischezeichens zeigt die einfühlsame, verzeihende und gutmütige Seite dieses Sternzeichens, was diese Menschen oft in soziale oder helfende Berufe treibt. Was sie dabei allerdings lernen müssen ist, dass sie sich abgrenzen können. Schneeweißchen und Rosenrot konnten das auch nicht. Denn mitleidig halfen sie dem keifenden alten Zwerg wieder, der weder mit Fisch noch mit Wasser (ebenfalls ein weibliches, emotionales Element) etwas anfangen konnte, ja darin umkäme. Doch um ihn vor diesem Tod zu bewahren, schneiden sie erneut den Bart ein Stück ab, und somit das Zeichen seiner (Zwergen-)würde, und das männliche Statussymbol. Und so fiel die Kritik seitens des Zwerges entsprechend böse aus.

Spätestens nach diesem Erlebnis wäre für die meisten Menschen das Mitleid ausgereizt. Doch als der Zwerg kurze Zeit später in den Klauen des Adlers hängt, kommen die beiden Mädchen wieder, um ihn zu retten. Der Adler, als Symbol der geistigen Kräfte, ein spirituelles Wesen, der König der Lüfte – damit konnte der erdgebundene Zwerg nichts anfangen. Erst recht nicht, wenn er von diesem Wesen auch noch gefressen werden sollte. Nach der Rettung aber gab es wieder Schelte, und natürlich keine Belohnung.

Die vierte Begegnung war jedoch schicksalhaft für den Zwerg: er hatte seine Schätze ausgebreitet, welche in der Sonne glänzten. Just in diesem Moment kommen die beiden Mädchen, und dann der Bär. Für den Zwerg waren die Mädchen das kleinere Übel, hatten sie doch keine marsischen Attribute. Anders der Bär, welcher kein Wort sagte (Diskussionen unnötig und zwecklos), jedoch schon allein durch seine Erscheinung dem Zwerg Angst und Schrecken einjagte. Und so versucht er auch noch, den Appetit des Bären auf die Mädchen zu lenken, da diese ja sicherlich besser munden würden, und er bettelt um sein Leben – umsonst. Mit einem Tatzenhieb tötet der Bär den Zwerg. Das erscheint grausam, doch war es ein wesentlicher Teil der Verwünschung, die der Zwerg ausgesprochen hatte: der Prinz sollte so lange ein Bär sein, bis er – der Zwerg – stirbt. Mit diesem Fluch hat er sein eigenes Todesurteil gefällt. Und nicht nur das: er lebte wohl seit der Verwünschung in Angst, er könnte dem Bären begegnen. Wieder bestraft sich das Böse selbst.

Die Blütenessenz für das Märchen: Scarlet Monkeyflower

Die Mutter und ihre zwei Töchter zeigen im Märchen die (übertrieben) positive Seite des Weiblichen. Gutgläubigkeit und Nachgiebigkeit können gefährlich werden, wenn kein männlicher Part schützend und regulierend eingreift.

Centaury als die **Nein**-Sager-Blüte und *Cerato* als die Blüte gegen überstarken Einfluss durch andere, sind bereits bei Aschenputtel und Schneewittchen besprochen. Sie hätten auch gut zu den drei Damen in der Waldhütte gepasst. Der Zwerg im Märchen hätte gut daran getan, einige Tropfen von *Scarlet Monkeyflower* (Gauklerblume) zu nehmen. Zorn und Machtgelüste sind das, womit er kämpft. Mit liebevollen Gesten kann er nicht umgehen – sie vergrößern noch seine starken, verdrängten Emotionen. Wutausbrüche und Schimpftiraden gehören zu seinem Alltag, ein Wort des Dankes oder gar ein Lob sind für ihn unbekannte Vokabeln.

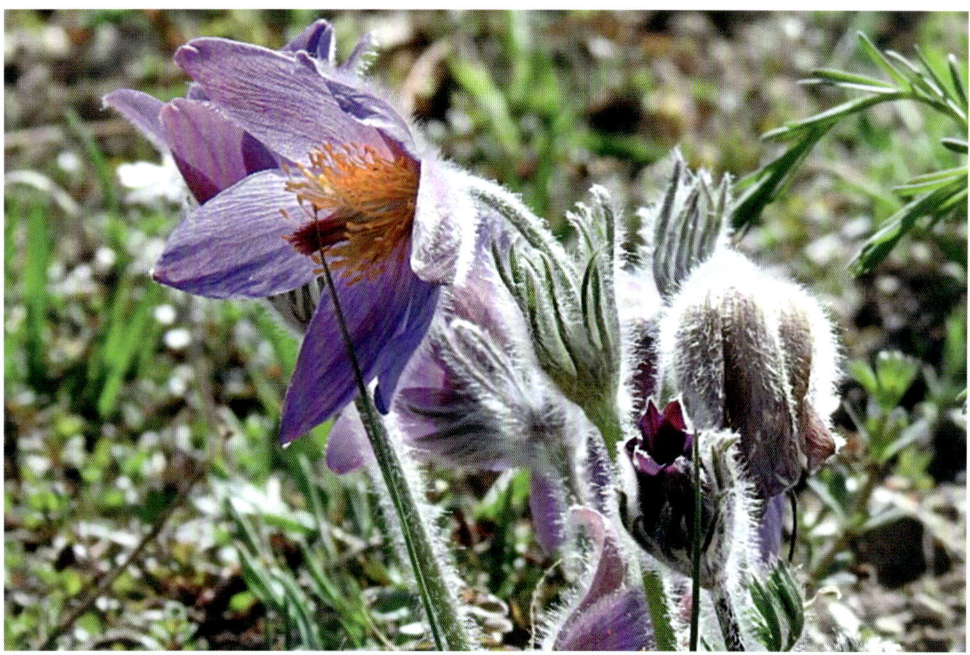

Das homöopathische Mittel für das Märchen: Pulsatilla pratensis

Pulsatilla pratensis

Einer griechischen Sage nach soll die *Küchenschelle (Pulsatilla pratensis)* aus den Tränen der Venus entstanden sein, als sie den von einem Eber getöteten Adonis beweinte. Vielleicht ist dies ein Grund, warum die Pflanze mit sehr wenig Wasser auskommt, was wir auch im homöopathischen Arzneimittelbild wiederfinden, denn die *Pulsatilla-Konstitution* vergisst oft zu trinken, sie ist absolut *„durstlos"*[2]. Auf jeden Fall sind diese Tränen ein Ausdruck der tiefen *„Liebe"*[2], die die Göttin offensichtlich für den schönen Jüngling empfunden hat.

Schneeweißchen und Rosenrot ist wohl das Märchen, bei dem der Leser unweigerlich und ohne nachdenken zu müssen, Schlagworte wie *„liebevoll"*[2] und *„sanft"*[2] oder *„gutherzig"*[2] in den Sinn kommen.

Wenn wir uns in den homöopathischen Materiae Medicae der *Küchenschelle* nähern, oder bei den namhaften Homöopathen dieses Mittel nachlesen, von *Catherine R. Coulter* über *Peter Raba* bis zu *Rajan Sankaran*, gehören diese Begriffe zum Grundtenor bei der Typisierung. Oft finden wir auch das Schlagwort *Sanftmut*, welches wir gerade für dieses Märchen gerne aufgreifen. Allerdings möchten wir es gerne aufspalten in die zwei Grundworte *Sanft* und *Mut*, aus denen es zusammengesetzt ist.

Denn trotz aller *„Sanftheit, Gutherzigkeit und Herzlichkeit"*[2], die vor allem den beiden Mädchen zu eigen ist, beweisen diese durchaus ihren Mut im Umgang mit dem ekelhaft widerwärtigen, diebischen Zwerg.

Doch nun von Anfang an: In der Märchensammlung der *Gebrüder Grimm*, aus der wir die zitierten Geschichten entnommen haben, heißt es ganz am Anfang über die beiden Geschwistermädchen: *„Sie waren aber so fromm und gut, so arbeitsam und unverdrossen, als je zwei Kinder auf der Welt gewesen sind; ..."* Dieser Satz könnte nahezu wörtlich in jeder Mittelbeschreibung von *Pulsatilla* auftauchen.

Aber das ist bei weitem noch nicht alles! Wenn im Folgenden der Begriff „Zitat" auftaucht, stammt die darauffolgende Sequenz aus eben diesem Märchen und dient als Beleg für die unglaubliche Übereinstimmung zwischen überliefertem Wort und homöopathischer Symptomatik. Die *Pulsatilla-Konstitution* zeigt sich meist in einem großen *„Verlangen nach Familie"*[2], welches oft dadurch entsteht, dass die Herkunft vielfach aus einer *„Familie mit mehreren Töchtern"*[1] stammt.

Zitat:
„Die beiden Kinder hatten einander so lieb, dass sie sich immer an den Händen fassten, sooft sie zusammen ausgingen ..." und etwas später heißt es im Text *„... wir wollen uns nie verlassen ...* und *„Solange wir leben nicht."*

Wie passend für *Pulsatilla-Symptome* wie *„fürsorglich, anhänglich, treu"*[2]. Es sind auch solche Attribute, die vor allem Pulsatilla-Frauen für Berufe wie *Hauswirtschafterin, Hebamme oder Erzieherin* prädestinieren, sie aber auch zu einer wunderbar *„fürsorglichen Mutter"*[2] machen!

Hierzu fällt einem doch unweigerlich auch das Frauenbild ein, das eine ganze Generation geprägt hat. In der Nachkriegszeit wurde die Frau zu einer „Ikone des Herdes" hochstilisiert, deren einzige Aufgabe es war, die glückliche Familie zu umsorgen, zu hegen und zu pflegen. In der Zeit des Wiederaufbaus nach den Zerstörungen des Zweiten Weltkrieges war der Wunsch nach einer „heilen Welt" übergroß, und dazu brauchte es eine willige und treue Frau im Haus – das Ideal des „Heimchens am Herd". Sie sollte möglichst wenige eigene Bedürfnisse haben *(„stellt eigene Bedürfnisse zurück"[1])* oder gar Dinge in Frage stellen – sogar die Entscheidung, ob die Frau arbeiten gehen darf, blieb dem Ehemann vorbehalten.

Das *Pulsatilla-Bild* spiegelt dies auf perfekte Art und Weise wider und gerade auch das Märchen von *Schneeweißchen und Rosenrot* lebt diese Eigenschaften.

Zitate:
„Schneeweißchen und Rosenrot hielten das Hüttchen der Mutter so reinlich, dass es eine Freude war, hineinzuschauen."

„Im Winter zündete Schneeweißchen das Feuer an und hing den Kessel an den Feuerhaken, und der Kessel war von Messing, glänzte also wie Gold, so rein war er gescheuert."

Unter den Symptomatiken der *Küchenschelle* finden wir die Rubriken *„sorgt sich um andere"*[1], und sie ist *„eng verbunden mit der Familie"*[2], die sie mit Freude *„umsorgt und bemuttert"*[1][2]!

Man stelle sich vor, viele der Frauen der *„Pulsatilla-Zeit"* der 50er und 60er Jahre wären mit diesem homöopathischen Mittel therapiert worden – wie hätte sich wohl unsere Gesellschaft entwickelt, wenn Frauen schon viel früher auch der Zugang z. B. zur Politik möglich gewesen wäre?

Wie wäre dann wohl die Phase des „kalten Krieges" verlaufen, die Zeit des atomaren Wettrüstens? Oder wären gar die unsäglichen Leiden des Vietnam-Krieges viel, viel früher beendet worden?

Aber Schluss mit solch müßigen Spekulationen, auch wenn es zu allen Zeiten gut gewesen wäre, häufiger *„zwischen anderen zu vermitteln"*[2] und mit stärker *„ausgeprägtem Verantwortungsgefühl"*[1] an Entscheidungen heranzugehen!

Man möge diese Abschweifungen verzeihen, doch wenn man sich äußerst intensiv mit einem homöopathischen Mittel beschäftigt, passiert es immer wieder, dass man in eine Art „Prüfung" dieser Substanz gerät, d.h. man entwickelt Symptomatiken, die denen des Homöopathikums ähneln oder gar damit gleichzusetzen sind. Und da zu *Pulsatilla* auch die *„Unentschlossenheit"*[2] gehört, ja manche Autoren gar davon sprechen, die

Küchenschelle sei in ihren Stimmungen „*wechselhaft wie das Aprilwetter*"[2] darf das niemand wundern.

Im Märchen von *Schneeweißchen und Rosenrot* kommt nun noch ein weiterer Protagonist ins Spiel, von dem man im ersten Moment annehmen könnte, er zerstöre dieses Bild vom „trauten Heim, Glück allein". Es handelt sich um einen großen, schwarzen Bären, der unvermittelt auftaucht und zuerst Furcht und Schrecken verbreitet. Doch Meister Petz ist schlau und versteht es, durch die richtige Ansprache schnell die mütterlichen Gefühle bei der kleinen Familie zu wecken.

Zitat:
Fürchtet euch nicht, ich tue euch nichts zuleid, ich bin halb erfroren und will mich nur ein wenig bei euch wärmen."

Schon hat er gewonnen!

Denn damit weckt der Bär in den Mädchen und deren Mutter den Drang, andere zu *behüten und zu nähren*"[2] und sie zu „*bemuttern*"[2]. Alsbald verlieren sie ihre Furcht und beginnen, mit diesem zu spielen und ihn ganz nach *Pulsatilla-Art* zu verwöhnen.

Zitat:
„Sie zausten ihm das Fell mit den Händen, setzten ihre Füßchen auf seinen Rücken und walgerten ihn hin und her..."

Eine ausgesprochen angenehme Eigenschaft dieses Mittels, denn es „*massiert und streichelt gerne*"[1]!

Vor einigen Abschnitten wurde es angesprochen – *Pulsatilla* ist nicht nur sanft und „*nachgiebig*"[2] sondern kann sich durchaus auch als „*mutig und beherzt*"[1] zeigen.

Dieses geschieht, als die beiden Mädchen einem Zwerg über den Weg laufen, dessen langer, weißer Bart in einen gespaltenen Baumstamm geraten war und feststeckte. „*Fürsorglich*"[2] wie dieses Mittel nun mal ist, versuchen die Beiden zu helfen, werden dabei aber mit einer völlig anderen Seite der *Küchenschelle* konfrontiert!

Denn dieser kleine Mann entpuppt sich als richtiger „Giftzwerg", dem keiner etwas recht machen kann. „*Ärgerlich*"[2] schnauzt er Schneeweißchen und Rosenrot an, als sie versuchen, ihm zu helfen.

Zitate:
„Was steht ihr da! Könnt ihr nicht herbeigehen und mir Beistand leisten?"
„Dumme, neugierige Gans."
„Pfui, was seid ihr garstig!"
„Lohn's euch der Kuckuck!"

Dies sind nur einige wenige Ausdrücke, die der *„bösartige"*[2)] Kerl den Mädchen, *„außer sich vor Zorn"*[2)] an den Kopf wirft. Auch in den beiden folgenden Begegnungen, bei denen die Kinder den Zwerg retten, verhält dieser sich nicht besser.

„Übelnehmerisch und undankbar"[2)] verschwindet er jedes Mal mit seinem Diebesgut, denn man glaubt es kaum – *„stehlen"*[2)] gehört zu den negativen Seiten von *Pulsatilla*!

Doch dieses Märchen wäre kein Pulsatilla-Märchen, wenn nicht am Ende sich der schwarze Bär als verzauberter Prinz entpuppte, der durch das beherzte Eingreifen der Mädchen den Zwerg töten und dadurch den Zauber lösen konnte. Er heiratet *Schneeweißchen* und als ob dies nicht genug gutes Ende bedeuten würde hat er auch noch einen Bruder für *Rosenrot*.

Dieses Märchen hat in früheren Zeiten mit Sicherheit Unmengen kleiner Mädchen verzaubert und sich in ihre Träume geschlichen – heutzutage lässt sich vermuten, dass nur noch ausgesprochene Pulsatilla-Mädchen darauf stehen.

Das 13. Märchen

„Dornröschen“

Vor Zeiten war ein König und eine Königin, die sprachen jeden Tag: „Ach, wenn wir doch ein Kind hätten!“ und kriegten immer keines. Da trug sich zu, als die Königin einmal im Bade saß, dass ein Frosch aus dem Wasser an Land kroch und zu ihr sprach: „Dein Wunsch wird erfüllt werden; ehe ein Jahr vergeht, wirst du eine Tochter zur Welt bringen.“ Was der Frosch gesagt hatte, das geschah, und die Königin gebar ein Mädchen, das war so schön, dass der König vor Freude sich nicht zu lassen wusste und ein großes Fest anstellte. Er lud nicht bloß seine Verwandte, Freunde und Bekannte, sondern auch die weisen Frauen (Original: Feen) dazu ein, damit sie dem Kind hold und gewogen wären. Es waren ihrer dreizehn in seinem Reich; weil er aber nur zwölf goldene Teller hatte, von welchen sie essen sollten, so musste eine von ihnen daheimbleiben. Das Fest wurde mit aller Pracht gefeiert, und als es zu Ende war, beschenkten die weisen Frauen das Kind mit ihren Wundergaben: die eine mit Tugend, die andere mit Schönheit, die dritte mit Reichtum, und so mit allem, was auf der Welt zu wünschen ist. Als elf ihre Sprüche eben getan hatten, trat plötzlich die dreizehnte herein. Sie wollte sich dafür rächen, dass sie nicht eingeladen war, und ohne jemand zu grüßen oder nur anzusehen, rief sie mit lauter Stimme: „Die Königstochter soll sich in ihrem fünfzehnten Jahr an einer Spindel stechen und tot hinfallen.“ Und ohne ein Wort weiter zu sprechen, kehrte sie sich um und verließ den Saal. Alle waren erschrocken, da trat die zwölfte hervor, die ihren Wunsch noch übrig hatte, und weil sie den bösen Spruch nicht aufheben, sondern nur ihn mildern konnte, so sagte sie: „Es soll aber kein Tod sein, sondern ein hundertjähriger tiefer Schlaf, in welchen die Königstochter fällt.“

Der König, der sein liebes Kind vor dem Unglück gern bewahren wollte, ließ den Befehl ausgehen, dass alle Spindeln im ganzen Königreiche sollten verbrannt werden. An dem Mädchen aber wurden die Gaben der weisen Frauen sämtlich erfüllt, denn es war so schön, sittsam, freundlich und verständig, dass es jedermann, der es ansah, liebhaben musste. Es geschah, dass an dem Tage, wo es gerade fünfzehn Jahr alt ward, der König und die Königin nicht zu Haus waren und das Mädchen ganz allein im Schloss zurückblieb. Da ging es allerorten herum, besah Stuben und Kammern, wie es Lust hatte, und kam endlich auch an einen alten Turm. Es stieg die enge Wendeltreppe hinauf und gelangte zu einer kleinen Türe. In dem Schloss steckte ein verrosteter (Original: gelber/goldener) Schlüssel, und als es umdrehte, sprang die Türe auf und saß da in einem kleinen Stübchen eine alte Frau mit einer Spindel und spann emsig ihren Flachs. „Guten Tag, du altes Mütterchen“, sprach die Königstochter, „was machst du da?“ – „Ich spinne“, sagte die Alte und nickte mit dem Kopf. „Was ist das für ein Ding, das so lustig herumspringt?“ sprach das Mädchen, nahm die Spindel und wollte auch spinnen. Kaum hatte sie aber die Spindel angerührt, so ging der Zauberspruch in Erfüllung, und sie stach sich damit in den Finger. In dem Augenblick aber, wo sie den Stich empfand, fiel sie auf das Bett nieder, das dastand, und lag in einem tiefen Schlaf. Und dieser Schlaf verbreitete sich über das ganze Schloss: der König und die Königin, die eben heimgekommen und in den Saal getreten waren, fingen an einzuschlafen und der ganze Hofstaat mit ihnen. Da schliefen auch die Pferde im Stall, die Hunde im Hof, die Tauben auf dem Dach, die Fliegen an der Wand, ja, das Feuer, das auf dem Herd flackerte, ward still und schlief ein, und der Braten hörte auf zu brutzeln, und der Koch, der den Küchenjungen, weil er etwas versehen hatte, in den Haaren ziehen wollte, ließ ihn los und schlief. Und der Wind legte sich, und auf den Bäumen vor dem Schloss regte sich kein Blättchen mehr.

Rings um das Schloss aber begann eine Dornenhecke zu wachsen, die jedes Jahr höher ward und endlich das ganze Schloss umzog und darüber hinaus wuchs, dass gar nichts mehr davon zu sehen war, selbst nicht die Fahne auf dem Dach. Es ging aber die Sage in dem Land von dem schönen schlafenden Dornröschen, denn so ward die Königstochter genannt, also dass von Zeit zu Zeit Königssöhne kamen und durch die Hecke in das Schloss dringen wollten. Es war ihnen aber nicht möglich, denn die Dornen, als hätten sie Hände, hielten fest zusammen, und die Jünglinge blieben darin hängen, konnten sich nicht wieder losmachen und starben eines jämmerlichen Todes. Nach langen, langen Jahren kam wieder einmal ein Königssohn in das Land und hörte, wie ein alter Mann von der Dornhecke erzählte, es sollte ein Schloss dahinter stehen, in welchem eine wunderschöne Königstochter, Dornröschen genannt, schon seit hundert Jahren schliefe, und mit ihr schliefe der König und die Königin und der ganze Hofstaat. Er wusste auch von seinem Großvater, dass schon viele Königssöhne gekommen wären und versucht hätten, durch die Dornenhecke zu dringen, aber sie wären darin hängengeblieben und eines traurigen Todes gestorben. Da sprach der Jüngling: „Ich fürchte mich nicht, ich will hinaus und das schöne Dornröschen sehen." Der gute Alte mochte ihm abraten, wie er wollte, er hörte nicht auf seine Worte.

Nun waren aber gerade die hundert Jahre verflossen, und der Tag war gekommen, wo Dornröschen wiedererwachen sollte. Als der Königssohn sich der Dornenhecke näherte, waren es lauter große, schöne Blumen, die taten sich von selbst auseinander und ließen ihn unbeschädigt hindurch, und hinter ihm taten sie sich wieder als eine Hecke zusammen. Im Schlosshof sah er die Pferde und scheckigen Jagdhunde liegen und schlafen, auf dem Dache saßen die Tauben und hatten das Köpfchen unter die Flügel gesteckt. Und als er ins Haus kam, schliefen die Fliegen an der Wand, der Koch in der Küche hielt noch die Hand, als wollte er den Jungen anpacken, und die Magd saß vor dem schwarzen Huhn, das sollte gerupft werden. Da ging er weiter und sah im Saale den ganzen Hofstaat liegen und schlafen, und oben bei dem Thron lag der König und die Königin.

Da ging er noch weiter, und alles war so still, dass einer seinen Atem hören konnte, und endlich kam er zu dem Turm und öffnete die Türe zu der kleinen Stube, in welcher Dornröschen schlief. Da lag es und war so schön, dass er die Augen nicht abwenden konnte, und er bückte sich und gab ihm einen Kuss. Wie er es mit dem Kuss berührt hatte, schlug Dornröschen die Augen auf, erwachte und blickte ihn ganz freundlich an. Da gingen sie zusammen herab, und der König erwachte und die Königin und der ganze Hofstaat und sahen einander mit großen Augen an. Und die Pferde im Hof standen auf und rüttelten sich: die Jagdhunde sprangen und wedelten. Die Tauben auf dem Dache zogen das Köpfchen unterm Flügel hervor, sahen umher und flogen ins Feld; die Fliegen an den Wänden krochen weiter, das Feuer in der Küche erhob sich, flackerte und kochte das Essen, der Braten fing an zu brutzeln, und der Koch gab dem Jungen eine Ohrfeige, dass er schrie, und die Magd rupfte das Huhn fertig. Und da wurde die Hochzeit des Königssohns mit dem Dornröschen in aller Pracht gefeiert, und sie lebten vergnügt bis an ihr Ende.

Gedanken zu „Dornröschen"

Es ist der modernen Zeit so nahe: das Königspaar, das keine Kinder bekommen konnte. Doch als die Königin im Bade saß (das war in früheren Zeiten, als das Märchen entstanden ist, ein natürliches Gewässer, vielleicht noch komfortabel mit Stufen und Badebecken), kam ein Frosch (ursprünglich: Krebs) aus dem weiblich-wässrigen Element und prophezeite der Königin, dass ihr der Kinderwunsch erfüllt werden wird.

Und auch schon ein Jahr später gebar sie ein wunderschönes Töchterchen – kein Wunder, dass der Vater-König von diesem Wesen verzaubert war: wie so viele Männer von ihren Töchtern. Und zur Freude aller gab es ein großes Fest. Es war ihm eine Tochter geboren, kein Sohn. Löblich für ihn, dass er trotzdem in heller Freude war.

Den ersten großen Fehler macht er bei der Liste der zu ladenden Gäste: von den weisen Frauen (Feen) im Land, kann er nur 12 einladen, da er keine 13 goldene Teller besitzt. Es dürfte ja für einen König kein Problem sein, einen 13. Teller aus Gold herbeizuschaffen, bevor man sich den Zorn der 13. Fee zuzieht. Doch es war Absicht, denn der König, als Repräsentant des Patriarchats wollte die 13. Fee, die Repräsentantin des Matriarchats, nicht auf diesem Fest. Die 13 ist die Zahl des Weiblichen, der schöpferischen und gebärenden Kraft. Ein Mondjahr hatte 13 Monate, so oft wie die Frauen ihre Regelblutung hatten, und sie ist als Primzahl nicht teilbar, wie sie überhaupt unbequem ist. Viel praktischer schien da schon die Zahl 12, welche dem männlichen Urprinzip zugeordnet ist: sie ist durch 3, 4 und 6 teilbar. Ein Jahr, das nicht mehr in 13, sondern nur noch in 12 Monate eingeteilt ist, kann man bequem in Quartale einteilen, und mit einem Schaltjahr gleicht man den Kalender wieder aus. Das Mondjahr kannte keinen zusätzlichen Tag und kam daher immer weiter ins Ungleichgewicht. Passend zum Patriarchat bekamen wir also 12 Monate, und die 13 wurde im gleichen Atemzug als Unglückszahl gewertet, in passendem Zusammenhang mit den Hexen, den Kröten, den Raben und anderen (schwarz-)magischen Dingen (mehr im Band „Dornröschen" von Felix von Bonin).

Die wutentbrannte 13. Fee verwünscht also das hübsche Kind in der Wiege, dass es sich an seinem 15. Geburtstag an einer Spindel stechen soll, und tot hinfallen. Es erscheint oberflächlich betrachtet recht grausam und gemein, doch damit zeigte sie dem Patriarchen Vater-König seine Grenzen. Er ist nur Herrscher des irdischen Reiches, er ist nicht Herr über das Leben und erst recht nicht über den Tod. Das Leben ist ein Geschenk, den Tod kann er zwar befehlen, aber ihn in den eigenen Reihen nicht aufhalten. Die göttlichen Gesetze kann auch er nicht außer Kraft setzen. Und so rauscht sie ohne weitere Erklärung von dannen.

Zum Glück für die Eltern und das Kind kann die 12. Fee den Fluch noch abmildern, aber nicht verhindern.

Der verzweifelte Vater-König versucht nun auf männlich-rationale Weise, seine geliebte Tochter vor diesem Schicksal zu bewahren, indem er einfach sämtliche Spindeln im Land verbietet. Doch gerade das, was man am meisten bekämpft, ist meist so nahe.

Und so geschieht es, dass Dornröschen an ihrem 15. Geburtstag (verwunderlicher Weise) alleine im Schloss ist – man könnte sagen: sturmfreie Bude. Unbewacht und unbeschützt strolcht sie durch alle Räume und kommt schließlich zum Turm, dem meist ältesten Teil einer Burganlage. Sie steigt die Treppen empor und steht schließlich vor einer Türe, und man spürt an dieser Stelle, dass sich etwas ganz Wesentliches im Leben von Dornröschen ändern wird, wenn sie diese aufsperrt – was sie in ihrer jugendlichen und weiblichen Neugier natürlich tut.

Und wer sitzt da? Eine alte (weise) Frau an einem Spinnrad (und spinnt den Lebensfaden). Wusste der König nicht, dass diese Frau im Turm saß? War sie dahin verbannt worden, als Symbol des Weiblichen mit dem ebenfalls „weiblichen" Spinnrad und vergessen? Ausgerechnet seine Tochter findet den Weg zu dieser alten, weisen Frau, der Urmutter – und schon erfüllt sich der Wunsch der 13. Fee: sie sieht die Spindel, nimmt sie in die Hand und sticht sich.

In vielen Märchen finden wir Begebenheiten, in denen die Heldin sich verletzt (Frau Holle), und blutet. Dieses Blut symbolisiert den Eintritt der Regelblutung, den Beginn des Frau-Seins. In wenigen Ausnahmen könnte es auch die Defloration bedeuten, wobei in den Märchen nie direkt darauf Bezug genommen wird. Jetzt ist Dornröschen also eine Frau, doch ist sie noch ein grüner Apfel und muss erst reifen, bevor sie die Last und die Freude einer Frau tragen kann und darf (sehr eindrucksvoll im Märchen von Frau Holle/Goldmarie und Pechmarie). Und für diese Reifezeit ist Ruhe und Zurückgezogenheit das Beste, was passieren kann. Jeder, der mit seinen Kindern durch die Pubertät gegangen oder gestolpert ist, kann bestätigen, dass die Möglichkeit des Rückzugs wesentlich ist. Wie einfach für Dornröschen: sie macht das alles im Schlaf. Schneewittchen hat zwar auch im Sarg geschlafen, doch vorher musste sie allerhand Prüfungen bestehen. Dornröschen **lässt** die Prüfungen geschehen, ohne daran direkt beteiligt zu sein.

Das Schloss wird überwuchert von einer Dornenhecke, und auch für alle Nicht-Botaniker ist klar, dass es sich um eine Wildrosenhecke handeln musste. Ihr dorniges Geäst ist undurchdringlich, dafür betören die zarten Wildrosenblüten die Nase und beflügeln die Phantasie: Venus in Reinform.

Doch keine Rose ohne Dornen, und diese sind dem marsisch-kämpferischen Prinzip zugeordnet. Da kommen sie also, die jungen Prinzen, und glauben, sie könnten durch dieses schützende Gestrüpp zum Dornröschen vordringen – doch weit gefehlt: sie sterben eines jämmerlichen Todes und mumifizieren in der Hecke.

In der heutigen Zeit ist das für die Prinzen schon einfacher: wenn die Eltern das Klingeln an der Haustüre mutwillig überhören, dann gibt es da immer noch Handy, Email, Facebook, Instagram ... Die Angebetete, oder auch die (sexuell) Begehrte wird aus dem Schlaf geklingelt. Die grünen Äpfel nun erfreuen sich an der Zahl der Prinzen, die sie begehren, fühlen sich venusisch-weiblich und unterstreichen dies mit entsprechender Kleidung und dem Verhalten, ohne zu wissen, was sie tun. Unterstützt von den Medien, die eine Beziehung zwischen Mann und Frau auf Sex reduzieren (und dieser ist meist noch marsisch-männlich dargestellt), taumelt Dornröschen alias der grüne Apfel in eine Welt, die weder das Weibliche achtet, noch all die anderen Güter der Venus wie etwa die Natur.

Es entsteht der Eindruck, dass in diesem Märchen die kirchliche Moral eine Rolle spielt, doch dem ist nicht so. Märchen sind neutral, sie unterstreichen keine religiösen Dogmen, und wenn diese von den Brüdern Grimm eingeflochten wurden, so erkennt sie der Leser sehr schnell.

Der Prinz, der das Dornröschen mit einem zärtlichen Kuss erlöst, ist der Richtige. Die Hecke hat geblüht, mit vielen (Wildrosen-)Blumen, hat ihm gezeigt, dass die Venus (Dornröschen) auf ihn wartet, dass sie reif ist, ein schöner, rotbackiger, süßer Apfel. Und der wunderbare Prinz erlöst sie mit einem zärtlichen Kuss (und nicht mit zügellosem Sex). Letztendlich ist dies der Traum aller jungen Mädchen: einen Prinzen zu finden, der sie als Frau achtet und ehrt, und sie nicht nur zur Befriedigung seiner Lust benutzt. Mit dem sie schöne, zärtliche und leidenschaftlich-erotische Stunden erlebt, und den auch sie achten und lieben kann. Das ist nicht schnulzig-romantisch. Das ist die echte, wahre Liebe.

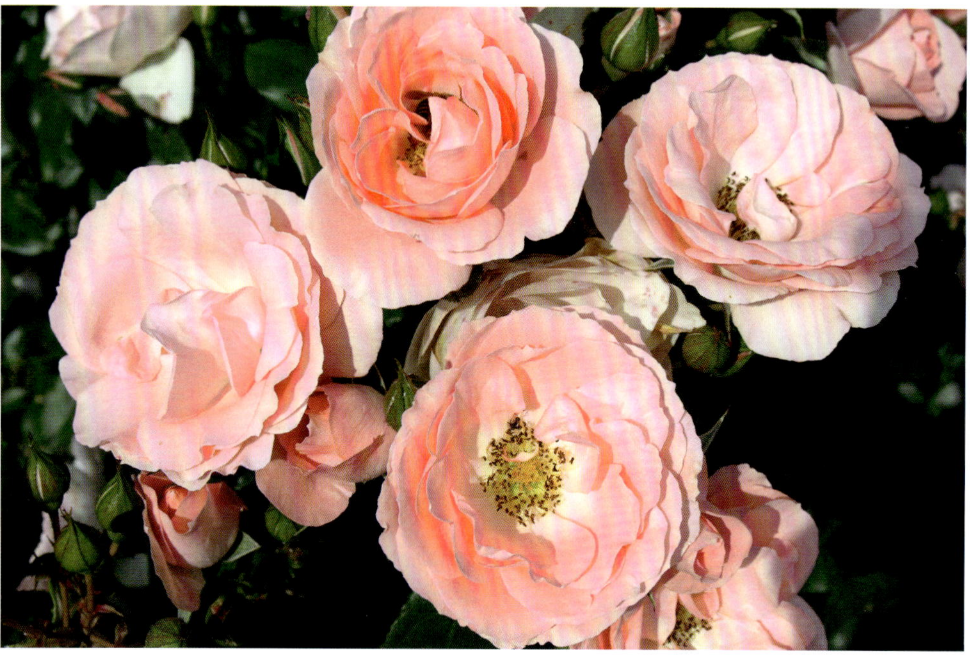

Die Rose – das Symbol der Liebe

Wohl keine andere Pflanze hat es zu so viel Berühmtheit gebracht, wie die Rose. In allen Kulturen wird sie verehrt und – mit Liebe und Leidenschaft in Verbindung gebracht.

In erster Linie wird sie der Venus zugesprochen, der Göttin der Schönheit, der Liebe, der Verführung, der Erotik und Leidenschaft. Gleich drei Gottheiten haben der Rose die besten Eigenschaften verliehen: Freude, Glanz und Charme, Schönheit, einen besonderen Nektar und einen betörenden Duft.

Die meisten Wildrosenarten (Rosa canina – die Hundsrose) blühen in zarten Rosatönen. Dieses Rosa steht für die beginnende Liebe, die zarten, zerbrechlichen ersten Gefühle für den anderen – meist für die (Venus-)Frau. Wie wunderbar im Märchen Dornröschen, dass die Blüten just zum Zeitpunkt auftauchen, als der richtige Prinz das Dornröschen erlösen will. Die vorsichtige, zärtliche Annäherung in Form eines Kusses spiegelt auch die Symbolik der rosafarbenen Wildrosenblüten wider: die beginnende Liebe. Auf einigen alten Gemälden findet man den Prinzen mit einer Rose in der Hand: vermutlich vom Rosenstrauch, der das ganze Schloss überwucherte.

Sollte man nun meinen, das Schloss sei symbolisch nur vom venusisch-weiblichen Einfluss überwuchert, so irrt man: denn für jeden spürbar hat die Rose auch Dornen, welche zum wehrhaften, marsischen Urprinzip gehören. Es ist also ein wunderbarer Ausgleich zwischen Venus (Blüte und Blätter) und Mars (Dornen), wobei bei der Rose die Venus überwiegt. Suchen wir im Pflanzenreich nach dem „Gegenstück“ der Rose, so trifft man auf die Brennnessel, welche aufgrund ihrer wehrhaften, dominanten und widerstandsfähigen Eigenschaften dem marsischen Prinzip zugeordnet ist. Doch in den Samen der Brennnessel findet sich das so genannte Phytöstrogen, also ein dem weiblichen Östrogen ähnlicher Stoff. Wie wunderbar, dass sich in der Pflanze des Mars auch die Venus versteckt und damit zeigt, dass diese beiden Urprinzipien nur miteinander existieren können.

Ein passender symbolischer Brautstrauß für ein ausgeglichen Verhältnis zwischen Venus und Mars beim Brautpaar würde demnach aus Rosen und Brennnesseln bestehen – was leider nicht sehr beliebt ist.

Schon vor Jahrtausenden hat man begonnen, Rosen zu züchten, ihren Duft und ihre Schönheit noch eindrucksvoller hervorzuheben. Ohne je darüber gelesen oder gehört zu haben, verbindet jeder dieses wunderbare Gewächs mit der Liebe, der Harmonie, der Leidenschaft und Zärtlichkeit – der positiven Seite der Verbindung zwischen Mann und Frau.

Ein wahres venusisches Zauberpflänzchen. Die Verwendung in der Medizin steht nicht im Vordergrund, wohl eher die Magie der Rose: ein Bett bestreut mit Rosenblütenblättern, Rosendüfte für die Pflege von Haut und Haar, als lukullischer Genuss wie beispielsweise Rosensekt, Rosenlikör, Rosentorten, Rosengebäck, Rosendesserts ... Und natürlich der Rosenstrauß. Und hinter all den Verwendungen steht der Wunsch, die Venus wach zu küssen.

Anhang

Danksagung

Ein Buch wie das vorliegende entsteht nicht von alleine. Es braucht dazu nicht nur das Wissen und die Schreibkunst der Autoren – dazu gehören auch ganz viele Anschubser und Inspiratoren, Durchhalteparolen verbreitende Unterstützer, Helfer und Lehrer.

Ihnen allen möchten wir an dieser Stelle unseren großen Dank aussprechen, denn ohne sie wäre dieses Buch nicht entstanden.

Explizit erwähnen möchten wir Günter Kieser, dessen unter seinem Pseudonym Felix von Bonin erschienene Schriftenreihe Heilung durch Märchen maßgeblichen Anteil an der Idee zu diesem Buch hatte.

Des Weiteren gebührt unser Dank Frau Wachnitz-Hey, der Enkelin des Märchenmalers Paul Hey, für die spontane und unkomplizierte Erlaubnis, dessen wunderbares Märchenbild als Cover für dieses Buch verwenden zu dürfen.

Dank auch unseren Lehrern, die mit ihrem Wissen und Engagement die Grundlagen unserer eigenen Auseinandersetzung mit den Themen, die in diesem Buch auftauchen, schufen und unseren Geist nährten.

Dazu gehören der Bildermaler mit Worten Andreas Krüger, Berlin, der es versteht, Homöopathie mit weiten Augen sehen zu lassen; Hans-Jürgen Achtzehn, Berlin, der die Gabe hat, das „Große Ganze" in den homöopathischen Arzneien darzustellen.

Rüdiger Dahlke vermittelt in seinen Seminaren und Büchern die übergeordneten Zusammenhänge im Spiel des Lebens und öffnete damit den Blick der Autoren für die Dinge, die hinter dem Offensichtlichen verborgen liegen, aber dennoch das Wesentliche darstellen.

Danken möchten wir auch Andreas Beutel, dem Chefredakteur der Fachzeitschrift „Naturheilkunde", der mit seiner geduldigen Hartnäckigkeit maßgeblich daran beteiligt war, dass diese Buchidee zu Papier gebracht wurde.

Ein ganz besonders herzliches „Dankeschön" gehört vor allem unseren Ehepartnern, Renée und Siegfried, für die Gelassenheit, gelegentliche (geistige) Absencen zu ertragen und dennoch nie in ihrer Unterstützung nachzulassen.

Quellen

1. ***Seideneder, Armin;*** Mitteldetails der homöopathischen Arzneimittel, Band 1–3; Similimum Verlag, Ruppichteroth 2000
2. ***Bomhardt, Martin;*** Symbolische Materia Medica; Verlag Homöopathie + Symbol, Berlin 2014
3. ***Coulter, Catherine R.;*** Portraits homöopathischer Arzneimittel, Band 1–3; Karl F. Haug Verlag, Heidelberg 1995
4. ***Zippermayr, Dr. rer. nat., Philipp;*** Materia Medica der Motive; Homöopathie Fachverlag Peter Irl; Buchendorf bei München 2004
5. ***Raba, Peter;*** Göttliche Homöopathie; Andromeda Verlag Peter Raba; Murnau 1999
6. ***Hamann, Brigitte;*** Die zwölf Archetypen; Droemersche Verlagsanstalt; München 2001
7. ***Riemann, Claus;*** Der tiefe Brunnen; Wilhelm Goldmann Verlag; München 2003
8. ***von Bonin, Felix;*** Reihe „Heilung durch Märchen“, Band 1–13; Param Verlag; Ahlerstedt 2002
9. ***Rätsch, Dr. phil.,*** Christian; Enzyklopädie der psychoaktiven Pflanzen; AT-Verlag; Aarau (Schweiz) 1999
10. ***Sankaran, Dr., Rajan;*** Das geistige Prinzip der Homöopathie; Homoeopathic Medical Publishers; Bombay 1995
11. ***Rippe, Olaf, et al.;*** Paracelsusmedizin; AT-Verlag; Aarau (Schweiz) 2001
12. ***Kinder- und Hausmärchen,*** gesammelt durch die Brüder Grimm; Gondrom Verlag; Bayreuth 1976

Märchen

Kinder- und Hausmärchen, Gondrom Verlag Bayreuth: Von einem der auszog, das Fürchten zu lernen, Die Nixe im Teich, Das tapfere Schneiderlein, Allerleihrauh, Der gestiefelte Kater, Die Gänsemagd, Tischlein deck dich, Goldesel und Knüppel aus dem Sack, Vom Fischer und seiner Frau, Rumpelstilzchen, Schneeweißchen und Rosenrot, Dornröschen

Felix von Bonin: Aschenputtel, Schneewittchen

Literaturempfehlungen

von Bonin, Felix; Wörterbuch der Märchen-Symbolik, param-Verlag 2009

Kieser, Günter; Märchen-Karten, param-Verlag 2014

Bücher der Autorin:

Kraut, Anita; Vom richtigen Umgang mit Haut und Haar; Siegani-Verlag 2006

Kraut, Anita; Venusfrauen; Siegani-Verlag 2006

Kraut, Anita; Spagyrik für die Familie; Verlag Inhalt 2006

Steinbrecht-Baade, Christine; Wensauer, Jutta; et al.; Das Kind in der naturheilkundlichen Praxis, ML Verlag 2017 (Co-Autorin)

Buchreihe von Günter Kieser alias Felix von Bonin: Param-Verlag 2003; Heilung durch Märchen, 13-bändige Reihe: Aschenputtel, Hänsel und Gretel, Dornröschen, Schneewittchen, das singende, springende Löweneckerchen, das Mädchen ohne Hände, der Eisenhans, Hans mein Igel, die zwölf Brüder, Rumpelstilzchen

Seminare

Anita Kraut und Gerhard Stöhr geben Fachfortbildungs-Seminare zum Thema „Märchen und Heilkunst".
Nähere Informationen unter www.maerchen-und-heilkunst.de

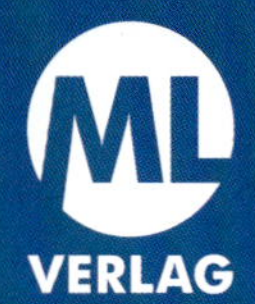

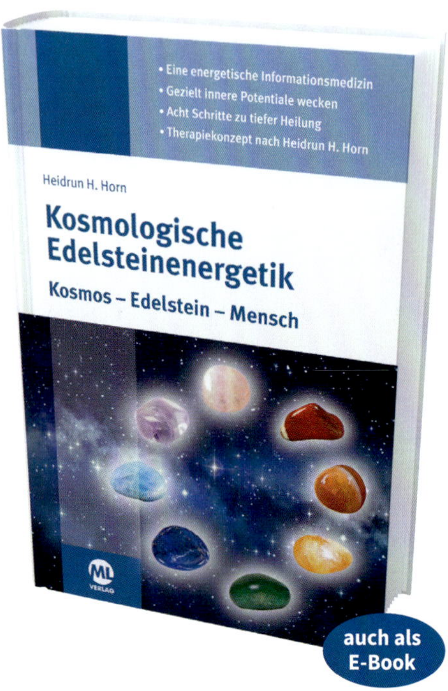

Edelsteine als Instrument der ganzheitlichen Energiearbeit

Mit dem ganzheitlichen Therapiekonzept der Kosmologischen Edelsteinenergetik legt Heidrun H. Horn eine Methode vor, die sowohl eine diagnostische, als auch therapeutische Bereicherung in der Praxis darstellt.

Erfahren Sie in diesem Werk:

- Wege zu emotionaler Heilung und Veränderung von mentalen Mustern
- Die Notwendigkeit einer individuellen und heilsam gelebten Spiritualität
- Möglichkeiten zur Aktivierung der Körperzellintelligenz
- Den gezielten Einsatz von Edelsteinen für einen individuellen Heilungsweg

Heidrun H. Horn
Kosmologische Edelsteinenergetik
„Kosmos – Edelstein – Mensch"
1. Auflage 2017, 244 Seiten, Hardcover
ISBN 978-3-946746-27-0
29,95 Euro

Unser Bestellservice

 09221 949-311

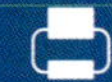 09221 949-377

 www.ml-buchverlag.de

 kundenservice@mgo-fachverlage.de